Verlag Hans Huber
Programmbereich Pflege

Beirat Wissenschaft:
Angelika Abt-Zegelin, Dortmund
Christel Bienstein, Schermbeck
Silvia Käppeli, Zürich
Doris Schaeffer, Bielefeld

Beirat Ausbildung und Praxis:
Barbara Knigge-Demal, Bielefeld
Jürgen Osterbrink, Nürnberg
Christine Sowinski, Köln
Franz Wagner, Berlin

Bücher aus verwandten Sachgebieten

Pflegewissenschaft

Brandenburg/Dorschner (Hrsg.)
Pflegewissenschaft 1
Lehr- und Arbeitsbuch zur Einführung in die Pflegewissenschaft
2003. ISBN 3-456-83670-8

Pflegeforschung, Methoden

Bick et al.
Evidenzbasierte Wochenbettpflege
2004. ISBN 3-456-83979-0

Cluett/Bluff (Hrsg.)
Hebammenforschung
2003. ISBN 3-456-83684-8

Evers (Hrsg.)
Professionelle Selbstpflege
2002. ISBN 3-456-83302-4

Glaser/Strauss
Grounded Theory
1998. ISBN 3-456-82847-0

Hart/Bond
Aktionsforschung
2001. ISBN 3-456-83309-1

Morse/Field
Qualitative Pflegeforschung
1998. ISBN 3-456-83272-9

Notter/Hott
Grundlagen der Pflegeforschung
1997[3]. ISBN 3-456-82879-9

Polit/Beck/Hungler
Lehrbuch Pflegeforschung
2004. ISBN 3-456-83937-5

Schaeffer/Müller-Mundt (Hrsg.)
Qualitative Gesundheits- und Pflegeforschung
2002. ISBN 3-456-83890-5

Wottawa/Thierau
Lehrbuch Evaluation
2003[3]. ISBN 3-456-84051-9

Evidence Based Medicine

Greenhalgh
Einführung in die Evidence-based Medicine
2003[2]. ISBN 3-456-83926-X

Ollenschläger et al. (Hrsg.)
Kompendium evidenzbasierte Medizin
2003[2]. ISBN 3-456-83582-5

Pflegephänomene

Abraham/Bottrell/Fulmer/Mezey (Hrsg.)
Pflegestandards für die Versorgung alter Menschen
2001. ISBN 3-456-83424-1

Aguilera
Krisenintervention
2000. ISBN 3-456-83255-9

Borker
Nahrungsverweigerung in der Pflege
2002. ISBN 3-456-83624-4

Carr/Mann
Schmerz und Schmerzmanagement
2002. ISBN 3-456-83680-5

Kitwood
Demenz
2004[3]. ISBN 3-456-84038-1

Fitzgerald Miller
Coping fördern – Machtlosigkeit überwinden
Hilfen zur Bewältigung chronischen Krankseins
2003. ISBN 3-456-83522-1

Morgan/Closs
Schlaf – Schlafstörungen – Schlafförderung
2000. ISBN 3-456-83405-5

Phillips
Dekubitus und Dekubitusprophylaxe
2001. ISBN 3-456-83324-5

Salter
Körperbild und Körperbildstörungen
1998. ISBN 3-456-83274-5

Tideiksaar
Stürze und Sturzprävention
2000. ISBN 3-456-83269-9

Weitere Informationen über unsere Neuerscheinungen finden Sie im Internet unter:
http://verlag.hanshuber.com oder per E-Mail an: verlag@hanshuber.com.

Johann Behrens
Gero Langer

Evidence-based Nursing

Vertrauensbildende Entzauberung der »Wissenschaft«

Qualitative und quantitative Methoden bei täglichen Pflegeentscheidungen

Mit einem Geleitwort von Juliet Corbin und Donna Ciliska

Verlag Hans Huber
Bern · Göttingen · Toronto · Seattle

Johann Behrens, Prof. Dr. habil., Institut für Gesundheits- und Pflegewissenschaft, Medizinische Fakultät, Martin-Luther-Universität Halle-Wittenberg, Halle (Saale)
E-Mail: johann.behrens@medizin.uni-halle.de
Gero Langer, Krankenpfleger, Dipl. Pflege- und Gesundheitswissenschaftler, Institut für Gesundheits- und Pflegewissenschaft, Medizinische Fakultät, Martin-Luther-Universität Halle-Wittenberg, Halle (Saale)
E-Mail: gero.langer@medizin.uni-halle.de

Lektorat: Jürgen Georg, Gaby Burgermeister
Herstellung: Anja Müller
Grafik: Gero Langer, Leipzig
Titelillustration: pinx. Design-Büro, Wiesbaden
Umschlag: Atelier Mühlberg, Basel
Satz: Gero Langer, Leipzig, mit LaTeX2e in der Stempel Garamond
Druck und buchbinderische Verarbeitung: AZ Druck und Datentechnik, Kempten
Printed in Germany

Bibliografische Information der Deutschen Bibliothek
Die Deutsche Bibliothek verzeichnet diese Publikation in der Deutschen Nationalbibliografie; detaillierte bibliografische Daten sind im Internet über http://dnb.ddb.de abrufbar.

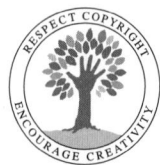

Dieses Werk, einschließlich aller seiner Teile, ist urheberrechtlich geschützt. Jede Verwertung außerhalb der engen Grenzen des Urheberrechtes ist ohne Zustimmung des Verlages unzulässig und strafbar. Das gilt insbesondere für Vervielfältigungen, Übersetzungen, Mikroverfilmungen sowie die Einspeicherung und Verarbeitung in elektronischen Systemen.

Die Verfasser haben größte Mühe darauf verwandt, dass die therapeutischen Angaben insbesondere von Medikamenten, ihre Dosierungen und Applikationen dem jeweiligen Wissensstand bei der Fertigstellung des Werkes entsprechen.
Da jedoch die Pflege und Medizin als Wissenschaft ständig im Fluss sind, da menschliche Irrtümer und Druckfehler nie völlig auszuschließen sind, übernimmt der Verlag für derartige Angaben keine Gewähr. Jeder Anwender ist daher dringend aufgefordert, alle Angaben in eigener Verantwortung auf ihre Richtigkeit zu überprüfen.
Die Wiedergabe von Gebrauchsnamen, Handelsnamen oder Warenbezeichnungen in diesem Werk berechtigt auch ohne besondere Kennzeichnung nicht zu der Annahme, dass solche Namen im Sinne der Warenzeichen-Markenschutz-Gesetzgebung als frei zu betrachten wären und daher von jedermann benutzt werden dürfen.

Anregungen und Zuschriften bitte an:
Verlag Hans Huber
Lektorat: Pflege
z.Hd.: Jürgen Georg
Länggass-Strasse 76
CH-3000 Bern 9
Tel: 0041 (0)31 300 4500
Fax: 0041 (0)31 300 4593
E-Mail: juergen.georg@hanshuber.com
Internet: http://verlag.hanshuber.com

1. Auflage 2004
© 2004 by Verlag Hans Huber, Bern
ISBN 3-456-83623-6

*Für Marlene und
für Constantin.
J.B.*

*Für Myriam.
G.L.*

Inhaltsverzeichnis

Danksagung	11
Geleitwort	13
Vorwort	15
G *Evidence-based Nursing* und die Entzauberung der »Wissenschaft«	21
G.1 EBN in alltäglichen pflegerischen Entscheidungen	21
G.1.1 Vertrauen in Zauberkraft, Vertrauen in Wissenschaft: Ist Wissenschaft Zauberei?	23
G.1.2 Pflegerische Problemlösungen und Entscheidungen, interne Evidenz und externe *Evidence*	24
G.1.3 Problem(an)erkennung und Evaluationsspirale: Die Probleme des Pflegeprozesses und die sechs Schritte der Methode *Evidence-based Nursing*	33
G.2 Was ist durch Nachprüfung beständig verbessertes Wissen?	50
G.2.1 Evidenz versus *Evidence*	50
G.2.2 Was heißt wissenschaftlich begründet?	51
G.2.3 Gibt es einen Unterschied zwischen wissenschaftlicher und alltäglicher Nachprüfung?	51
G.2.4 Macht es für die Nachprüfbarkeit einen Unterschied, ob ich mit qualitativen oder quantitativen Untersuchungsergebnissen argumentiere?	52
G.2.5 Zusammenfassung: Haben wir einen privilegierten Zugang zum fremden Innersten?	53
G.2.6 Wissenschaftliche Haltung	56
G.2.7 Alle »quantitativen« Verfahren machen nur Sinn als Teile »qualitativer« Untersuchungen	57
G.2.8 Handeln nach Gefühl und *Tacit Knowledge*: Habitualisierung und Empathie	59
G.2.9 Ist Wissenschaft objektiv? Über die Bedeutung von Geld, Verblendung, Verbohrtheit, Größenwahn und Karrierismus in der Wissenschaft	61
G.2.10 Schlussbemerkung	64

1. Schritt: Aufgabenstellung klären — 65

2. Schritt: Problem formulieren — 69
- 2.1 Wie kommen wir zu Fragen, die sich auch beantworten lassen? . — 69
  - 2.1.1 Wie wir verlernten, zu fragen . . . . — 69
  - 2.1.2 Subjektive Fragen – objektive Antworten . . . . — 70
  - 2.1.3 Gütekriterien von Frageformulierungen . . . . — 71
- 2.2 Elemente einer Frage . . . . — 72
- 2.3 Beispiel: Schlucktraining bei Apoplexie . . . . — 75

3. Schritt: Literaturrecherche — 77
- 3.1 Was veröffentlicht wird . . . . — 77
- 3.2 Woher man Wissen beziehen kann . . . . — 79
  - 3.2.1 Bücher . . . . — 79
  - 3.2.2 Zeitschriften . . . . — 80
  - 3.2.3 Die eigene Sammlung . . . . — 80
  - 3.2.4 Das Internet und seine Dienste . . . . — 81
  - 3.2.5 Online-Datenbanken . . . . — 84
- 3.3 Welche Datenbanken sind wozu geeignet? . . . . — 85
  - 3.3.1 Medline . . . . — 86
  - 3.3.2 DIMDI . . . . — 89
  - 3.3.3 Andere Datenbanken . . . . — 90
- 3.4 Was muss ich bei der Suche beachten? . . . . — 92
  - 3.4.1 Schlüsselbegriffe . . . . — 93
  - 3.4.2 Trunkierung . . . . — 94
  - 3.4.3 Logische Operatoren . . . . — 95
  - 3.4.4 Klammern . . . . — 96
- 3.5 Suchstrategien . . . . — 96
  - 3.5.1 Allgemeine Filter . . . . — 96
  - 3.5.2 Methodologische Filter . . . . — 97
  - 3.5.3 Ablauf der Suche . . . . — 98
  - 3.5.4 Beispiel: Schlucktraining bei Apoplexie . . . . — 101
- 3.6 Bestellung von Artikeln . . . . — 103

4. Schritt: Kritische Beurteilung von Studien — 105
- 4.1 Verschiedenheit und Eignung von Studiendesigns . . . . — 106
  - 4.1.1 Qualitative und quantitative Forschungsdesigns – ein Ziel? — 110
  - 4.1.2 Welche Art von Selbsttäuschung sollen Studien vermeiden? — 112
- 4.2 »Qualitative« Forschungsdesigns . . . . — 113
  - 4.2.1 Phänomenologische Grundlagen . . . . — 114
  - 4.2.2 Strukturale oder objektive Hermeneutik . . . . — 119
  - 4.2.3 Ethnographie . . . . — 121

	4.2.4	Biographische Verfahren	125
	4.2.5	Grounded Theory	127
	4.2.6	Methoden der Datensammlung	127
	4.2.7	Methoden der Datenauswertung	128
	4.2.8	Beurteilung qualitativer Studien – Allgemeine Kriterien	129
	4.2.9	Beurteilung von qualitativen Studien – Einzelfragen	131
	4.2.10	Suche nach qualitativen Studien in Medline	134
4.3	Quantitative Studiendesigns	134
	4.3.1	Randomisierte kontrollierte Studie	135
	4.3.2	Kontrollierte klinische Studie	136
	4.3.3	Fall-Kontroll-Studie	137
	4.3.4	Kohortenstudie	138
	4.3.5	Querschnittsstudie	139
	4.3.6	Vorher-Nachher-Studie	140
	4.3.7	Multivariable Analysen: Experimentalstudien und Beobachtungsstudien (»experimentum mundi«)	140
	4.3.8	Systematische Übersichtsarbeiten und Meta-Analysen . .	147
4.4	Interventionsstudien	148
	4.4.1	Wirksamkeit und Validität	148
	4.4.2	Zufallsfehler und systematischer Fehler	149
	4.4.3	Fehler 1. und 2. Art	150
	4.4.4	Häufige *Bias*-Quellen in klinischen Studien	152
	4.4.5	Randomisierung	153
	4.4.6	Verdeckte Zuteilung	154
	4.4.7	Verblindung	154
	4.4.8	Protokollverletzungen	156
	4.4.9	Statistik in Interventionsstudien verstehen	157
	4.4.10	Berechnungen	163
	4.4.11	Beurteilung einer Interventionsstudie	163
	4.4.12	Suche nach Interventionsstudien in Medline	168
4.5	Diagnosestudien	168
	4.5.1	Die Vierfeldertafel	170
	4.5.2	Statistik in Diagnosestudien verstehen	171
	4.5.3	Beurteilung von Studien über diagnostische Tests	174
	4.5.4	Suche nach Diagnosestudien in Medline	176
4.6	Studien über Ursachen und Nebenwirkungen	176
	4.6.1	Häufige Designs bei Ursachenstudien	177
	4.6.2	Vergleich der Designs	179
	4.6.3	Beurteilung von Ursachenstudien	179
	4.6.4	Suche nach Ursachenstudien in Medline	182
4.7	Prognosestudien	183
	4.7.1	Prognostische Faktoren	184

	4.7.2	*Follow-up*	184
	4.7.3	Beurteilung von Prognosestudien	184
	4.7.4	Suche nach Prognosestudien in Medline	187
4.8	Wirtschaftlichkeitsstudien		187
	4.8.1	Verschiedene Methoden von Wirtschaftlichkeitsanalysen	188
	4.8.2	Kostenarten	191
	4.8.3	Beurteilung von Wirtschaftlichkeitsstudien	191
	4.8.4	Suche nach Wirtschaftlichkeitsstudien in Medline	195
4.9	Systematische Übersichtsarbeiten und Meta-Analysen		195
	4.9.1	Schritte bei der Erstellung einer Systematischen Übersichtsarbeit	196
	4.9.2	Statistik in Systematischen Übersichtsarbeiten und Meta-Analysen verstehen	199
	4.9.3	Beurteilung einer Systematischen Übersichtsarbeit und Meta-Analyse	201
	4.9.4	Suche nach Systematischen Übersichtsarbeiten und Meta-Analysen in Medline	205
4.10	Standards und Leitlinien		205
	4.10.1	Prozess der Entwicklung von Leitlinien	206
	4.10.2	Stufen der *Evidence*	207
	4.10.3	Beurteilung von Leitlinien	210
	4.10.4	Suche nach Leitlinien in Medline	212

5. Schritt: Veränderung der Pflegepraxis — 213

5.1	Adaptation der Arbeitsorganisation		213
	5.1.1	Ja, Pflegeeinrichtung und EBN sind gut aneinander adaptiert	214
	5.1.2	Nein, Pflegeeinrichtung und EBN sind nicht gut aneinander adaptiert	215
	5.1.3	Implementierungsmodelle	215
	5.1.4	Modelle, die auf Leitlinien, Standards, Kontinuierliche Weiterbildung und Qualitätsaudits setzen	216
	5.1.5	Gefahren von Leitlinien und Standards	216
	5.1.6	Modelle, die auf Organisationskontexte und »Facilitatoren« setzen	217
	5.1.7	Kliniker und Manager: integrierbar über Schritt 1 Aufgabenklärung und Schritt 2 Fragestellung	221
5.2	Möglichkeiten der Implementierung durch Einzelne und kleine Gruppen		222
	5.2.1	Einzelpersonen	222
	5.2.2	Gruppen	224

6. Schritt: Evaluation von Wirkungsketten – Qualitätsmanagement und EBN — 227
    6.1   Drei Ebenen der Evaluation — 227
    6.2   Die Evaluation von Struktur-, Prozess-, Prozessergebnis- und Zielerreichungsqualität — 229
    6.3   Ergebnisse treten schon während einem Prozess auf — 231

Literaturverzeichnis — 235

Glossar — 245

Tabellenverzeichnis — 253

Abbildungsverzeichnis — 255

Autoren — 257

Index — 259

Danksagung

Wir danken der Diplom Pflege- und Gesundheitswissenschaftlerin Almuth Berg für die Durchsicht des gesamten Manuskripts. Ferner möchten wir uns bedanken bei dem Diplom Gesundheits- und Pflegewissenschaftler Steffen Fleischer für die Überarbeitung des Kapitels über Diagnosestudien, bei dem Gesundheitsökonomen Dr. med. Franz Hessel, MPH, für die Überarbeitung des Kapitels über Wirtschaftlichkeitsstudien, bei der Psychoanalytikerin Christa Sturmfels (DPV) für die Durchsicht weiter Teile des Manuskripts, insbesondere denen zu Anspruch von intersubjektiver Überprüfbarkeit der Gegenübertragung in Fallkolloquien, bei den Ärzten Prof. Dr. med. Dr. phil. Heiner Raspe, Luise Wagner, Prof. Dr. med. Ulrich Deppe und Prof. Dr. med. Reiner Müller für zahllose Anregungen, bei den Pflegewissenschaftlerinnen Prof. Juliet Corbin und dem verstorbenen Prof. Anselm Strauss von der School of Nursing San Francisco, Prof. Deborah Stone (Boston), Prof. Andrea Baumann, Prof. Alba DiCenso und Prof. Donna Ciliska (McMaster University, Hamliton, Kanada), Prof. Ted Morone (Yale), Prof. Victor Marshall (Chicago), bei den Kolleginnen des Netzwerks der Trainer des German Center for Evidence-based Nursing (hier seien stellvertretend Almuth Berg, Steffen Fleischer, Dr. Dorothea Groß, Stephanie Hanns, Astrid Knerr, Anke Kruggel, Dr. Thomas Neubert, Karl Reif und Dr. Michael Schulz genannt), den Schweizer Kolleginnen Dr. Dr. Sylvia Käppeli und Chris Abderhalden sowie den Kolleginnen des australischen EBN-Zentrums, Kate Cameron und David Evans, bei den Teilnehmern unserer EBN-Workshops in Wittenberg und den Studierenden, die mit uns im problem-orientierten Lernen die meisten Kapitel durchgingen, bei den Kollegen Fritz Schütze (Magdeburg), Bruno Hildenbrand (Jena), Tilmann Allert (Frankfurt), die mit uns das Mitteldeutsche Zentrum hermeneutischer Methodenwerkstätten bilden, sowie den Kolleginnen des Instituts für hermeneutische Sozial- und Kulturforschung, bei den Kolleginnen des Pflegeforschungsverbundes Mitte und des Netzwerks Nursing Research mit ihren Sprecherinnen Doris Schaeffer und Stefan Görres, bei Manuela Friede und Daniela Großkopf sowie bei Dr. Klaus Reinhardt, Jürgen Georg und Gabrielle Burgermeister vom Verlag Hans Huber.

Geleitwort

Pflegende werden heutzutage mit einer Vielzahl von Erwartungen konfrontiert. Es wird erwartet, dass sie in der Lage sind, Gebiete der Kunst und der Wissenschaft der Pflege zu beherrschen. Auch wird von ihnen verlangt, kritisch zu denken, immer mit dem Wissen Schritt zu halten und relevante Forschung anzuwenden und diese Fertigkeiten und Fähigkeiten täglich dabei zu verwenden, Entscheidungen in ihrer Praxis zu treffen – in anderen Worten, *Evidence-based Nursing* anzuwenden!

Evidence-based Nursing erfordert, Entscheidungen zu treffen, die relevante Forschung, eigene Fertigkeiten, verfügbare Ressourcen und Bedürfnisse der Pflegebedürftigen berücksichtigen. Das Einbeziehen von praktischen Fertigkeiten, verfügbaren Ressourcen und Vorlieben des Pflegebedürftigen bei der Entscheidungsfindung bedeutet, dass *Evidence-based Nursing* kein Kochbuch dazu liefert, wie man Forschungsergebnisse bei jedem Pflegebedürftigen mit derselben Diagnose umsetzt, sondern wie *Evidence-based Nursing* individuell auf jede Situation angewandt wird.

Woher kommt diese *Evidence*? Diese Frage wird oft gestellt. Sicherlich liefern randomisierte Studien, seit jeher verbunden mit *Evidence-based Practice*, Informationen über die Wirksamkeit von Interventionen. Jedoch können nicht alle Interventionen – aus ethischen oder praktischen Gründen – mit einer randomisierten Studie getestet werden. Daher müssen andere Studiendesigns ebenfalls berücksichtigt werden. Die qualitative Forschung hat viel zu bieten für die Entwicklung der Kunst zu pflegen und unser Verständnis von der Situation der Patienten und Pflegebedürftigen. Deshalb wird qualitative Forschung in diesem Buch, anders als in den meisten Lehrbüchern der *Evidence-based Medicine*, besonders hervorgehoben und angemessen und sehr innovativ diskutiert.

Es gibt viele Barrieren, die bei der Anwendung von *Evidence-based Nursing* zu überwinden sind, egal, ob man direkt am Bett mit dem Pflegebedürftigen arbeitet, an einer Krankenpflegeschule unterrichtet, ein Manager ist, der klare Entscheidungen bei der Entwicklung von Strategien und der besten Nutzung der vorhandenen Ressourcen treffen muss oder aber als Forscher arbeitet, der die Forschungsfrage definiert.

Dieses Buch ist eine originäre und sehr gelungene Entwicklung, um Pflegenden auf allen Ebenen zu helfen, einige der Barrieren zu überwinden. Es gibt weltweit einen großen Bedarf für diese Arbeit, und dieses Buch deckt etwas von diesem

Bedarf nicht nur für die deutschsprachigen Pflegenden in Österreich, der Schweiz und Deutschland.

Prof. Donna Ciliska, RN, PhD

School of Nursing, McMaster University, Canada
Co-Editor, Evidence-Based Nursing
Co-Director, Canadian Centre for Evidence-Based Nursing
Coordinator of the International Network of the Centers of Evidence-Based Nursing

Grounded Theory und *Evidence-based Practice*
Wir wissen alle, dass es Vorgänge gibt, die auftreten, wenn eine Maßnahme eingeführt wird, die man schlecht messen kann und deren Nebenwirkungen schwer erfassbar sind. Diese unerwarteten Ereignisse können oft nicht gemessen oder quantifiziert werden, aber genauso aufschlussreich wie Statistik sein. Diese Vorstellung des Unerwarteten ist besonders wichtig wenn es darum geht, Daten für eine *Evidence*-basierte Pflegepraxis zu sammeln.

Eine sehr wichtige Eigenschaft der Methode der Grounded Theory ist ihre unerwartete Effekte entdeckende Natur. Dem, was gerade passiert, wird ermöglicht, sich aus den Daten herauszubilden, anstatt dass man es sich vorher ausdenkt. Dies ist von besonderer Bedeutung, wenn es darum geht, *Evidence* über verschiedene Aspekte von Interventionen zu sammeln, die man nicht vorhersehen kann, die aber eine direkte Auswirkung auf die Pflege haben.

Weiterhin erlaubt Grounded Theory die Entdeckung von ausgeprägten Merkmalen, die eine Auswirkung auf die Wirksamkeit von Interventionen haben, wobei ein vollständigeres Bild entsteht, was gerade vor sich geht, wenn eine Maßnahme neu eingeführt wird. Die Grounded Theory liefert mehr als nur die Antwort auf die Frage, ob etwas wirkt oder nicht – sie macht oft auch verständlich, warum etwas wirkt oder warum nicht.

Die Statistik liefert nur einen Teil unseres Verständnisses, der andere Teil entsteht durch qualitative Studien, die zum Beispiel die Methode der Grounded Theory anwenden. Wegen seines umfassenden und grundsätzlichen Ansatzes, *Evidence* zu sammeln, wird das vorliegende Buch mit seinem ganzen Potential erheblich am Aufbau einer *evidence-based* Pflegepraxis mitwirken.

Prof. Juliet M. Corbin, RN, DNSc

International Institute for Qualitative Methodology
University of Alberta, Alberta Canada

Vorwort

Evidence-based Nursing ist etwas Selbstverständliches, was alle unsere Klienten und Patienten erwarten, nämlich die Integration der derzeit besten wissenschaftlichen Belege in die tägliche Pflegepraxis unter Einbezug des theoretischen Wissens und der praktischen Erfahrungen der Pflegenden, der Vorstellungen des Patienten und der vorhandenen Ressourcen.

Wenn wir uns als Pflegebedürftige überhaupt an Mitglieder der Pflegeprofession wenden, vertrauen wir weniger in ihre Zauberkraft als in ihre wissenschaftlich erwiesenen Verfahren, die uns überflüssige Qual ersparen sollen. In einem langen Prozess der Entzauberung hat sich der Pflegeberuf aus dem Urberuf der Zauberin entwickelt. Aber tritt uns nicht auch Wissenschaft, die an die Stelle der Zauberei trat, doch wie Zauberei gegenüber – nicht nachprüfbar, apodiktisch, Berufsgeheimnis einer Gruppe, deren Interessen verborgen bleiben? EBN ist ein Programm zur Entzauberung und zur Demokratisierung von Wissenschaft – zur Nutzung nachprüfbarer fremder Erfahrung in Respekt für den jeweils einzigartigen Klienten.

Dieses Buch führt nicht nur in so genannte quantitative, sondern auch in »qualitative« Verfahren bei alltäglichen Pflegeentscheidungen ein. Diese »qualitativen« Methoden hat die Pflege zuerst in den Kreis der *evidence-based* Zeitschriften eingebracht. Das Buch ist elementar und einfach: Es nimmt seinen Ausgang bei alltäglichen Pflegeentscheidungen unter Zeit- und Entscheidungsdruck, die die Professions-Angehörigen im Arbeitsbündnis mit ihren individuierten Klienten fällen. Es bedarf keiner besonderen wissenschaftlichen Vorkenntnisse, um dieses Buch zu verstehen. Es setzt nicht bei der Wissenschaft, sondern bei der Unterscheidung von zwischenmenschlich nachprüfbarem Wissen und individueller Offenbarung ein. Es folgt keinem naiven Induktivismus: ohne Theorie keine Erfahrung, und ohne Erfahrung keine gegenstandsbezogene, situationsspezifische Theorie.

Das vorliegende Buch versteht sich als ein Handbuch für Pflegende und ist für den täglichen Gebrauch konzipiert. Die Idee für dieses Buch entstand aus einem einstündigen Vortrag, der bei der Jahrestagung der Deutschen Vereinigung für Pflegewissenschaft 1998 an der Fachhochschule Fulda und erweitert im Mai 1999 bei der Eröffnung des 1. Workshops des gerade international anerkannten deutschsprachigen »German Centers« im internationalen Network of Centers for Evidence-based Nursing, dem Institut für Gesundheits- und Pflegewissenschaften der Medizinischen Fakultät der Martin-Luther-Universität Halle-Wittenberg, zur Diskussion gestellt wurde. So wenig Zeit seit 1998/1999 vergangen ist, so viel hat sich in der Aufnahme der Ideen von *Evidence-based Nursing* seitdem geändert – mit zum Teil bedenklichen Nebenwirkungen:

Damals noch galt *Evidence-based Nursing* und allgemein wissenschaftlich zergliederndes Vorgehen manchmal als eine eher abseitige, dem Wesen der Pflege durchaus fremde Handlungsweise. Pflege solle besser auf Glauben, Intuition und dem Mitgefühl mit dem ganzen Menschen zu begründen sein denn auf Wirkungsnachweisen aus komplizierten klinischen Studien, die den eigenen Erfahrungen widersprachen. Mit solchen Studien habe sich doch gerade die Medizin vom Patienten weg bewegt und sei in ihre Akzeptanzkrise geraten. Außerdem zeigten die widersprüchlichen Ergebnisse der vielen Studien, dass man mit Studien beweisen könne, was man wolle. Warum sollte nun ausgerechnet die Pflege, statt die von den Medizinern dankenswerterweise gelassene Lücke ganzheitlicher menschlicher Zuwendung auszufüllen, der Medizin auf ihrem Irrweg folgen oder gar den gesundheitsökonomischen Sparkommissaren in die Hände arbeiten, die im »Managed Care« oder »Disease Management« mit »Critical Pathways« die individuelle Entscheidungsfreiheit unter Druck setzten?

Diese kritischen Vorbehalte kamen keineswegs nur aus der Pflege. Unvergessen ist uns der eindrucksvolle Auftritt des Dekans einer medizinischen Fakultät auf einer Tagung zu Pflegeforschung und Pflegewissenschaft. Er unterstrich zwar vehement die Notwendigkeit von Pflegeforschung; mit derselben Vehemenz gab er aber seiner Überzeugung Ausdruck, dass für Pflegeforschung Pflegende prinzipiell ungeeignet und nur Ärzte und Ärztinnen geeignet seien. Ärztinnen und Ärzte nämlich würden sich in ihrem beruflichen Werdegang den analytischen Blick und das kalte Herz antrainieren, die für kritische Entscheidungen und für die wissenschaftliche Arbeit nötig seien. Sache der Pflege seien hingegen Warmherzigkeit, Mitgefühl, Ganzheitlichkeit und Mitleiden. Wissenschaft, Entscheiden und Patientenführen seien mit diesen Haltungen unvereinbar. Als LeserInnen mögen Sie vermuten, aus dieser Rede des Dekans spräche auch das Interesse, seiner Berufsgruppe ein Monopol zu erhalten. Aber bedenkenswert ist seine Ansicht trotzdem.

Zweieinhalb Jahre später sind solche Stimmen – leider – kaum noch zu hören. Überall will die Pflege ›ihre Leistungen *evidence*-basiert unter Beweis stellen‹. Florence Nightingale höchstselbst wird – selbstverständlich zu recht – als eigentliche Begründerin von *Evidence-based Nursing* entdeckt. *Evidence-based Nursing* wird geradezu als der Kern der von Florence Nightingale neu begründeten beruflichen Identität der Pflege, als zeitgemäß berufliche Form der alten *Caritas*, herausgestellt (vgl. McDonald, 2001). Seit dem Gutachten des Sachverständigenrates der konzertierten Aktion im Gesundheitswesen von 2001 scheint es keine Pflegestation mehr zu geben, die die langfristige Anpassung an *Evidence-based Nursing* – was immer das heißen mag – nicht für notwendig hält. Zwei Jahre vorher galt *Evidence-based Nursing* noch als Spielwiese von TheoretikerInnen.

Das ging uns dann doch zu schnell. Vor allem ist uns die Bedeutung sehr suspekt, die das Argument der notwendigen Einsparungen bei dieser schnellen Anpassung spielte. Ein unbegründeter neuer Dogmatismus entwickelt sich. Die beliebte Wendung, die Pflege müsse ihre Leistungen in der ökonomischen Konkurrenz nach außen sichtbar machen, geht an *Evidence-based Nursing* eigentlich völlig vorbei. *Evidence-based Nursing* hat im Kern keineswegs die Aufgabe, nach außen das zu präsentieren, was die Pflege ohnehin tut. Es geht *Evidence-based Nursing* darum, individuelle Pflegebedürftige in deren Auftrag in ihren einzigartigen pflegerischen Entscheidungen besser als bisher zu unterstützen. Wenn etwas eingespart werden soll, dann sind es zuerst überflüssige Nebenwirkungen, Leid durch unwirksame Verfahren und überflüssige Kosten für die Pflegebedürftigen.

Zum Thema »Entscheidungen im individuellen Arbeitsbündnis zwischen Pflegenden und Pflegebedürftigen« boten die skeptischen Fragen vor fünf Jahren einen weit besseren Zugang als die heutige Bereitschaft, fraglos zu lernen, was in der Statistik als Goldstandard zu gelten hat. Fraglose Anpassungsbereitschaft führt zu einer besonders dogmatischen Spielart des Opportunismus. Deswegen wenden wir uns an die kritischen LeserInnen und halten dieses Buch so elementar, wie wir können. Es setzt nichts voraus außer Neugier und Konzentration. Insbesondere verlangt dieses Buch nicht von Ihnen, dass Sie sich vorab auf einen bestimmten wissenschaftstheoretischen Standpunkt stellen und dort treu verharren. Auch für LeserInnen, die meinen, wissenschaftlich zergliederte Studien vertrügen sich nicht mit den Aufgaben der Pflege und in der Pflegepraxis hätten ganz andere Wissensquellen Relevanz als die zwischenmenschliche Nachprüfung, soll dies das richtige Buch sein.

Sie müssen sich auch keineswegs vorab entscheiden, ob Sie qualitative Studien nach den gleichen Gütekriterien für vertrauenswürdig halten wie quantitative Studien. Auch in einer anderen Hinsicht soll dieses Buch elementar sein. Sie müssen nicht bereits wissen, wie Sie eine Literaturabfrage im Internet durchführen und wie Sie dabei Geld sparen. Dies Buch enthält zahlreiche Tipps dazu. Da solche Tipps schnell veralten, halten wir auf der Homepage des German Centers for *Evidence-based Nursing*[1] jederzeit Aktualisierungen zu diesen Teilen des Buches für Sie bereit.

Aus diesen Gründen ist das Buch folgendermaßen aufgebaut: Dem einführenden Grundlagenkapitel »*Evidence-based Nursing* und die Entzauberung der Wissenschaft« folgen die sechs Schritte, die wir Ihnen bei Ihrer mit Ihrem Klienten gemeinsamen Entscheidungspraxis anraten:

1. Nach der Klärung der *Aufgabenstellung* folgt die

2. Formulierung einer beantwortbaren *Fragestellung*, die die Grundlage bildet für die

---
[1] http://www.ebn-zentrum.de/

3. *Literaturrecherche*, deren Ergebnisse
4. *kritisch beurteilt* und anschließend in die
5. Praxis *implementiert* werden, wobei eine abschließende
6. *Evaluation* erfolgt.

Aber worauf beruht diese berufliche Fähigkeit? Was ist das spezielle Berufswissen? Lassen Sie uns einen kurzen Blick zurückwerfen auf die lange Geschichte des Pflegeberufs. Wie alle Berufe leitet sich der pflegerische Beruf von einem Urberuf her, und an der Pflege ist dieser Urberuf auch noch gut erkennbar: die mit außeralltäglicher Zauberkraft befähigte Zauberin, die weise Frau (vgl. Seyfarth, 1973; Weber, 1976).

Heute vertrauen wir nicht mehr hauptsächlich und ausschließlich auf zauberische Fähigkeiten (nur noch ein bisschen). Das ist nicht nur ein befreiender Fortschritt, sondern auch ein Verlust: Wie oft wünschten wir uns, wir könnten zaubern! An die Stelle des Vertrauens in Zauberkraft trat das Vertrauen in die durch jedes Mitglied der Gesellschaft jederzeit nachprüfbare Wissenschaft. Das lässt sich an den Gesetzen ablesen, die sich die Deutschen gaben. Darin besteht der Gewinn an Freiheit, an Selbstbestimmung, an Vernunft und an ständiger Verbesserung unserer Handlungschancen durch Erkenntnisfortschritt, der durch Entzauberung bewirkt wird.

So gut das klingt, trifft es auch zu? Ist Wissenschaft wirklich nachprüfbar? Tritt sie uns nicht vielmehr entgegen in Gestalt einer Professorenherrschaft, in Gestalt von Normen, Vorschriften, Standards, Leitlinien usw., die uns von unseren eigenen Erfahrungen als Pflegende trennen und enteignen, ohne durch uns selber nachvollziehbar und überprüfbar zu sein? Daher: Tritt uns nicht die Wissenschaft entgegen wie der alte, durch sein Berufsgeheimnis geschützte Zauberer, dem gegenüber nur Anpassung, Glaube und blinder Gehorsam, aber kein kritisches Nachvollziehen möglich sind?

Die Entzauberung der Pflegepraxis durch Wissenschaft kann ihre Vorteile nur verwirklichen, wenn gleichzeitig die »Wissenschaft« entzaubert wird. Das ist das – längst nicht erfüllte – Programm von *Evidence-based Nursing*. Deswegen hat sich das an der Universität Halle-Wittenberg beheimatete deutschsprachige Zentrum im internationalen Netzwerk der Centers for *Evidence-based Nursing* den lateinischen Namen *sapere aude* (»Trau' dich zu wissen«) gegeben. Vor annähernd 500 Jahren forderte Melanchthon in seiner Antrittsvorlesung an unserer Universität mit diesem Horaz-Spruch jeden einzelnen dazu auf, sich nicht auf die Vermittlung von Priestern, Bischöfen und Kardinälen zu verlassen, sondern selber nachzuprüfen.

Immer noch verdankt sich vieles an Hoffnung, das die Klienten auf uns richten, dem Bedürfnis nach einer nur uns Pflegenden eigenen Fähigkeit, die es im Alltag der Pflegebedürftigen und ihrer Angehörigen nicht gibt, die einem entscheidend weiter hilft. Diese Fähigkeit basiert heute auf Wissen und Erfahrung und nicht mehr auf Zauberei oder übernatürlichen Kräften. Insofern könnten wir die Geschichte des Pflegeberufs mit Max Weber zusammenfassen als die *Geschichte der Entzauberung der ursprünglichen Zaubererberufe.*

Evidence-based Nursing ist nur ein – wenn auch typischer – Schritt in diesem Prozess der Entzauberung oder der Aufklärung. Vertrauen wird umgestellt von Vertrauen in zauberische Kräfte auf Vertrauen in empirisch begründete Verfahren und Fähigkeiten. Daher haben wir diesem Buch den Titel gegeben »*Evidence-based Nursing*«, und den Untertitel »Vertrauensbildende Entzauberung der ›Wissenschaft‹«.

Noch ein Hinweis für die LeserInnen, die viele *evidence-based* Bücher gelesen haben und wissen wollen: *Was ist anders an dieser Einführung in Evidence-basierte Praxis?*

- Die Konzentration auf das Arbeitsbündnis Pflege in Kenntnis der Professionsgeschichte der Pflege, die die Geschichte der vertrauensbildenden, aber auch ent-täuschenden Entzauberung eines ZauberInnenberufes ist.

- Die Orientierung an der Geschichte der Wissenschaft als Entzauberung einer autoritativen Lehrstuhl-Offenbarung.

- Die Orientierung am *Problem-Solving* im Sinne von Simon (1960) im Unterschied zum bloßen *Decision-Making.*

- Die Vorgängigkeit »qualitativer« Ansätze, auf deren Basis »quantitative« Studien erst Sinn machen.

- Die Berücksichtigung der multivariablen Verlaufs-Analyse als ein Beobachtungsverfahren, das Vorteile gegenüber experimentellen Randomisierten kontrollierten Studien bietet.

- Sechs statt der üblichen fünf Schritte der *Evidence*-basierten Praxis, um den Nutzen für die Praxis zu erhöhen.

Daher tragen wir für dieses Buch, trotz des äußerst schmeichelhaften Geleitwortes der Koordinatorin des internationalen Netzwerkes der Centers for *Evidence-based Nursing*, Donna Cilisca von der McMaster University in Kanada, und unserer Arbeit als Gast-Professor bzw. Visiting Scolar an dieser Universität sowie der aufmerksamen und kritischen Diskussion unserer KollegInnen in Österreich, der Schweiz und Deutschland allein die Verantwortung. Sie lesen kein offizielles Bulletin. Wie Sie an allen Lehrbüchern zu *Evidence*-basierter Praxis sehen können, werden diese von Auflage zu Auflage immer besser. Das hoffen wir auch für dieses Buch.

Kontakt:
Martin-Luther-Universität Halle-Wittenberg
Institut für Gesundheits- und Pflegewissenschaft
German Center for Evidence-based Nursing »sapere aude«
Magdeburger Str. 27
D – 06097 Halle/Saale
E-Mail: info@ebn-zentrum.de
Internet: http://www.ebn-zentrum.de/

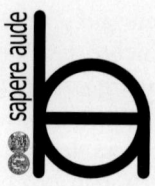

G *Evidence-based Nursing* und die Entzauberung der »Wissenschaft«

G.1 *Evidence-based Nursing* in alltäglichen pflegerischen Entscheidungen

Evidence-based Nursing (EBN) ist spätestens seit Florence Nightingale etwas ganz Selbstverständliches, was alle unsere Klienten und Pflegebedürftigen bei uns erwarten und was bisher trotzdem schwer und nur selten im Alltag zu erreichen war. *Evidence-based Nursing* ist eine Pflegepraxis, die

- die pflegerischen Interessen der individuellen Pflegebedürftigen
- im Auftrag der einzelnen Pflegebedürftigen und in Zusammenarbeit mit ihnen
- auf der Basis eines durch beständige zwischenmenschliche Nachprüfung ständig verbesserten Wissens (derzeit beste Belege)
- im pflegerischen und pflegerisch beratenden Entscheidungshandeln

zu erfüllen sucht.

Eine kurze Definition für *Evidence-based Nursing* lautet demnach:

> *Evidence-based Nursing* ist die Nutzung der derzeit besten wissenschaftlich belegten Erfahrungen Dritter im Arbeitsbündnis zwischen einzigartigen Pflegebedürftigen und professionell Pflegenden.

An dieser kurzen Definition ist wesentlich: Keineswegs beschränkt sich die Aufgabe von *Evidence-based Nursing* auf die statistische und hermeneutische Beurteilung von Forschungsarbeiten. Vielmehr stellt *Evidence-based Nursing* die Frage, ob und wie fremde, wissenschaftlich überprüfte Erfahrung in das eigene Arbeitsbündnis zwischen einem einzigartigen Pflegebedürftigen und einem professionell Pflegenden einbezogen werden kann.

Unter den »besten wissenschaftlichen Belegen« versteht man Forschung mit einem möglichst hohen Grad an externer Validität (☞ Kapitel 4.4.1 auf Seite 148), die in der Praxis am Pflegebedürftigen durchgeführt wurde, mit sehr gutem Design und nur einem geringen Einfluss von verfälschenden Faktoren (Bias). Hierbei ist natürlich die praktische Erfahrung der Pflegenden, also die Fähigkeit, die

Probleme und Ressourcen des Pflegebedürftigen richtig einzuschätzen und die Pflegehandlungen adäquat zu planen, die Kunst der Pflege also, Voraussetzung. Genauso wichtig sind die Vorstellungen des Pflegebedürftigen, seine Erwartungen und Bedenken hinsichtlich seines gesundheitlichen Problems, und die eigenen vorhandenen Ressourcen, die sowohl die persönlichen Fähigkeiten der Pflegenden als auch die von der Institution bereit gestellten Mittel umfassen.

Evidence-based Nursing ist nicht nur seit Florence Nightingale eine Forderung der Pflege, sondern wurde auch in der Gesetzgebung geregelt. So wird sowohl in § 12 Abs. 1 Satz 1 SGB V als auch in § 4 Abs. 3 SGB XI eine »wirksame und wirtschaftliche Pflege« gefordert, die laut §§ 135 ff. SGB V auf »wissenschaftlichen Erkenntnissen« beruhen soll. Dies wird ebenfalls im neuen Krankenpflegegesetz deutlich, denn die Ausbildung soll demnach »entsprechend dem allgemein anerkannten Stand pflegewissenschaftlicher, medizinischer und weiterer bezugswissenschaftlicher Erkenntnisse fachliche, personale, soziale und methodische Kompetenzen [...] vermitteln« (Abschnitt 2: Ausbildung, §3 Ausbildungsziel, KrPflG).

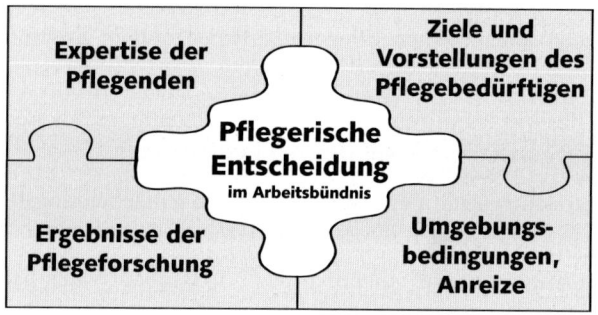

Abbildung G.1: Komponenten einer pflegerischen Entscheidung

Wie in Abbildung G.1 gezeigt, die in Abbildung G.2 auf Seite 24 konkretisiert wird, besteht jede pflegerische Einzelfall-Entscheidung aus mehreren Komponenten: der Expertise der Pflegenden, den Vorstellungen des Pflegebedürftigen, den Umgebungsbedingungen und den Ergebnissen aus der Pflegeforschung, wobei jeder dieser Teile bei jeder Entscheidung in unterschiedlich starkem Ausmaß herangezogen wird. In der ambulanten Pflege scheinen vielleicht alle Elemente gleich stark vertreten, auf einer Intensivstation sind die Vorstellungen des Pflegebedürftigen gezwungenermaßen manchmal deutlich weniger erkennbar. Entscheidend sind immer die Ziele der Pflegenden.

Bisher basiert die Pflegepraxis zu einem sehr großen Teil auf der Expertise der Pflegenden und nur zu einem geringen bis gar keinem Teil auf Ergebnissen der

Pflegeforschung – dies kann aber sehr gefährlich sein (☞ Kapitel G.1.1 auf der nächsten Seite)

Wenn man die Methode *Evidence-based Nursing* direkt am Bett anwendet, deckt sich die Definition von *Evidence-based Nursing* weitestgehend mit den Komponenten der pflegerischen Entscheidung aus Abbildung G.1 auf der vorherigen Seite; *Evidence-based Nursing* kann aber auch abstrakter gesehen werden, wie im nachfolgenden Kapitel beschrieben wird.

Was *Evidence-based Nursing* ist, lässt sich nur verstehen, wenn Sie *Evidence-based Nursing* auf die alltäglichen pflegerischen Entscheidungssituationen in der Interaktion zwischen professionell Pflegenden und ihren Klienten beziehen. Daher beginnen wir dies Buch mit der Analyse dieser Entscheidungssituation (☞ Kapitel G.1.2 auf der nächsten Seite).

Begännen wir dieses Buch nicht mit der Analyse alltäglicher pflegerischer Entscheidungen, verkäme *Evidence-based Nursing* schnell zu einem Klippschulkurs in einige statistische und hermeneutische Methoden. Würden wir dabei noch die beliebten Rangfolgen von Evidenz auflisten, würde unser Kurs vollends antiwissenschaftlich, nämlich dogmatisch. Was aber zwischenmenschlich (»intersubjektiv«) nachprüfbares und durch Nachprüfung beständig verbessertes Wissen ist, davon handelt dieses ganze Buch.

G.1.1 Vertrauen in Zauberkraft, Vertrauen in Wissenschaft: Ist Wissenschaft Zauberei?

Worauf vertrauen Pflegebedürftige, die sich an uns Pflegende wenden? Diejenigen Pflegebedürftigen, die sich überhaupt durch ausgebildete professionell Pflegende pflegen lassen wollen (und das sind bekanntlich längst nicht alle!) tun dies, weil sie darauf vertrauen, dass wir sie nicht unnötigen Qualen und gefährlicher Pflege aussetzen. Aus demselben Grund vertrauen wir, wenn wir der Pflege anderer Professioneller bedürfen, diesen Pflegeprofessionellen. Wir vertrauen also nicht nur den verständnisvollen Augen und den großen und warmen Händen der uns Pflegenden, sondern wir vertrauen dem, was wir hinter diesen verständnisvollen Augen und den warmen und sicheren Händen vermuten: eine spezielle berufliche Fähigkeit verbunden mit einem speziellen beruflichen Wissen. Denn viele Menschen sehen uns verständnisvoll an und haben schöne warme Hände. Wir schätzen sie hoch und manche lieben wir, aber wir vertrauen ihnen nicht in exakt derselben Weise, in der wir Pflegeprofessionen vertrauen.

Wenn Pflegebedürftige überhaupt darauf vertrauen, dass wir sie nicht unnötigen Qualen und gefährlicher Pflege aussetzen, dann vertrauen sie, so lässt sich zusammenfassen, auf die beständige Nachprüfung unseres Wissens. Sie vertrauen keineswegs nur auf unsere guten Absichten. Sie vertrauen darauf, dass wir unser Wissen wirklich beständig nachprüfen. Es ist keine Frage, dass wir diesem Vertrauen nicht immer gerecht wurden und auch nicht immer gerecht werden.

Dekubituskranke sind – in allerbester Absicht! – geföhnt und geeist worden, obwohl dies eine besonders quälende Form der Körperverletzung ist. Das macht für unsere Klienten das Programm der Wirksamkeitsprüfung um so dringlicher.

In diesem Grundlagenkapitel werden wir uns der Frage widmen, was nachprüfbares Wissen für die Pflegepraxis ist (☞ Kapitel G.2 auf Seite 50). Dies ist zu klären, bevor wir auf die Fülle von Methoden und Techniken kommen, die die Vorstellung nachprüfbaren Wissens umsetzen sollen (☞ Schritt 2 ab Seite 65 bis Schritt 6 ab Seite 227). Man kann über dieses Wissen nicht reden, ohne sich zuvor die Situation pflegerischer Problemlösung und Entscheidungen zu vergegenwärtigen, in der dieses Wissen ein »externer« Bestandteil ist (☞ Kapitel G.1 auf Seite 21). Gingen wir nicht in diesem ganzen Buch von der grundsätzlichen Entscheidungssituation der Pflegepraxis aus, lieferten wir vielleicht einen kurz gefassten Überblick über Forschungsmethoden, aber trügen keineswegs zum Konzept von *Evidence-based Nursing* bei.

G.1.2 Pflegerische Problemlösungen und Entscheidungen, interne Evidenz und externe *Evidence*

G.1.2.1 Die Grundsituation

Evidence-based Nursing versteht man am besten, wenn man die pflegerische Entscheidung und ihre idealen und auch ihre realen Bestimmungsgründe versteht, wie sie in Abbildung G.2 aufgeführt werden.

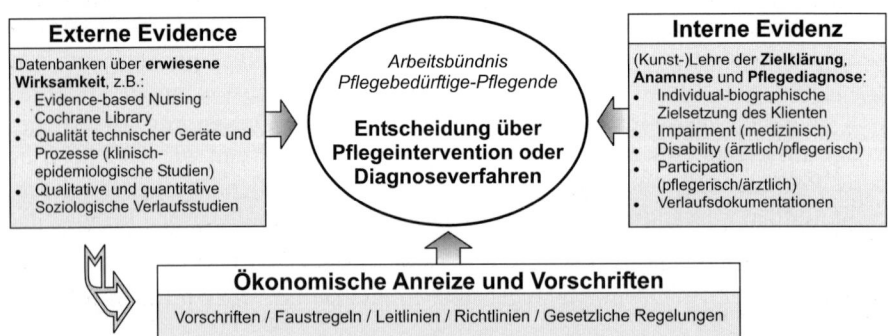

Abbildung G.2: *Evidence*-basierte pflegerische professionelle Praxis: interne Evidenz und externe *Evidence*, moralische und ökonomische Anreize bei pflegerischen Entscheidungen

Vielleicht erwarten Sie von diesem Buch, dass es Sie weitgehend in die Lektüre und Beurteilung von Studien einführt, für die wir gleich das Wort der »externen *Evidence*« erklären. Die Erwartung ist natürlich berechtigt, und wir wollen sie nach Kräften zu erfüllen versuchen. Aber diese Erwartung trifft nicht das,

G.1 EBN in alltäglichen pflegerischen Entscheidungen

was *Evidence-based Nursing* eigentlich soll. Daher ist es wichtig, dass Sie sich zu Beginn klar machen, dass sich das ganze Unternehmen *Evidence-based Nursing* ausschließlich von der gemeinsamen pflegerischen Entscheidungshandlung her begründet. Diese Situation schematisiert Abbildung G.2 auf der vorherigen Seite, auf die wir uns auf den folgenden Seiten beziehen.

Unter »pflegerischer Entscheidungshandlung« verstehen wir in Anlehnung an Herbert A. Simon (1960) *Problem-Solving* (= Problemlösung). Mit Problemlösung ist jede Handlung gemeint, die ein Problem erkennt (das heißt konstruiert) und Lösungsalternativen sucht, über die dann entschieden wird. *Problem-Solving* ist also mehr als die Entscheidung zwischen bekannten Alternativen. Der als *Decision-Making* bezeichnete Schritt der Entscheidung zwischen bekannten Alternativen ist so einfach, dass er automatisierbar ist, wie Simon mit Recht betont. Schwieriger und entscheidender ist die Aufbereitung einer Situation, die Bewertung verschiedener Alternativen für die Entscheidung.

Dabei ist, wie Sie aus vielfältiger eigener Erfahrung wissen, für unsere praktischen Lebensentscheidungen als *Problem-Solving* typisch, dass wir sie unter Ungewissheit der Folgen unserer Entscheidung treffen müssen. Müssen meint: Wir können die Entscheidung nicht beliebig aufschieben, weil auch eine Nicht-Entscheidung eine Entscheidung ist. Während der Aufschiebung einer Entscheidung kann sich der Zustand erheblich verschlechtern. Insofern stehen wir unter einem unabweisbaren Entscheidungsdruck unter Ungewissheit.

Eine Problemlösung kann – im Moment der Entscheidung – nicht aus vollständig bekannten Randbedingungen abgeleitet werden wie ein Beweis in der Mathematik. Ob die Entscheidung richtig war, zeigt sich erst hinterher, wenn die Folgen der Entscheidung eingetreten sind. Im Moment der Entscheidung können wir noch nicht wissen, ob sie richtig sein wird.

Das berechtigt uns aber keineswegs, auf gut Glück zu entscheiden. Wir bleiben begründungspflichtig für unsere Entscheidungen. Wir begründen unsere Entscheidungen mit Erwartungen. Wir entscheiden uns zum Beispiel für eine pflegerische Maßnahme, weil sie anderen in vergleichbaren Situationen geholfen hat. Diese Erwartung kann sich als falsch erweisen. Dass eine Maßnahme anderen geholfen hat, heißt nicht notwendiger Weise, dass sie uns oder unseren Klienten hilft.

Viele hilfreiche Wirkungen werden auch zufällig entdeckt, als Nebenwirkungen ganz anders geplanter Handlungen. Aber wir stehen unseren Klienten gegenüber in der Pflicht, ihre Ziele und das überhaupt Erwartbare so sorgfältig abzuklären, wie es die Zeit erlaubt. Diese Pflicht ist nicht dann verletzt, wenn sich eine Entscheidung nachträglich als falsch herausstellt. Sie ist schon dann verletzt, wenn wir nicht sorgfältig genug Probleme und Ziele und das überhaupt verfügbare externe Wissen vorab prüften. Im Alltagsdeutsch gibt es dafür zwei präzise Wendungen, die täglich millionenfach gebracht werden, sobald uns die Folgen von Entscheidungen sichtbar werden: »Ich hätte es eigentlich wissen müssen« und »Damit hat niemand rechnen können«.

In Entscheidungsmodellen der neoklassischen Ökonomie und manchen psychologischen Modellen wird oft, um überhaupt zu ableitbaren Ergebnissen zu kommen, die Ungewissheit der Zukunft getilgt durch bewertete Erwartungen und Risikopräferenzen. Dann werden rationale Entscheidungen ableitbar und von irrationalen Entscheidungen abgrenzbar. Solche Modelle sind hilfreich für Klausuren und als Checklisten für Gesichtspunkte eigener Entscheidungen.

Durch ihre Umdeutung von »Ungewissheit« in »Unsicherheit« (als eine bekannte und berechenbare Risikokonstellation) treffen diese Modelle die lebenspraktische Situation der Entscheidung unter Ungewissheit aber gerade nicht (vgl. Behrens, 1982; Oevermann, 1991). Lebenspraktische Entscheidungen zeichnen sich gerade dadurch aus, dass Probleme durch Infragestellen von Routinen (an)erkannt und Entscheidungen unter Ungewissheit und trotzdem bei Begründungspflicht getroffen werden müssen. Oevermann (1991) nennt deshalb die Lebenspraxis eine widersprüchliche Einheit von Entscheidungszwang und Begründungsverpflichtung.

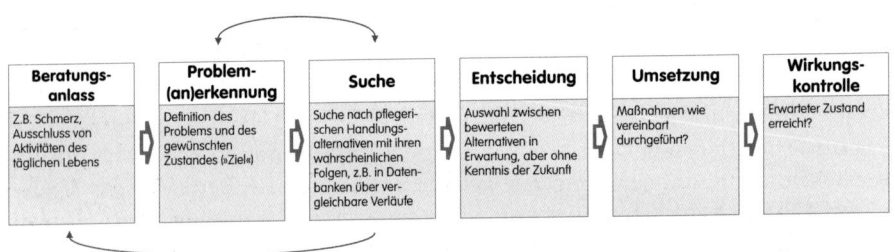

Abbildung G.3: Das Pflegemodell – Pflegerische Entscheidungen als Phase pflegerischer Problemlösungen

Die Abbildung G.3 verdeutlicht drei grundlegende Erkenntnisse:

1. Die pflegerische Entscheidung als Auswahl zwischen bewerteten Alternativen ist ein spätes und ziemlich automatisierbares Stadium im Problemlösungsprozess.

2. Die (Literatur-)Suche nach pflegerischen Handlungsalternativen folgt der Problem(an)erkennung nicht nur, Literaturergebnisse wirken auch auf die Problemanerkennung zurück. Denn entdeckte Möglichkeiten spezifizieren Bedürfnisse und präzisieren Problemsichten.

3. In der Literatur (Illustrierte, Internet) entdeckte Möglichkeiten können dazu führen, sich an einen bestimmten Adressaten mit der Bitte um Beratung zu wenden.

G.1 EBN in alltäglichen pflegerischen Entscheidungen

Im Kern dieser Situation steht in der Pflege typischerweise die Kommunikation zwischen zwei Personen, nämlich dem professionell Pflegenden auf der einen Seite und dem sich selber als pflegebedürftig ansehenden Klienten auf der anderen Seite.

Selbstverständlich kann die Klientin auch eine Gruppe sein bis hin zum Bundestag. Da die Pflegeprofession nicht Organe behandelt, sondern Personen unterstützt, ist für die Wirksamkeit der Pflege einschließlich der pflegerischen Beratung ein Arbeitsbündnis zwischen Professionsangehörigen und Klienten in der Regel unerlässlich.

Im Folgenden gehen wir zunächst kurz darauf ein, in welcher Eigenschaft sich die beiden hier begegnen und kooperieren. Vor diesem professionstheoretischen Hintergrund führen wir die entscheidende Unterscheidung zwischen externer *Evidence* und interner Evidenz ein.

Externe *Evidence* liegt in Datenbanken über erwiesene Wirksamkeit von Interventionen oder diagnostischen Verfahren vor, also in Aussagen, welche Wirkung eine Intervention auf eine bestimmte Population wahrscheinlich hatte. Extern nennen wir diese *Evidence*, weil sie unabhängig von der pflegenden Person und ihrer Klientin existiert. Dieses Wissen existiert auch außerhalb (= extern) von deren Kommunikation (☞ Kasten links in Abbildung G.2 auf Seite 24).

Das Gegenteil gilt für die interne Evidenz. Sie umfasst die Überzeugungen, die an die kommunizierenden Personen und ihre Kommunikation gebunden sind (☞ Kasten rechts in Abbildung G.2 auf Seite 24). Das gilt nicht nur für die persönlichen Erfahrungen beider, sondern auch für die individuell-biographische Zielsetzung und die individuelle Diagnose in den Dimensionen des *Impairments*, der Aktivitäten des täglichen Lebens und der individuellen Realisierung der gewünschten Partizipation an den individuell bedeutsamen sozialen Zusammenhängen, wie sie die internationale diagnostische Klassifikation der Weltgesundheitsorganisation (»ICF«) erfasst.

Zwar können die Kategorien und die Methoden der Diagnose allgemein verbreiteten Regeln folgen, aber das Ergebnis der Diagnose ist an die Personen gebunden. Auch die persönliche Erfahrung, die Intuition, die »Nase« sind möglicherweise nichts anderes als individuell angeeignete, zur Selbstverständlichkeit (*tacit knowledge*) herabgesunkene externe *Evidence*. Aber als eben schweigendes Wissen sind sie an die Person gebunden.

Daraus wird klar: Niemals kann die externe *Evidence* die persönliche pflegerische Entscheidung, die persönliche Zielsetzung und Problemstellung ersetzen. Immer sind eine Bedarfserhebung und eine pflegerische Entscheidung unter Rest-Unsicherheit vorzunehmen. Dass Pflegebedürftige wie im Blutanalyse-Labor automatisch diagnostiziert und automatisch unter die richtigen Pflegeinterventionen gemäß Stand der externen *Evidence* subsumiert werden, ist – selbst wenn es überhaupt wünschenswert wäre – ausgeschlossen. Aber je mehr sich pflegerische

Problemlösungen auf externe *Evidence* stützen können, um so mehr überflüssiges Leid und überflüssige Qual können vermieden werden.

Evidence-based Nursing stellt sich also nicht die Frage »Wie kriege ich Datenbanken mit externer *Evidence* voll und wie zapfe ich sie an?«. Vielmehr ist *Evidence-based Nursing* eine Methode der Verknüpfung von externer *Evidence* und interner Evidenz im einzigartigen Einzelfall meines Klienten, bei dem eine pflegerische Entscheidung unter Unsicherheit nicht beliebig bis zur endgültigen Klärung aufgeschoben werden kann. Im Unterschied zur Obduktion in der Gerichtsmedizin, die sich alle notwendige Zeit für die Wahrheitsfindung nehmen kann, stehen wir in der Pflege unter Handlungsdruck – auch eine Unterlassung ist eine Handlung.

Auf das Verhältnis von externer *Evidence* zu interner Evidenz gehen wir auf den folgenden Seiten knapp ein, bevor wir in Kapitel G.2 auf Seite 50 die Besonderheiten *Evidence*-basierten, wissenschaftlichen, also vor allem zwischenmenschlich nachprüfbaren Wissens herausarbeiten. Denn auf das Verhältnis von externer *Evidence* und interner Evidenz werden wir in diesem Buch immer wieder zurückkommen müssen.

Im Schaubild G.2 auf Seite 24 finden Sie im dritten Kasten jene Einflüsse, die auf Problemdefinitionen und Entscheidungen wirken, ohne in jedem Fall auf die Bedürfnisse der Klienten oder externe *Evidence* zurückführbar zu sein. Das sind Kosten und Entgelte oder Erträge pflegerischer Maßnahmen, also ökonomische Anreize. Das sind Anerkennung und Reputation, die mit bestimmten pflegerischen Handlungen verbunden sind. Und das sind gesetzliche und organisationsinterne Vorschriften, ungeschriebene, aber wirksame Faustregeln, Richtlinien und Empfehlungen, die unser Handeln tatsächlich – man mag das bedauern oder nicht – auch dann leiten, wenn sie nicht *Evidence*-basiert und durch Prioritäten der Klienten begründet sind. Auch diese Wirkkräfte bedürfen des theoretischen Verständnisses in einer soziologischen Theorie ökonomischer und moralischer Anreize und der Entstehung von Leitlinien und Vorschriften.

Es wäre naiv, diese Anreize aus den Organisationsformen pflegerischer Arbeit zu vernachlässigen. Die Welt besteht nicht nur aus Pflegenden, die einem Pflegebedürftigen gerecht werden wollen und dazu ausschließlich auf interne biographische und externe *Evidence* aus Studien zurückgreifen. Die Pflegenden sind zugleich – um ihre Existenz zu sichern – in arbeitsteiligen Strukturen organisiert. Das gilt für die auf sich gestellte Gemeindeschwester nicht weniger als für die Pflegenden in großen Kliniken. Wenn *Evidence-based Nursing* für die Praxis relevant sein soll, dann muss sie sich in diesen Organisationsstrukturen bewegen und sie verändern können (☞ die Schritte des EBN-Vorgehens in Kapitel G.1.3.1 auf Seite 36).

Auf welche Theorien können wir zum Verständnis der für *Evidence-based Nursing* typischen Problemlösungssituation zurückgreifen? Für die externe *Evidence* ist Erkenntnis- und Wissenschaftstheorie, für die interne Evidenz die Professionstheorie und für die arbeitsteiligen Strukturen, in denen Arbeitsbündnisse zur Problemlösung organisiert sind, ist eine soziologische Theorie ökonomischer und sonstiger Anreize hilfreich. Diese drei theoretischen Ansätze durchdringen sich wechselseitig.

G.1.2.2 Das professionstypische Arbeitsbündnis: Zauberinnen, Dienerinnen, Pflegeprofessionelle: Qualitätssicherung

Dies Arbeitsbündnis zwischen Pflegenden und Pflegebedürftigen ist in jedem einzelnen Fall einzigartig. Eine Wiederholung ist extrem unwahrscheinlich. Die Konstellation unterscheidet sich von der kommunikativen Situation eines Pflegebedürftigen mit seinen Angehörigen. Allein dadurch, dass die Pflegende als *berufsmäßig* Pflegende ihm entgegen tritt, ergibt sich eine veränderte Situation. Diese hat zwei hauptsächliche alternative Ausprägungen, die aus der Geschichte der Verberuflichung der Pflege resultieren:

Eine Dienstleistung gegen Geld kann nämlich zum einen eine Leistung sein, die vom jeweiligen Auftraggeber präzise vorgeschrieben werden kann. Diese Art der Dienstleistung wird typischerweise von Dienern erbracht, wenn die Herrschaft mindestens so gut wie die Diener selber beurteilen kann, was die wesentlichen Qualitätsmerkmale einer Leistung sind. In diesem Sinne sind die meisten von uns in der Lage, selber beurteilen zu können, wie die Reinigung ihrer Wohnung erfolgen sollte oder Essen gekocht werden sollte, auch wenn sie es nicht selber tun.

Von dieser Dienstleistung unterscheidet sich zum anderen die Dienstleistung, die sich vom ersten Beruf herleitet. Diese erste Vorform der späteren Berufe ist der »Beruf« des Zauberers oder Zaubererpriesters. Das heißt, der Dienende verfügt über Fähigkeiten und ein Wissen, das dem Klienten gerade nicht zur Verfügung steht. Genau aus diesem Grunde setzen Klienten geradezu charismatische Erwartungen in den professionell Handelnden.

Es kann hier leider nicht in der nötigen Ausführlichkeit dargestellt werden, warum sich die Pflege diesen Berufen des Zauberers und der späteren weisen Frau in ihrer Geschichte verdankt. Deutlich hervorheben möchten wir aber, dass das zauberische Wissen (zum Beispiel das der weisen Frau) gerade vor der zwischenmenschlichen Mitteilbarkeit und Nachprüfbarkeit aus Gründen der Verheimlichung geschützt wurde, um Erwerbschancen für die Zauberer und weisen Frauen zu monopolisieren. So hieß es beispielsweise im frühen hippokratischen Eid, dass derjenige, der sein Wissen an Berufsfremde verrät, umgebracht werden soll.

Angehörige der Pflegeprofession hingegen berufen sich nicht auf nur ihnen offenbarte Geheimlehren, sondern auf zwischenmenschlich nachprüfbares Wissen. Im Unterschied zu Dienern tun sie andererseits auch nicht so, als wüssten sie nicht mehr als die einzelnen Pflegebedürftigen und diese seien als auftragserteilende Kunden selbst schuld, wenn sie ihnen den falschen Auftrag gäben (wie in der DIN ISO 9000–9002).

Diese Verantwortung für die Durchführung können Professionen nicht auf ihre Klienten abwälzen wie etwa Diener auf ihre Herrschaft. Deshalb haben wir große Bedenken, Pflegebedürftige umstandslos als »Kunden« zu bezeichnen. Ein Kunde ist für seinen Kauf selbst verantwortlich. Der Verkäufer kann sich daher über den Verkauf freuen und ist keineswegs dazu verpflichtet, den Kunden darauf hinzuweisen, wenn der die Ware in dieser Ausführung nach Meinung des Verkäufers gar nicht unbedingt braucht. Genau zu diesem Hinweis sind Angehörige der Pflegeprofession aber verpflichtet. Sie sind nicht nur Verkäufer und Diener, sondern vor allem Angehörige einer Profession.

Denn wenn Pflegebedürftige auch in zahlreichen Situationen wie Kunden handeln können, die die Eignung und Beschaffenheit einer Ware genau beurteilen können, so können sie das doch nicht immer. Sie bedürfen der uneigennützigen Information und Beratung durch die Angehörigen der Pflegeprofession. Es gehört zu den Schwächen der Diskussion über personale soziale Dienste, dass in ihr die Unterscheidung zwischen Dienern und Professionen nicht von den Arbeitsbündnissen mit Klienten (nicht Kunden!) her getroffen wird. Daher ist die Qualitätsdefinition der ISO 9000–9002 für Professionshandeln nicht einfach übertragbar, weil in der ISO-Norm der Kunde die Verantwortung für die Qualitätsdefinition hat.

Dass aber die Pflege als Beruf ihren Ursprung in dem Zaubererberuf der weisen Frauen hat, wird uns in unserer ganzen Arbeit begleiten als gelegentliche Hoffnung der Pflegebedürftigen auf unsere geradezu überirdischen Fähigkeiten. So sind Pflegebedürftige in der Regel verunsichert, eine berufsmäßig Pflegende oder einen Arzt zu sehen, der sich bei ihrem Anblick am Kopf kratzt und erst mal Bücher wälzt. Es besteht eine Erwartung in ärztliche und pflegerische Eleganz (vgl. Behrens, 2000), die darin besteht, dass jemand ohne langes Grübeln sofort weiß, was zu tun ist.

G.1.2.3 Interne Evidenz und externe *Evidence* im Arbeitsbündnis: Qualität und ihre Sicherung

Was ist der Inhalt dieser Kommunikation zwischen Pflegeprofessionen und ihren Klienten? Das lässt sich gut an der pflegerischen Diskussion über Qualitätssicherung und dem Pflegeprozess mit seiner Ausführung in *Critical Pathways* erörtern, die durch *Evidence-based Nursing* sich mehr am einzigartigen Patienten oder Pflegebedürftigen orientieren. Inhalte der Kommunikation zwischen Pflegeprofession und den jeweils einzigartigen Klienten sind die Erarbeitung

- erstens des Pflegeziels;

- zweitens des Einverständnisses über den Prozess, mit dem es zu erreichen ist, und daher

G.1 EBN in alltäglichen pflegerischen Entscheidungen

- drittens die Ableitung der Strukturen aus dem Prozess, die für einen Pflegeprozess nötig sind.

Diese Entscheidungsthemen lassen sich sehr gut darstellen an dem durch uns um eine vierte Stufe erweiterten Donabedian-Schema (vgl. Behrens, 1999)

- der Strukturqualität,
- der Prozessqualität,
- der Qualität des Prozessoutcomes (Prozessergebnisqualität)
- und dem Zusammenhang von Prozessoutcome zu dem eigentlich angestrebten, aber nicht allein durch den Prozess erreichbaren begründenden Ziel (Zielerreichungsqualität) (☞ Abbildung G.4).

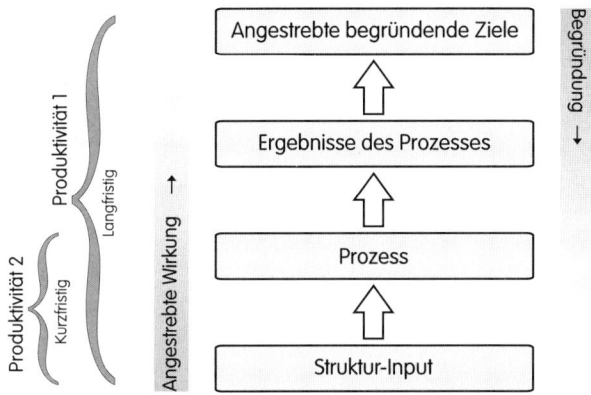

Abbildung G.4: Der Zusammenhang der vier Ebenen der Qualität

So liegt das letzte, zu pflegerischen Maßnahmen motivierende Ziel der Pflegebedürftigen häufig im Wunsch nach Teilhabe am für sie biographisch relevanten sozialen Leben. Dieses Ziel kann durch eine pflegerische Maßnahme, zum Beispiel dem Ausgleich von Mobilitätseinschränkungen durch Training oder Kompensation, nicht direkt erreicht werden, die das Outcome im Sinne Donabedians sind. Aber ohne das angestrebte begründende Ziel brächten Pflegebedürftige gar nicht die Kraft auf, sich auf die anstrengenden und schmerzhaften pflegerischen Maßnahmen einzulassen.

In Abbildung G.4 geht die Begründung der vier Ebenen der Qualität von der obersten Ebene zurück zur ersten, der Struktur-Qualität. Ich muss die Beiträge der Ergebnisse des Pflegeprozesses zu meinem angestrebten Ziel kennen, um mich überhaupt dafür zu interessieren, welche Prozesse für das Erreichen des Prozess-Outcomes nötig sind. Ich muss die für das Erreichen der Prozess-Ergebnisse nötigen Pflegeprozesse in Wirkungsanalysen genau erkannt haben, um die Prozess-Qualität definieren zu können. Ich muss die für diesen Pflegeprozess unbedingt erforderlichen strukturellen Voraussetzungen (Personalqualifikation, Arbeitsbedingungen) genau kennen, um die Anforderungen an die Strukturqualität definieren zu können.

Manchmal erweisen sich diese Strukturen und Prozesse als so wenig mit meinem letzten, alles begründenden Ziel vereinbar, dass ich lieber auf den Prozess und seine Strukturen verzichte. Aber immer bleibt die Tatsache, dass ich nichts über die notwendige Strukturqualität sagen kann, bevor ich die Wirkungen der Prozesse kenne. Ohne Wirkungsanalyse ist keine Aussage über Strukturqualität möglich. Wie Sie als LeserIn jetzt zu Recht einwenden mögen, ist diese Bedingung keineswegs erfüllt. Vielmehr werden häufig Struktur-Qualitäten definiert (zum Beispiel Prozentanteil des examinierten Personals in einer Einrichtung), ohne die Wirkung dieser Struktur auf den Prozess, seine Outcomes und die letztlich angestrebten Ziele überhaupt zu kennen.

Im Gesundheitswesen lassen sich die Strukturen häufig viel leichter beschreiben als die Prozesse und ihre Ergebnisse, und daher sind wir versucht, Struktur-Qualitäten zu definieren, bevor wir die Wirkungskette bis zu den Prozessergebnissen und der Zielerreichung kennen. Das ist zweifellos eine Schwäche. Aber immer ist in solchen Äußerungen über Strukturqualität eine Erwartung über die Wirkung unterstellt und geistig vorweggenommen. Diese Unterstellung muss in Wirkungsanalysen einer Bewährungsprobe unterzogen werden, um als Begründung zu taugen (vgl. Behrens, 1994).

An der Abbildung G.4 auf der vorherigen Seite lassen sich zwei Produktivitäten unterscheiden, deren Unterschied wir 1994 (Behrens, 1994, 1999) in die Diskussion einführten. Die kurzfristige Produktivität 2 bezeichnet das Verhältnis der Kosten des Struktur-Inputs zum Prozess. Sie misst zum Beispiel, wie viel Pflegepersonal erforderlich ist, um bestimmte Pflegemaßnahmen durchzuführen. Diese kurzfristig und leichter erhebbare Produktivität 2 ist letztlich nur sinnvoll, wenn wir die langfristige Produktivität 1 abschätzen können. Sie setzt die Struktur- und Prozesskosten ins Verhältnis zu den Prozessergebnissen und letztlich angestrebten Zielerreichungen.

Ein entscheidender Bestandteil der Prozessqualität besteht in der Ersparnis überflüssiger Qual, überflüssigen Leides und auch überflüssigen Ärgers für den Klienten, der mit einer falschen Prozessbestimmung verbunden ist. Wir müssen uns immer klar darüber sein, dass auch pflegerische Interventionen ungewollte negative Nebenwirkungen haben können, die es dem Klienten zu ersparen gilt.

Diese Entscheidungen sind für die Pflegebedürftigen sehr schwer, manchmal auch für die Pflegenden. Es sind häufig schmerzhafte Entscheidungen. Sie werden keineswegs in einer lockeren Abfrage getroffen, sondern in einem professionstypischen Kommunikationsprozess.

Dabei ist eines offensichtlich: Um die Entscheidung über die angemessenen Pflegeprozesse zu führen, reicht das Wissen der Pflegebedürftigen keineswegs immer aus (dass Pflegebedürftige sich niemals über die angemessenen Pflegeprozesse hinreichend Kenntnis verschaffen können, ist allerdings genauso auszuschließen – die Bewegung »selbständig leben« zeigt dies). Hier sind häufig, wenn nicht in der Regel, die Pflegebedürftigen auf eine wahrheitsgemäße Darstellung der Pflegeprofessionen angewiesen. Genau auf dieses Mehr an wissenschaftlich begründetem Wissen vertrauen die Pflegebedürftigen, nachdem sie nicht mehr auf überirdische Fähigkeiten der weisen Zauberinnen vertrauen.

Aber woher haben die Pflegeprofessionen eigentlich dieses Wissen? Sie können es offenbar nicht mehr aus der Kommunikation mit den Pflegebedürftigen in diesem Augenblick selber beziehen. Aus der Kommunikation kann man, aber nur vor dem Hintergrund der Kenntnis der Möglichkeiten, in einer biographischen Perspektive Pflegeziele vereinbaren, nicht aber die Möglichkeiten des Pflegeprozesses selber darlegen.

G.1.3 Problem(an)erkennung und Evaluationsspirale: Die Probleme des Pflegeprozesses und die sechs Schritte der Methode *Evidence-based Nursing*

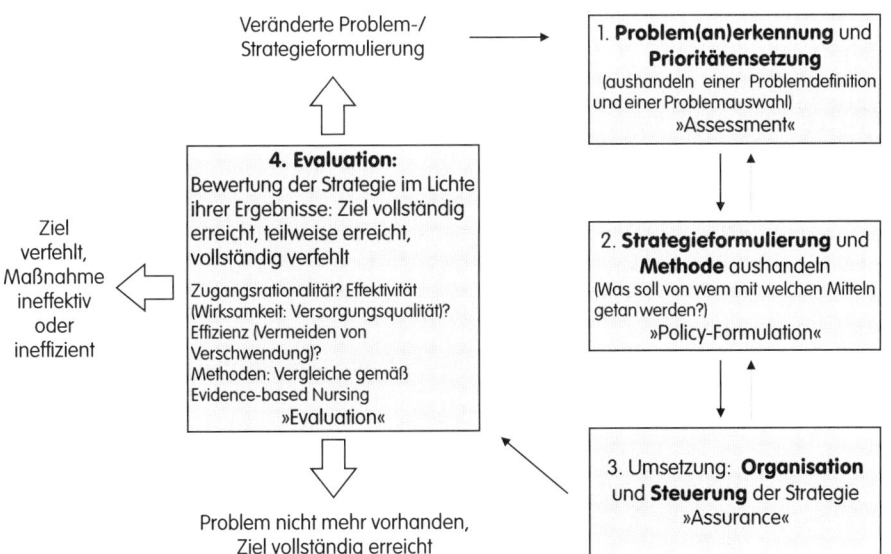

Abbildung G.5: Problem(an)erkennung und Evaluationsspirale

Abbildung G.5 auf der vorherigen Seite[1] gibt den – begrifflich von uns leicht präzisierten – Pflegeprozess wieder, nach dem viele von uns täglich arbeiten oder zumindest zu arbeiten vorgeben. Weil der Pflegeprozess mit und ohne externer *Evidence* abläuft, können Sie an ihm gut erkennen, was externe *Evidence* ihm eigentlich hinzufügt.

Von den vier Schritten ist der erste der schwierigste und folgenreichste, obwohl die Strategieformulierung, die Umsetzung und auch die Evaluation mehr Aufwand verlangen. Denn mit dem ersten Schritt, der Problemerkennung oder besser gesagt, der Problem*an*erkennung sind die entscheidenden Weichen und Erfolgskriterien gestellt. Das können Sie sich leicht klarmachen an EDV-unterstützten *Critical Pathways*. Wenn der erste Schritt, das Problem-Assessment, abgeschlossen oder beschlossen ist, ergeben sich daraus nur wenige angemessene Strategien und Umsetzungen (Schritt 2 und 3), und mit der Problemdefinition sind zugleich die Erfolgskriterien bestimmt, die bei der Evaluation (Schritt 6) abzufragen und zu erheben sind.

Wie kommt es zur Problem(an)erkennung? Sie ist das Ergebnis eines Aushandlungsprozesses zwischen Ihren Klienten und Ihnen, bei dem die Definitionsmacht und die Informationen keineswegs zwischen Klienten und Ihnen gleichverteilt sein muss, sondern faktisch durchaus überwiegend auf Ihrer Seite liegen kann. Der Aushandlungsprozess geht vom Klienten aus, der zu Ihnen kommt in der Erwartung einer Unterstützung. Ohne dass ein Klient kommt, beginnt der Prozess in der Regel gar nicht – mit Ausnahme von Unfällen, auf der Intensivstation und allen anderen Bereichen, in denen Sie einen Bewusstlosen stellvertretend für ihn selber zu Ihrem Klienten machen. Den Klienten treibt eine Krise in seiner Teilhabe an den für ihn biographisch relevanten Alltagsbereichen zu Ihnen – sei diese Krise auf Schmerz, Enttäuschung, Fähigkeitsverlust, Ausschluss, Wut oder Ähnliches zurückzuführen.

Was machen Sie als Professionsangehörige mit diesem Wust an Erwartungen und Hoffnungen, die Sie keineswegs alle erfüllen, und Beschwerden, denen Sie keineswegs allen abhelfen können? Die Versuchung liegt nahe, dass wir diejenigen Beschwerden herausgreifen und diagnostisch als Problem anerkennen, die wir beeinflussen können. Für alle anderen erklären wir uns als fachlich nicht zuständig. Wir untersuchen den Klienten im Lichte unseres Problemverständnisses und schlagen ihm eine Behandlungsstrategie vor – unabhängig von der Relevanz, die der Klient dieser Problemdefinition beimaß. Dieses Vorgehen steht offensichtlich klar im Gegensatz zum Modell des Pflegeprozesses und zum diesem zugrundeliegenden Management-Zyklus: Nicht der 1. Schritt, die Problemanalyse, bestimmt den 2. Schritt, die Strategieauswahl. Sondern umgekehrt bestimmt der 2. Schritt, die von uns beherrschte Strategie, die Definition des Problems.

---

[1] vgl. hierzu den Pflegeprozess, den *Public Health Action Cycle* der U.S. National Academy of Sciences von 1988 und Max Webers Wissenschaftsverständnis im Werturteilsstreit

Aber diese Umkehrung, dass die gekonnten Handlungen die Problemdefinitionen bestimmen, ist nicht nur menschlich verständlich, sondern auch wahrnehmungspsychologisch und systemtheoretisch verankert. Professioneller, aber auch schwieriger ist es, stattdessen zunächst mit dem Klienten dessen Relevanzen abzuklären, wie wir es in Abbildung G.4 auf Seite 31 mit der Unterscheidung von Prozessergebnissen und angestrebten begründenden Zielen vorschlugen. Bei der Problem(an)erkennung geht es also um einen Auswahlprozess, bei dem die unterschiedliche Macht von Klienten und Professionen sich ebenso auswirken wie unterschiedliche Kenntnisse von dem, was als pflegerische Behandlung möglich ist. Diese Phase der Problem(an)erkennung ist die Phase, in der Einflüsse außerhalb der Klientenbeziehung und – wie wir noch sehen werden – außerhalb der Wissenschaft die größte und nur schwer zu kontrollierende Wirkung auf den Pflegeprozess haben.

Auch beim 2. und 3. Schritt, der Strategieformulierung (Was soll getan werden – von wem und mit welchen Mitteln?) und der Umsetzung, sprechen wir von Aushandeln statt von bloßer Ableitung aus der Problemformulierung. Das hat zwei schon erwähnte Gründe. Generell pflegen wir keine vom Klienten unabhängigen Werkstücke, sondern Pflege ist nur als gemeinsames Handeln des Klienten mit uns möglich. Vor allem aber werden für die Klienten Prioritäten von Problemen häufig erst dann klar, wenn sie die pflegerischen Strategien am eigenen Leibe erleben, die zu ihrer Bewältigung beabsichtigt sind. Denn der Pflegeprozess kann nur funktionieren, wenn im 1. und 2. Schritt bei Klienten wie Pflegenden Vorstellungen über die Umsetzungen und die angestrebten Ziele sehr konkret vorhanden sind, die Mühen der Umsetzung und die Ergebnisse geistig vorweggenommen (»antizipiert«) werden können. Sonst ginge der Pflegeprozess völlig an der Realität der Klienten vorbei (vgl. Behrens & Müller, 1989).

Die Prioritäten können sich während des Pflegeprozesses ändern. Der Manipulation der Erfolgsmessung wäre Tür und Tor geöffnet, wenn in der Evaluation eine Verfehlung des Ziels umgedeutet werden könnte in eine Veränderung des Ziels. Um überhaupt denkbar zu machen, dass der 1. Schritt des Pflegeprozesses zeitlich vor dem 2., 3. und 4. liegt, muss im 1. Schritt schon der gesamte Kreis geistig vorweggenommen (»antizipiert«) werden können. Nur dann ist der 1. Schritt von allen anderen zu trennen. Das erklärt aber auch die Unverzichtbarkeit des 4. Schritts, der Evaluation. Hier werden unsere Klienten und wir uns klar, ob der Prozess das Problem gelöst hat oder eine veränderte Problem- und/oder Strategieformulierung nötig wird. Deswegen sprechen wir von einer Evaluationsspirale, um den Prozess der kurzfristigen Korrekturen deutlich zu machen.

Woher beziehen wir professionell Pflegenden das Wissen über die Wirkung von Pflegehandlungen, das wir unseren Klienten mitteilen, um ihnen bei der Entscheidung über eine Pflegestrategie zu helfen? Grob lassen sich drei Wissens-Quellen unterscheiden:

1. Versuche, die wir *direkt mit dem von uns beratenen Klienten* durchführen. (Beispiel: Wir schauen mal, wie bei seinem Dekubitus Fönen und Eisen hilft, und sehen dann weiter.) Offenbar schätzen unsere Klienten diese Wissensquelle, die sich natürlich nie ganz vermeiden lässt, nicht besonders. Ihnen ist es lieber, wir verfügen über ein Wissen, das schmerzhafte Versuche an ihnen vermeidbar macht.

2. Eine zweite Quelle dieses Wissens – allerdings immer noch eine gefährlich beschränkte – könnte die ausschließlich *alleinige Erfahrung der Pflegeprofessionellen* sein. Diese eigene Erfahrung, mit Raspe (2001) als *interne Evidenz* zu bezeichnen, ist unerlässlich, aber begrenzt: Die eigene Erfahrung umfasst nie so viele Jahre, wie die gesamte Profession ausmacht; sie kann nie methodisch so viele Irrtümer falsifiziert haben, wie ein Überblick über alle Pflegehandlungen zusammen; sie ist aus diesem Grunde besonders anfällig für vorurteilsbehaftete Habitualisierungen, wie wir sie bereits an Fönen und Eisen bei Dekubitus sahen.

3. Genau an dieser Stelle wird die *externe Evidence (also das Lernen aus Untersuchungen und Studien, die man nicht selber durchgeführt hat)* entscheidend. Sie sind ganz links in Abbildung G.2 auf Seite 24 verzeichnet. Diese externe *Evidence* hat also eine genau zu bezeichnende kleine Rolle innerhalb des Pflegeprozesses *Evidence-based Nursing*. Sie soll viele schmerzhafte und vergebliche Versuche direkt an unseren Klienten vermeidbar machen. Weil das Leben begrenzt ist, ist nämlich keineswegs zu erwarten, dass allein unsere Erfahrung, geschweige denn unsere Erfahrung mit einem einzigen Klienten, noch zu seinen Lebzeiten zur richtigen Pflege führt. Wie finden und bewerten Sie externe *Evidence*? Sie finden und bewerten sie in sechs Schritten, die an den Pflegeprozess angepasst sind und die wir in den folgenden Kapiteln erörtern werden.

G.1.3.1 Die sechs Schritte der *Evidence-based Nursing*-Methode

Evidence-based Nursing ist eine Methode, die aus sechs Schritten besteht, wobei jeder Schritt spezielle Fertigkeiten verlangt, die in aller Regel erst erlernt werden müssen. In Abhängigkeit von der Komplexität der Fragestellung und der Verfügbarkeit der Originalstudien kann es meist eine Stunde bis hin zu Wochen dauern, bis man zu einem umsetzbaren Ergebnis kommt.

Die sechs Schritte der EBN-Methode (☞ Abbildung G.6 auf der nächsten Seite) umfassen:

1. die (gemeinsam mit dem Klienten erfolgende) *Klärung der pflegerischen Aufgabe*, in deren theoretischem Zusammenhang sich ein Problem überhaupt erst (an-)erkennen lässt und eine spezielle Fragestellung ihren Sinn erhält (☞ Schritt 1 ab Seite 65)

G.1 EBN in alltäglichen pflegerischen Entscheidungen

2. die *Formulierung einer klaren, beantwortbaren Frage* auf der Basis der benötigten Informationen (☞ Schritt 2 ab Seite 69)

3. die *Literaturrecherche*, durch die relevantes Forschungswissen gefunden werden kann (☞ Schritt 3 ab Seite 77)

4. die *kritische Beurteilung* des gefundenen Wissens hinsichtlich Glaubwürdigkeit, Aussagekraft und Anwendbarkeit (☞ Schritt 4 ab Seite 105)

5. die *Implementierung* des besten verfügbaren Wissens, zusammen mit der eigenen Erfahrung und den Wünschen des Pflegebedürftigen, in einen individuellen Pflegeplan bzw. die *Adaptation der Arbeitsorganisation* zur Applikation von *Evidence-based Nursing* (☞ Schritt 5 ab Seite 213)

6. die *Evaluation* der Wirkung (☞ Schritt 6 ab Seite 227)

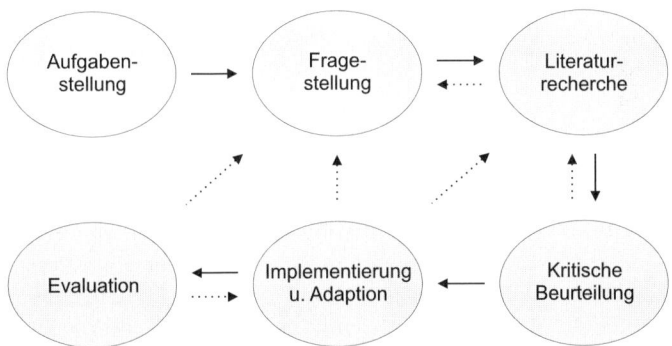

Abbildung G.6: Die sechs Schritte der EBN-Methode

Den ersten Schritt, die Aufgabenklärung, finden Sie in Lehrbüchern der *Evidence-based Medicine* in der Regel nicht. Dieser erste Schritt erscheint uns aber als Merkposten aus mehreren Gründen unerlässlich, damit die Recherche nicht in der Luft hängt und dort zum Spielball aller möglichen unreflektierten Interessen wird. (Der entscheidende, scheinbar »außerwissenschaftliche« Einfluss auf wissenschaftliche Ergebnisse, so hatten wir in Kapitel G.1.3 auf Seite 33 in Anschluss an Max Weber gesehen, liegt in der Auswahl und finanziellen Unterstützung von Fragestellungen. Darüber sollten Sie Rechenschaft geben.)

Den zweiten Teilschritt bildet die Formulierung einer beantwortbaren Frage, die das Problem beschreibt, für das man eine Lösung sucht. Das hört sich leichter an, als es in Wirklichkeit ist; führt doch die Notwendigkeit einer gut durchdachten Frage oftmals dazu, sich Klarheit über das eigentliche Problem zu verschaffen und das bisherige Verhalten zu reflektieren.

Der dritte Schritt besteht darin, verwertbare und wissenschaftlich fundierte Informationen zu sammeln, die eine Antwort auf die gestellte Frage geben könnten. Im vierten Schritt werden die Ergebnisse der Recherche kritisch bewertet (*Critical Appraisal*), das heißt die gefundenen Studien werden unter Berücksichtigung der eigenen Pflegebedürftigen, der Umgebung, der Situation und des vorher definierten Problems gelesen und analysiert. Als fünftes werden die gefundenen Erkenntnisse in die eigene Praxis umgesetzt, es wird eine Entscheidung über die Veränderung der eigenen Interventionen getroffen, die dann im sechsten Schritt hinsichtlich ihrer Wirksamkeit evaluiert werden.

Schon aus der Abbildung G.2 auf Seite 24, die das pflegerische Entscheidungshandeln analysierte, wurde eines klar: Die Existenz externer *Evidence* muss keineswegs automatisch dazu führen, dass in Einrichtungen von diesem Wissen auch Gebrauch gemacht werden kann. Dazu reicht es selbstverständlich überhaupt nicht, wenn es in einer Einrichtung Leute gibt, die am Computer Literatur-Abfragen machen können und externe *Evidence* erkennen und bewerten können. Schließlich sind in den meisten Einrichtungen Verantwortungen und damit auch Anweisungsbefugnisse hierarchisch geordnet. Das ist nicht nur in der Pflege so. Auch in der Medizin muss der PJler den Stationsarzt fragen, der Stationsarzt den Oberarzt, der Oberarzt den Chefarzt. Was hat es zu sagen, wenn die Schwesternschülerin oder der PJler externe *Evidence* aus der Literatur vorzubringen weiß?

Es muss eine Schnittstelle geben, über die dieses Wissen sich in die Hierarchie der Verantwortung einbringen lässt. Es bedarf – technisch gesprochen – einer Adaptation der Organisation zur Applikation der externen *Evidence* (Adaptation bezeichnet in der Physiologie die Veränderungsanpassung eines Systems an ein anderes. Ein Teil der Welt wird mit dieser Anpassung zur Umwelt, mit der ein System umgehen kann). Für diese Adaptation sind Einrichtungen des Gesundheitswesens natürlich »im Prinzip« gut gerüstet: Die Spitzen der Hierarchie berufen sich auf Wissenschaft – und zwar alle ohne Ausnahme, gerade auch die religiös geprägten Häuser (wie wir in Kapitel 5.1 auf Seite 213 zu zeigen versuchen werden).

Auf diese sechs Schritte gehen wir in diesem Buch ein. Aber an dieser Stelle sind schon die sieben in unseren Augen wichtigsten Erkenntnisse zur Bewertung und Erzeugung externer *Evidence* für pflegerische Entscheidungen herauszustellen, um Missverständnissen vorzubeugen. Denn *Evidence-based Nursing* beschränkt sich keineswegs auf eine allgemeine Bewertung externer *Evidence*, sondern betrachtet externe *Evidence* immer für den Einzelfall des einzigartigen Klienten.

G.1.3.2 Sieben Grenzen externer *Evidence*, die im Arbeitsbündnis zwischen Pflegebedürftigen und Pflegenden zu beachten sind

1. Die Klärung, ob *mein Klient hinreichend ähnlich* den in einer Studie untersuchten Personen ist, ergibt sich nicht aus Studien. Diese Entscheidung ist

als typische Entscheidung, unter Unsicherheit professionell zu beraten, und im Arbeitsbündnis mit dem Klienten zu treffen. In den Studiengruppen, über die wir in Untersuchungsberichten Auskunft erhalten, sind nie alle möglichen Klienten enthalten. Für diese Klärung, ob die Personen in den Studiengruppen hinreichend unserem Klienten ähnlich sind, ist es entscheidend, die genauen Ein- und Ausschlusskriterien der Studiengruppen zu kennen. Hieraus ergibt sich auch der hohe Wert von Zufallsauswahlen, weil hier eine Verzerrung durch Auswahlen des Forschers selber kontrolliert und damit verringert werden kann.

2. Es muss uns klar sein, dass die Ergebnisse von Studien *Häufigkeits-*, bestenfalls *Wahrscheinlichkeitsaussagen* über die wahrscheinlichen Verläufe während und nach einer pflegerischen Intervention oder die Richtigkeit einer Diagnose sind. Wir erhalten nie absolutes Wissen, sondern in der Regel nur Häufigkeits- oder Wahrscheinlichkeitsaussagen. Wir verlieren die Gewissheit des Dogmatikers und müssen unser professionelles Handeln auf Häufigkeiten und Wahrscheinlichkeiten einstellen. Insofern nimmt *Evidence-based Nursing* einen Probabilismus[2] hin.

Es ist die gemeinsame Entscheidung von uns als Pflegeprofessionellen und den Klienten, was wir mit dieser als Wahrscheinlichkeit interpretierten Häufigkeit anfangen: Es ist nie ganz ausgeschlossen, dass unser Klient zu den Ausnahmen von der Regel gehört oder zu den Abweichungen innerhalb des wahrscheinlichen Verlaufs.

Diese Zuordnung kann eine selber *Evidence*-gestützte Diagnostik erleichtern. Allgemein gilt, wie Raspe (vgl. 2001, S. 46) auch für die »ärztliche Therapiefreiheit« ausführt: Je stärker eine vorliegende *Evidence* ist, um so geringer wird der Spielraum einer verantwortlich zu nutzenden Therapiefreiheit sein, das heißt je stärker die *Evidence* aus Studien, um so sorgfältiger wird man eine Abweichung von der Empfehlung begründen müssen, die sich aus einer Studie ergibt.

In unseren Augen ist aber die Reichweite der Entscheidung so groß, dass sie vom Klienten immer im Lichte seiner ihm eigenen biographischen Ziele und Umstände mit getroffen werden muss. *Evidence-based Nursing* sagt wie *Evidence-based Medicine* nämlich nie mehr als den mittleren Behandlungserfolg, das Wahrscheinliche für ausgewählte Studiengruppen, voraus. Nicht die Entscheidung, sondern nur Indikationsregeln können aus Studien abgeleitet werden.

3. Unaufschiebbare Entscheidungen unter Ungewissheit. Die eben genannten Argumente führen zusammen zu einem Dritten: Entscheidungen, die handlungswissenschaftlich begründet sind, sind immer *Entscheidungen unter Ungewissheit* (vgl. Behrens, 1982, 1994). Einfach ausgedrückt, Professionelle können nicht so lange warten, bis alle Fragen im Zusammenhang eines Pflegeprozesses oder einer Behandlung abschließend wissenschaftlich geklärt sind, weil der Zustand des Klienten sich möglicherweise bis dahin entscheidend verschlechtert hat. Es müssen manchmal Entscheidungen getroffen werden, bevor sie völlig abge-

---

[2] probabilistisch = Wahrscheinlichkeitsaussage

sichert sein können, weil auch eine Nichthandlung (das heißt eine unterlassene Handlung) eine äußerst folgenreiche Handlung sein kann. Erst wenn wir gestorben sind kann zum Beispiel in der Gerichtsmedizin ohne jeden Interventions- bzw. Handlungsdruck alleine nach dem Kriterium der vollständigen Aufklärung unseres Falls vorgegangen werden.

Das ist, wie Raspe (vgl. 2001, S. 47) ausführt, keineswegs ein Problem von *Evidence-based Nursing* und *Evidence-based Medicine*, sondern im Gegenteil ein Verdienst, »diese alten Fragen nach der Theorie und Ethik der Humanmedizin als Handlungswissenschaft wieder aktualisiert und neu zur Diskussion gestellt zu haben«. Sie greift Probleme auf, die Bochnik als das »Fallregelproblem« einmal zusammengefasst hat (vgl. Bochnik, 1987).

4. Weder interne Evidenz noch externe *Evidence*, aber höchst wirksam: Anreize und Vorschriften. Abbildung G.2 auf Seite 24 zur pflegerischen Problemlösungs- und Entscheidungssituation beschränkte sich aber, weil wir nicht ganz naiv sind, keineswegs nur auf die Komponenten der Kommunikation mit dem Klienten und des Heranziehens externer und interner *Evidence*. Wir sind nicht so naiv, nicht zur Kenntnis zu nehmen, dass faktisch Entscheidungen sich häufig aus ganz anderen Quellen speisen. Häufig sind unsere Entscheidungen im Gegenteil durch *Routine*, durch *Herkommen*, durch unsere *eigenen Erfahrungen*, durch naturwissenschaftliche oder geistes- und sozialwissenschaftliche *Grundkonzepte* oder aber auch ganz einfach durch *Vorschriften* und *Vorgesetzte*, durch keineswegs *Evidence*-basiertes Wissen begründete *Leitlinien* und schließlich durch *finanzielle Anreize* und *finanzielle Rücksichten* bestimmt. Diese sollen nun kurz durchgegangen werden.

Anreize von außerhalb der Klientenbeziehung sind keineswegs per se fehlleitend, sondern nur dann, wenn sie das Handeln auf etwas anderes orientieren als das, was aus der Kommunikation mit den Klienten und aus externer *Evidence* und interner Evidenz folgen würde. Insofern bedarf es einer Theorie des richtigen Setzens von Anreizen, wie sie in der Gesundheitsökonomie ansatzweise diskutiert wird (vgl. z. B. Behrens, 2000, sowie Kapitel 5.1 auf Seite 213). Auch sich nach Vorschriften, Vorgesetzten, Standards und Leitlinien zu richten, ist nicht per se verwerflich und unethisch. Verwerflich ist Gehorsam allerdings *nur* dann nicht, wenn Vorschriften, Standards und Leitlinien selber durch nachprüfbares Wissen begründet sind.

5. Theoretische Ableitungen ersetzen nie Wirksamkeitsnachweise. Am meisten wird es Sie als Leser überraschen, dass hier auch naturwissenschaftliche und geistes- bzw. sozialwissenschaftliche Konzepte als möglicherweise missleitende Entscheidungsgründe genannt sind. Der Grund ist der, dass *Evidence-based Nursing strikt »konsequenzialistisch«* ist. Mit anderen Worten, *Evidence-based Nursing* lebt von der Überzeugung, dass es bei Pflegeprozessen allein auf die *Folgen für den Klienten* ankommt: Die Herleitung aus naturwissenschaftlichen, geistes- und sozialwissenschaftlichen Konzepten, so notwendig sie für die Entdeckung

G.1 EBN in alltäglichen pflegerischen Entscheidungen

von Phänomenen sind, kann niemals den nachvollziehbaren Nachweis ersetzen, dass eine Handlung tatsächlich die erhofften Wirkungen hat.

Dafür ist ein – wenn auch nicht optimales – Beispiel das viel zitierte Fönen und Eisen bei Dekubitus: Diese Praxis leitete sich durchaus von naturwissenschaftlichen Modellen her. Es gibt in der Medizin und in der Pflege genug Beispiele für aus richtigen Theorien »abgeleitete« Interventionen, die nicht die erhoffte Wirkung zeigen, wie es umgekehrt Wirkungen gibt, die wir bisher natur- oder auch sozial- und pflegewissenschaftlich gar nicht zu erklären vermögen. Einer *evidence-based* Pflege ist die Grundüberzeugung eingeschrieben, dass wir unseren Klienten nur diagnostische und Pflegeprozessinterventionen als wahrscheinlich erfolgreich darstellen dürfen, bei denen Wirkungskontrollen vorliegen. In diesem »Konsequenzialismus« (= es kommt auf die Konsequenzen, auf die Wirkungen an) kann eine naturwissenschaftliche oder sozialwissenschaftliche Begründung nie den Wirkungsnachweis ersetzen.

Jede evidente Erkenntnis ist theoretisch begründet, aber erst der Wirksamkeitsnachweis erzeugt *Evidence*.

6. Wissenschaft versus Erfahrung? Die Beschränkung unserer Entscheidung auf die ausschließliche Begründung mit unserer eigenen Erfahrung ist oben schon kritisch analysiert worden. *Evidence-based Nursing* lässt sich bestimmen als Überzeugung, dass pflegerische Entscheidungsprozesse ausschließlich auf kontrollierte Erfahrungen zu gründen sind. Kontrollierte Erfahrung meint durch systematische Beobachtung oder experimentell erzeugte und geprüfte Erfahrung. Sie stellt also nicht Erfahrung dem Experiment gegenüber, sondern sie akzeptiert alle Erfahrung, auch unsere eigene, in dem Maße, in dem sie nachprüfbare Erfahrung ist.

Insofern kann es keinen Gegensatz geben zwischen *Evidence*- und erfahrungsbegründeter Pflegepraxis: *Evidence*-begründete Pflegepraxis ist auf kontrollierte empirische Erfahrung begründete Pflegepraxis. Dieser Hinweis ist nötig, weil in der Medizin der Begriff »Erfahrungsmedizin« manchmal Verfahren zusammenfasst, die eben nicht auf kontrollierte Erfahrung begründet sein sollen.

7. Klinische Entscheidungen und Entscheidungen auf den Makroebenen des Gesundheitssystems. Dieses Kapitel analysierte pflegerische Problemlösungen und Entscheidungen im Arbeitsbündnis zwischen Pflegebedürftigen, deren Angehörigen und therapeutisch Pflegenden (☞ Abbildung G.2 auf Seite 24). Einflüsse der Einrichtung, in der eine therapeutisch Pflegende arbeitet, und der Makroebene des Gesundheitssystems wurden in unserer Abbildung in einem dritten Kasten »Umweltanreize« untergebracht, der Anreize, Vorschriften, Faustregeln, Leitlinien und gesetzliche Regelungen umfasste. Das mag Ihnen etwas komisch vorkommen. Zweifellos üben diese Umweltanreize eine erhebliche Wirkung aus. Vielleicht meinen Sie, diese Umweltanreize, also zum Beispiel Vorschriften, seien stärker als die in Studien verfügbare externe *Evidence* und die im Arbeitsbündnis aufgebaute interne Evidenz. Dennoch halten wir an unserer Darstellung fest, die das Arbeitsbündnis zentral setzt. Denn die einzelne Pflegende ist es, die verantwortlich bleibt für den Aufbau der internen Evidenz und die Nutzung der externen *Evidence* – trotz aller Vorschriften. Im Zweifel können sich Pflegende auf keinen Befehlsnotstand berufen. Unsere Ansicht kommt uns auch nicht besonders idealistisch vor. Sie deckt sich mit geltendem Recht. Die von Pflegenden in ihrer Verzweiflung manchmal gewählte Formulierung in Schreiben an die Einrichtungsleitung »angesichts der Arbeitsbedingungen lehne ich jede Verantwortung ab« ist nicht rechtens. Wir sind verpflichtet, auf Mängel hinzuweisen – aber unsere Verantwortung gegenüber unseren jeweiligen Klienten können wir nicht ablehnen.

Wenn wir diesen Punkt klar darlegen konnten, können wir jetzt darauf eingehen,

- dass es Klientenbeziehungen und damit *Evidence-based Nursing* auch auf der Makro-Ebene des Gesundheitssystems gibt und
- dass Einzelschritte des EBN-Verfahrens (z. B. Literaturabfragen) in einer arbeitsteiligen Einrichtung auch an besonders geübte Kollegen delegiert werden können, wenn die Verantwortung trotzdem bei den einzelnen Pflegenden bleibt (vgl. Guyatt et al., 2000, S. 954).

Beide Punkte sind ausgesprochen knifflig und können hier nur angedeutet werden. Klinische Entscheidungen und Entscheidungen in Gesundheitssystemen unterscheiden sich, obwohl sie beide *evidence-based* gefällt werden können, in einigen Dimensionen grundlegend, so dass sie in der folgenden Tabelle G.1 auf der nächsten Seite gegeneinander gestellt werden.

Die Unterschiede entstehen allein dadurch, dass klinische Entscheidungen im Einzelfall getroffen werden müssen, Entscheidungen im Gesundheitssystem aber für Populationen – also für Gruppen gleich Pflegebedürftiger oder für Gruppen ähnlichen gesundheitlichen Risiken Ausgesetzter. Diese beiden Bezüge machen Entscheidungen in genau entgegengesetzten Bereichen schwierig oder plausibel.

Auf Populationen sind Studienergebnisse leichter zu übertragen als auf Einzelpersonen (vgl. Aggregation von Rawls, 1971). Dass in einer Studie von allen gesundheitlich gleich belasteten Pflegebedürftigen, die sich einer schmerzhaften pflegerischen Maßnahme unterwarfen, sich 10%, 30% oder 60% danach einer definierten Verbesserung ihres Zustandes erfreuen – ein solches Studienergebnis lässt sich plausibler in eine Prognose für eine Gruppe umformulieren als in eine Prognose für den Einzelfall. Für die Gruppe lässt sich nämlich ziemlich plausibel sagen, dass sich vermutlich zum Beispiel 100 einer Dekubitus-Prophylaxe unterziehen müssen, damit 30 keinen Dekubitus bekommen. Für den Einzelfall ist es aber fast unmöglich vorherzusagen, ob der einzelne Pflegebedürftige zu den 70% gehört, die nichts von der Maßnahme haben, oder zu den 30%, die von ihr profitieren.

G.1 EBN in alltäglichen pflegerischen Entscheidungen

Tabelle G.1: Klinische Entscheidungen und Entscheidungen im Gesundheitswesen

	Klinische Entscheidungen	Entscheidungen im Gesundheitssystem
1.	Einzelfall Auf den Einzelfall sind relative Häufigkeiten selbstverständlich nicht als individuelle Wahrscheinlichkeiten übertragbar, aber sie können im Arbeitsbündnis zwischen Klienten und Professionen als Anregungen genommen werden.	Population Für Populationen sind Angaben über relative Häufigkeiten möglich. Sie geben an: Wie viele müssen sich einer wie schmerzhaften Behandlung unterziehen, damit einer einen Nutzen daraus zieht? (= Effektivität verschiedener Maßnahmen innerhalb einer Population)
2.	Kosten-Nutzen-Vergleich (individuell plausibel durch die Klienten zu bestimmen)	Kosten-Nutzen-Vergleich (für Kollektiv kaum möglich – was ist ein kollektiver Nutzen anderes als die Aggregation von Einzelnutzen?)
3.	*Entscheidung über die Anwendung von Mitteln/Diensten*	*Entscheidung über die Bereitstellung von Mitteln/Diensten*

In der Umgangssprache hören wir oft, dass diese gruppenbezogenen Häufigkeiten in eine individuelle Wahrscheinlichkeit umformuliert werden. »Ich habe eine Wahrscheinlichkeit von 30%, dass mir die Maßnahme hilft.« Abgesehen davon, dass diese Umrechnung einer Häufigkeit statistisch inkorrekt ist (vgl. Rohwer & Pötter, 2001), wieso soll das für Sie persönlich relevant sein? Stellen Sie sich vor, eine Maßnahme hilft einem von 1000, die sich ihr unterziehen. Wenn Sie denken, Sie sind dieser eine, warum sollen Sie dagegen sein, sich dieser Maßnahme zu unterziehen?

Das ist nicht nur im Gesundheitswesen so. Gruppenbezogene Häufigkeiten verhelfen Versicherungen zu plausiblen Kalkulationen, wie viele nächstes Jahr einen Unfall bauen oder einen Einbruch erleiden und wie hoch daher Versicherungsprämien für die Hausrats- oder Unfallversicherung angesetzt werden müssen. Dennoch weiß die Versicherung natürlich nicht, ob Sie es sind, der nächstes Jahr einen Unfall bauen oder bei dem eingebrochen wird (wüsste sie das von Ihnen, käme es gar nicht zu einer Versicherung).

Entsprechend können Sie aus gruppenspezifischen Häufigkeiten plausibel abschätzen, wie vielen Mitgliedern der Gruppe die Bereitstellung einer pflegerischen oder medizinischen Technologie helfen könnte. Die Entscheidung über die Anwendung dieser Maßnahme im Einzelfall ist damit nicht getroffen und muss im Arbeitsbündnis mit den individuellen Pflegebedürftigen im Einzelfall getroffen werden.

Nicht einmal die Entscheidung ist aus der gruppenspezifischen Häufigkeit abzuleiten, ob die entsprechende pflegerische oder medizinische Technik bei knappen finanziellen und anderen Ressourcen überhaupt entwickelt und für die Population bereitgestellt werden soll. Um diese Entscheidung treffen zu können, brauchen Sie zusätzlich zur Kenntnis über die gruppenspezifische Häufigkeit (zum Beispiel der *Number-Needed-to-Treat*) noch eine Gerechtigkeits-Regel und eine Menge Ausführungs-Regeln. Eine solche Regel ist zum Beispiel die Regel des »Glücks für die größte Anzahl«. Wenn die Mittel nicht für alle Maßnahmen reichen, besagt diese Regel, dann sollen sie für die Maßnahme aufgewandt werden, die voraussichtlich den meisten Menschen hilft. Von selbst versteht sich eine solche Regel keineswegs (vgl. ausführlicher die Literatur bei Behrens, 1982).

Die Entwicklung pflegerischer und therapeutischer Technologien verlangt oft weit größere Investitionen, als sie der einzelnen pflegerischen oder medizinischen Einrichtung zur Verfügung stehen. Als Trend scheint sich abzuzeichnen, dass die Frage, worin investiert wird, populationsbezogen im Gesundheitssystem entschieden wird. Mit anderen Worten: Die Entscheidung, welche Technologien überhaupt entwickelt und bereitgestellt werden, fällt weniger die einzelne Praxis. Diese Bereitstellungsentscheidungen fällen die aggregierten Akteure wie Zulassungsstellen, also Kassenärztliche Vereinigungen, Träger der Krankenversicherung und die sie beratenden wissenschaftlichen Fachgesellschaften. Da sich deren Entscheidungen auf Populationen beziehen, sind relative Häufigkeiten in Studien schon auf den ersten Blick passgenau für diese Entscheidungen. Auf die vermutlich zu erwartenden Entscheidungen dieser populationsbezogenen Träger können sich antizipierend die anbietenden Unternehmen bei ihren Investitionsentscheidungen beziehen, wie nicht nur an der pharmazeutischen Industrie deutlich wird (☞ Tabelle G.1 links, Seite 43).

Die einzelnen Praxen hingegen entscheiden im Arbeitsbündnis mit den Pflegebedürftigen, welche der bereitgestellten Technologien zur Anwendung kommen. Sie sind von der Entscheidung entlastet, ob eine Technologie überhaupt entwickelt und bereitgestellt werden soll. So entlastet, können sie sich auf den Einzelfall konzentrieren. Wie sehr sich diese Einzelentscheidungen auf das gesamte Wirtschaftssystem auswirken, können Sie daran ermessen, wie häufig die Einrichtungen von Pharmareferenten besucht werden und wie sehr sich Kassenärztliche Vereinigungen darum bemühen, sie zu beraten.

Für diese Ansiedlung der Anwendungsentscheidung auf der Mikroebene der einzelnen Pflegebedürftigen spricht auch eins: Während die Übertragung von Studienergebnissen, die immer in gruppenspezifischen Häufigkeiten bestehen, plausibler für Populationen als für Einzelne gelingt, sind »Nutzen« viel plausibler bei einzelnen Pflegebedürftigen zu erkennen als bei Populationen. Wenn Sie zu den Rauchern unter unseren Leserinnen und Lesern gehören, können Sie sich das leicht klarmachen. Für Raucher stellt sich im Alter manchmal die sehr schwere Nutzenabwägung, ob sie sich ein Bein amputieren lassen oder lieber bald sterben. Solange Sie diese schwierige Nutzenabwägung für sich selber durchführen, ist die Entscheidung zwar schwer, aber, wie immer sie auch ausfällt, für Sie legitim.

Aber stellen Sie sich vor, Sie würden gar nicht gefragt, sondern diese Entscheidung würde für Sie getroffen – und zwar nach Aggregation der Nutzenschätzungen von 100 zufällig ausgewählten Rauchern mit etwa Ihrem Gesundheitszustand. Aggregation der Nutzenschätzungen könnte technisch unschwer so vorgenommen werden: Einhundert zufällig ausgewählte Raucher in der genannten Entscheidungssituation würden gefragt, ob sie sich eher für Amputation entscheiden würden oder eher für den baldigen Tod. Wenn 95% der befragten Raucher sich eher für das eine entschieden hätten, würde nach dieser Mehrheitsentscheidung auch bei Ihnen verfahren – Ihre eigene Entscheidung wäre gar nicht mehr gefragt. Fänden Sie das legitim?

Jeder Schluss von einer Mehrheitsmeinung bei Nutzenabwägungen auf den individuellen Nutzen ist nicht nur unplausibel, sondern für viele Menschen auch illegitim. Die Information hingegen, bei wie viel Prozent der Amputierten die Amputation die erwartete Wirkung hatte, ist für jeden individuell Entscheidenden relevant.

Weniger fundamental als diese Unterscheidung zwischen klinischen Entscheidungen und Entscheidungen im Gesundheitssystem ist die Frage, ob sich Einzelaufgaben in der *Evidence-based Nursing* delegieren lassen. Der ursprüngliche Gedanke von *Evidence-based Nursing* basierte ja auf der Leitvorstellung, dass alle therapeutisch Tätigen bei auftretenden Fragen rasch in Datenbanken nach passenden Studien suchen und ihre Handlungen entsprechend gestalten. Dieser ursprüngliche Gedanke ist nach unserer Meinung immer noch insofern der Realität angemessen, als Verantwortung vom einzelnen therapeutisch Tätigen nicht nach oben delegiert werden kann. Aber die von Guyatt et al. (vgl. 2000, S. 954) aufgeworfene Frage, ob nicht Literaturrecherchen delegiert werden können, stellt sich trotzdem.

Nur unter der Voraussetzung, dass die Pflegenden auf der Mikroebene die Verantwortung für Assessment, Formulierung der Fragestellung, die Maßnahme und die Evaluation behalten, erschiene uns eine Implementierung der Methode *Evidence-based Nursing* in den drei Ebenen des Gesundheitssystems wie in Abbildung G.7 auf der nächsten Seite angedeutet möglich.

Allerdings ist bei deren Diskussion zu beachten: Jede Delegation zur Zeitersparnis beinhaltet die Gefahr, dass die Delegierenden sich erst von Wissen und dann von der Verantwortung und der Beherrschbarkeit des Prozesses enteignen. Auf der Mikroebene, wo einzelne therapeutisch Pflegende mit alltäglichen Problemen konfrontiert werden, ist wahrscheinlich nur wenig Zeit für die erläuterten sechs Schritte der EBN-Methode. Hier scheint es sinnvoll, Pflegeprobleme an eine zentrale Stelle in der Institution weiterzugeben, die sie anhand der EBN-Methode bearbeitet und Möglichkeiten der Implementierung und Adaptation an die Pflegenden »am Bett« zurück gibt. Dieses Vorgehen kann in den Pflegeprozess integriert werden, und die Pflegenden benötigen nur ein Grundlagenwissen über EBN: was die Methode leisten kann und welche Fragen beantwortet werden können. Dann können Sie die Verantwortung für die Zielvoraussetzung, die Formulierung der Fragestellung, die Maßnahme und die Evaluation behalten.

Auf der Mesoebene, zum Beispiel in einer Institution, werden Pflegeprobleme in Form von Pflegestandards aufgegriffen und Handlungsanweisungen für die Mitarbeiter formuliert. Diese Standards sollten auf alle Fälle auf Ergebnissen aus der Pflegeforschung beruhen – so, wie vom Gesetzgeber gefordert.

Bundesweit, also auf der Makroebene, wären *evidence-based* Pflegeleitlinien denkbar, die eine Empfehlung als Grundlage für Pflegestandards darstellen können, und auf dieser Ebene werden Bereitstellungs- und Entwicklungsentscheidungen getroffen, die mehr Ressourcen erfordern, als sie die einzelnen Therapeuten haben. Wichtig ist auch hier, dass Probleme aus der Praxis in die Fragestellung einfließen und die Empfehlungen wieder an die Praktiker gerichtet werden.

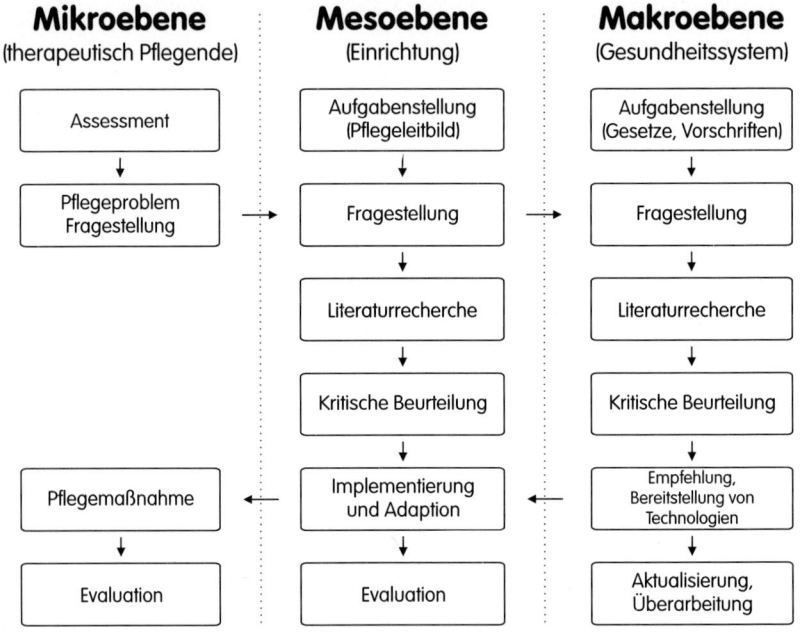

Abbildung G.7: *Evidence-based Nursing* in den Ebenen des Gesundheitssystems

G.1.3.3 Florence Nightingale als historische Begründerin der *Evidence-based Practice*

Evidence-based Nursing und *Evidence-based Medicine* gehören zu dem Konzept der *Evidence-based Practice*, einem methodischen Ansatz, dessen Grundgedanke erstmals im England des 18. Jahrhunderts bei den *Medical Arithmetics* auftaucht (vgl. Kunz et al., 2001, S. 44) und der in den 80er Jahren des vorigen Jahrhunderts vor allem von David Sackett übernommen wurde und der fordert, die »individuelle klinische Erfahrung mit den besten zur Verfügung stehenden externen Nachweisen aus der systematischen Forschung zu integrieren« (Sackett et al., 1999, S. 2) – neuerdings zu Recht unter Betonung der *patient values* (Sackett et al., 2000, S. 1).

In der Pflege sind Mitte des 19. Jahrhunderts erste Schritte durch die Pionierarbeit von Florence Nightingale erkennbar, die erste Instrumente zur Beobachtung entwickelte und Daten in Form von farbigen Balken- und Tortendiagrammen graphisch präsentierte. Sie tat das zu einer Zeit, als wissenschaftliche Berichte gerade anfingen, überhaupt Tabellen zu enthalten. Sie arbeitete eng mit Statistikern zusammen und forderte die Sammlung einheitlicher Krankenhaus-Statistiken, um Krankenhäuser, Gebiete und Länder vergleichen zu können – diese Forderung wurde angenommen und wird als die Basis des heutigen ICD-Schlüssels[3] angesehen (vgl. McDonald, 2001, S. 68).

Nightingale kämpfte auch für die Ausbildung der Pflegenden: Sie verglich die Mortalitätsraten von Pflegebedürftigen in Krankenhäusern, die von ausgebildeten Pflegenden betreut wurden, mit denen, die von Laienpflegenden betreut wurden – übrigens ohne einen Unterschied festzustellen.[4] Später vertrat sie öffentlich die Ansicht, dass staatliche Vorschriften durch Statistiken geleitet sein sollten (vgl. McDonald, 2001, S. 69).

G.1.3.4 Schlussbemerkung und Überleitung

Die skizzierte Analyse der pflegerischen Entscheidung und Problemlösung wird uns im ganzen vorliegenden Buch leiten – in ihrem Licht werden wir Studien und Methoden beurteilen.

Abbildung G.2 auf Seite 24 zeigt Ihnen zugleich, dass die verschiedenen Bestimmungsgründe dieser pflegerischen Entscheidungsbildung und Problemlösung in ganz unterschiedlicher Weise untereinander vernetzt sein können.

Zuvor sind wir darauf eingegangen, dass auch Anreizsysteme, Vorschriften und Leitlinien ganz unterschiedlich zu beurteilen sind, je nachdem, ob sie die Entscheidung in die Richtung befördern, die durch den Klienten und das nachprüfbare Wissen alleine bestimmt worden wären oder nicht. Es ist durchaus möglich, dass auch Entscheidungen und Leitlinien einen Bezug zu *Evidence*-basiertem Wissen haben (in Abbildung G.2 auf Seite 24 links dargestellt durch einen schrägen Pfeil). Gerade Leitlinien und Vorgesetztenvorschriften beanspruchen in der Regel, in dieser Weise auf *Evidence*-basiertem Wissen zu beruhen. Hier müssen wir uns bewusst bleiben, dass es, wie eben unter Probabilismus begründet, abso-

---

[3] *International Classification of Diseases*, internationale Klassifikation der Krankheiten
[4] Allerdings wurden die Gruppen nicht randomisiert, so dass die Vermutung nahe liegt, dass die pflegebedürftigeren Patienten den ausgebildeten Pflegekräften zugeteilt wurden.

lut sicheres Wissen in Handlungswissenschaften eher selten in dem erforderlichen Ausmaß gibt und insofern jede Leitlinie und jede Vorgesetztenvorschrift mit einem Verfallsdatum versehen sein muss, an dem diese Vorschrift spätestens einer erneuten Prüfung unterzogen wird.

Auch von externer *Evidence* zu dem Klienten kann in einigem, heute noch nicht die ganze Bevölkerung betreffenden Ausmaß eine Verbindung gezogen werden (vgl. auch hier den verlaufenden Pfeil), es gibt durchaus Klienten und Pflegebedürftige, die – zum Teil zum Schrecken ihrer Pfleger und Ärzte – sich als *e-Patienten* präsentieren, indem sie sich im Internet selber mit Informationen über ihr Krankheitsbild oder ihr Pflegeproblem versorgen und mit diesen Informationen ihre Pflegenden und Ärzte ansprechen. Diese Pflegebedürftigen und Klienten mögen ein Schreckensbild sein, sie sind auch Vorboten einer allgemeinen Verhaltensänderung bei chronischen Krankheiten.

Wir erwarten, dass ein entscheidender Einfluss zur Verbreitung von *Evidence*-basierter Pflege von Pflegebedürftigen, von Patienten und deren Familienmitgliedern und Freunden ausgehen wird, die Zugang zum Internet haben und Professionsangehörige mit dem dort gefundenen Material konfrontieren werden. Diese Klienten haben ein Interesse an Entscheidungen, die ihrem einzigartigen Einzelfall gerecht werden – das Interesse an störungsfreien, schnellen und kostengünstigen Organisationsabläufen, das sie indirekt mit den behandelnden Einrichtungen durchaus teilen mögen, steht bei ihnen zunächst nicht im Vordergrund.

Wir erwarten allerdings nicht, dass sich das Verhältnis zwischen Professionen und Klienten grundsätzlich dadurch ändern wird, dass das Wissen übers Internet den Klienten genauso schnell verfügbar ist wie den Professionen. Die Differenz zwischen Professionen und Klienten liegt nämlich im Wesentlichen nicht im Wissen über externe *Evidence*, sondern in der persönlichen Betroffenheit: Bei der Bewältigung von Angst und Betroffenheit und der Moderation von Entscheidungen sind Professionsangehörige auch dann hilfreich und oft unerlässlich, wenn sie nicht mehr wissen als ihre Klienten. Davon kann jeder Angehörige eines Gesundheitsberufes ein Lied singen, der einmal auf der anderen Seite der Spritze stand (vgl. Behrens, 2000, 2002d, sowie Schritt 6 ab Seite 227).

Chronische Krankheiten unterscheiden sich von akuten, unvorhergesehenen Krisen dadurch, dass sie Patienten zu Experten ihrer Krankheit machen, wenn sie auch selber aus Angst die Augen manchmal lieber verschließen würden. Je mehr das Krankheitspanorama durch chronische Krankheiten bestimmt wird, um so mehr haben wir es mit Kranken zu tun, die uns als Experten entgegen treten. Damit werden sie aber keineswegs für ihre Käufe alleine verantwortliche Kunden, die unsere Haltung im Sinne des Bedienens, wie wir es oben in Abgrenzung zur Erwartung zauberischer Fähigkeit dargetan haben, ändern (vgl. Behrens, 1994) – die Beratungspflicht durch die Profession bleibt.

Mit diesem Kapitel G.1 verbanden wir das Ziel, Sie auf wenigen Seiten mit einigen grundlegenden Eigenschaften der pflegerischen Problemlösungssituationen vertraut zu machen, die die Aufgabe von *Evidence-based Nursing* sind. Auf diese Andeutungen werden wir im ganzen Buch immer wieder vertiefend zurückkommen müssen. Nur dieser Bezug auf die pflegerische Entscheidungssituation bewahrt *Evidence-based Nursing* davor, als erschreckende Utopie einer mechanischen Unterordnung individueller Fälle unter Schema-F-Rezepte ohne Berücksichtigung der Autonomie der Lebenspraxis der Klienten missverstanden zu werden. Diese Art der subsumierenden Zuordnung ist mit professionellem wissenschaftlichen Handeln unvereinbar.[5]

Im folgenden Kapitel G.2 widmen wir uns ebenso kurz den Besonderheiten wissenschaftlichen Wissens. Das ist aus zwei ganz unterschiedlichen Gründen sehr nötig. Häufig kommt – erstens – nichts so unwissenschaftlich, so unnachprüfbar daher wie die hehre »Wissenschaft«, die dann dem autoritären vernebelnden Hokuspokus des Zauberers zum Verwechseln ähnlich wird. Statt von *Evidence*-basierter Pflege ist dann von »Eminenz-basierter« Pflege zu reden (vgl. Isaacs & Fitzgerald, 1999).

Zweitens nehmen wir jene heute immer leiser werdenden Stimmen sehr ernst, die eine pflegerische und eine wissenschaftliche Haltung für nahezu unvereinbar halten. Pflege basiere vielmehr auf Gefühl, auf Einfühlung, auf persönlicher, eigentlich nicht in Worte zu fassender Erfahrung (auf »tacit knowledge« = schweigendem Wissen). Der Druck, alles wissenschaftlich hinterfragen und begründen zu müssen, könne nur zur Enteignung der Pflegenden von ihren Fähigkeiten und zur Ablenkung von ihren pflegebedürftigen Klienten hin zu bürokratischen Dokumentationsaufgaben führen (vgl. Behrens, 2001a).

Und wenn die Pflege nicht umhin käme, sich der Wissenschaft zu öffnen, dann doch eher »qualitativen« im Sinne von subjektiven, gefühlsnäheren, die Klienten ungefiltert zu Wort und zu ihrem Recht kommen lassenden Methoden. Zahlenmäßig quantifizierende, standardisierte, Hypothesen testende statistische Verfahren seien der Pflege doch eher wesensfremd. »Qualitative« und »quantitative« Verfahren hätten unterschiedliche Gütekriterien.

Daher gehen wir in diesem 2. Teil des Grundlagenkapitels auf diese Fragen so kurz, aber doch auch so klar wie möglich ein. Wir hoffen damit, Ihre Fragen zu treffen. Wir müssen Sie ehrlicherweise darauf hinweisen, dass unsere Antworten keineswegs mit der gesamten Literatur übereinstimmen. Insofern kommt es auf die Argumente an. So ist zum Beispiel unser Argument noch keineswegs Allgemeingut, dass »quantitative« Forschungen letztlich denselben erkenntnistheoretisch zu begründenden Gütekriterien unterliegen wie »qualitative« und sich nur in den Techniken unterscheiden, welche unterschiedlichen Gefährdungen dieser Gütekriterien vorbeugen sollen.

Aber auch, wenn Sie alle diese Fragen genauso beantworten würden wie wir und wir bei Ihnen nur offene Türen einrennen: Werfen Sie trotzdem einen Blick

---

[5] Manchmal wird diese Auffassung als »szientifischer Subsumtionsautomat« bezeichnet.

auf diese Argumente, weil sich aus ihnen die Gütekriterien ergeben, nach denen später Studien auf externe *Evidence* hin sortiert werden können.

G.2 Was ist durch Nachprüfung beständig verbessertes Wissen?

G.2.1 Evidenz versus *Evidence*

Gibt es denn überhaupt Wissen, das nicht nachprüfbar ist und nicht im Hinblick auf seine beständige Nachprüfung geäußert und genutzt wird? Allerdings. Nachprüfbar ist ein Wissen, das eine zweite Person selber prüfen kann. Es ist ein zwischen zwei Personen prüfbares, das heißt intersubjektives Wissen. Intersubjektiv überprüfbar sind nicht Evidenzerlebnisse und Offenbarungen, die ein anderer mir nur glauben, aber nicht überprüfen kann. Intersubjektiv überprüfbar ist es nicht, wenn mir der rauschende Bachlauf mitteilt, wie ich meine Klienten zu behandeln habe. Derartige Offenbarung kann meine Kollegin zwar mir glaubend abnehmen, aber nicht selber überprüfen. Sie muss mir glauben und kann nicht wissen.

Diesen Charakter von offenbartem, gläubig hinzunehmendem und nicht nachprüfbarem Wissen hat übrigens auch Wissen, das ich vom Katheder unter Berufung auf meine Professur in einer Vorlesung dartue, ohne die empirischen Studien anzugeben, aus denen ich das Vorgetragene eigentlich weiß. Ob ich mich vor meine Studenten auf höchstpersönliche Mitteilungen durch den murmelnden Rio del Ponte in Premosello oder auf einen Stand der Wissenschaft berufe, beides kann für Zuhörer gleichermaßen wenig nachprüfbar sein.

Im Deutschen ist ganz im Unterschied zum Angelsächsischen mit dem Begriff Evidenz ein Wissen bezeichnet, das mehr der nicht nachprüfbaren und nicht der Nachprüfung bedürftigen Glaubensgewissheit entspricht, wie es uns die Stimme aus einem murmelnden Bach gewähren mag. Der englische Begriff von *Evidence* hingegen hat die Bedeutung von empirisch, also zwischenmenschlich intersubjektiv nachprüfbarem Wissen. Da der englische Begriff »*evidence*« korrekt mit »Beweis« oder »Beleg« übersetzt wird (vgl. Duden-Oxford, 1999), im Gegensatz dazu aber das deutsche Wort »Evidenz« als »vollständige, überwiegende Gewissheit« und »einleuchtende Erkenntnis« verstanden wird (Duden, 2001), also etwas, das so augenscheinlich, klar und auf der Hand liegend ist, dass es nicht mehr bewiesen werden muss, und somit fast das genaue Gegenteil der ursprünglichen Verwendung im anglo-amerikanischen Sprachraum darstellt, sollte man »evidence-based« auf keinen Fall mit »evidenz-basiert« übersetzen. Um mit dem Phänomenologen Alfred Schütz zu sprechen, setzt *Evidence-based Nursing* den schmerzhaften Abschied von der Illusion der Gewissheit voraus.

Eine mögliche Alternative ist »wissenschaftlich fundiert«, wobei die Assoziation mit »*evidence-based*« sowie die Möglichkeit der Abkürzung »EBN« auf der Strecke bleibt. Mangels anderer sinnvoller Übersetzungen wird daher der englische Begriff »*Evidence-based Nursing*«[6], der deutschen Großschreibung angepasst, vorgeschlagen.

G.2.2 Was heißt wissenschaftlich begründet?

Häufig wird *evidence-based* Wissen gleich meinend mit wissenschaftlichem Wissen übersetzt. Dies ist nicht falsch, bedarf aber der Klärung. Was ist wissenschaftliches Wissen? Was bei unseren Umfragen unter Erstsemestern und Praktikern als wissenschaftliches Wissen bezeichnet wurde, war in der Regel das Unwissenschaftlichste, was man überhaupt über Wissen sagen kann – wissenschaftliches Wissen wurde fälschlich durch eminente soziale Stellung der Autoren und Publikationsart definiert: das Wissen, das Professoren in anerkannten Fachzeitschriften veröffentlichen.

Diese Definition ist offensichtlich falsch. Wie zahlreiche Beispiele zeigen, haben auch hochmögende Professoren in allerbester Absicht den gefährlichsten Unsinn in renommierten Zeitschriften veröffentlichen können. Daher liest man es lieber umgekehrt: Wissenschaft ist die Gesamtheit von Methoden, Wissen beständig nachzuprüfen, und deren immer vorläufige Ergebnisse. Es kommt auf die Nachprüfbarkeit von Wissen an, nicht darauf, ob es bezahlte Wissenschaftler waren und welche Gehaltsgruppe oder hierarchische Stellung sie erreicht haben, als sie etwas als Wissen ausgaben. *Wissenschaft ist antiautoritär, Evidence ist unabhängig davon zu haben, ob Eminenzen zustimmen.*

G.2.3 Gibt es einen Unterschied zwischen wissenschaftlicher und alltäglicher Nachprüfung?

Grundsätzlich nein: Wenn wir im Alltag etwas wirklich nachprüfen und nicht bloß glauben oder auch nur ohne eigene Verantwortung »nachschwätzen« wollen, benutzen wir prinzipiell dieselben Methoden wie die Wissenschaft.

Nur kann niemand im Alltag immer alles nachprüfen. Die meisten unserer Entscheidungen treffen wir so,

- wie wir sie auch schon vorher getroffen haben,
- wie sie unser Chef oder unser Vorbild uns gesagt hat,
- wie sie uns am meisten Geld bringen oder

---

[6]Dass es sich hier um ein englisches Wort handelt, ist bei den vielen englischen Wörtern in der deutschen Umgangssprache kein Hinderungsgrund. So gerate ich als gebürtiger Hamburger keineswegs in Todesangst, wenn jemand ankündigt, jetzt einen Hamburger essen zu gehen: Ich kann darauf vertrauen, dass Anglizismen korrekt verwendet werden.

- wie sie die Klienten gerne hätten,

also nach den in Abbildung G.2 auf Seite 24 als Anreize dargestellten Einflüssen.

Das ist keineswegs vorschnell moralisch zu verurteilen. Wie Husserl (1962) und in seiner Folge Schütz (1971) gezeigt haben, ist im Alltag ein Leben gar nicht möglich, das beständig jede Entscheidung auf Alternativen hin durchprüft. Wir leben, als würden wir uns auskennen und alles wäre so wie immer bewährt. Schütz hat das mit den beiden Fiktionen »und so weiter und so fort« und »ich kann immer wieder« bezeichnet. Nur in einer Krise unserer Routinen fangen wir im Alltag an, nachzuprüfen, zu zweifeln und systematisch Alternativen zu prüfen.

Hauptsächlich ist das genau der Unterschied zwischen Alltag und Wissenschaft: Im Alltag ist der Zweifel und die sich aus ihm ergebende Nachprüfung von Alternativen die Ausnahme, in der Wissenschaft ist der Zweifel und die Nachprüfung die Normalität (vgl. Oevermann, 1991). Man kann sagen, Wissenschaft ist (mit der Kunst vielleicht) derjenige Ausschnitt menschlichen Handelns, der sich mit der beständigen Nachprüfung immer nur vorläufig gültigen Wissens beschäftigt (vgl. Popper, 1973; Peirce, 1976; Gadamer, 1986).

Da Wissenschaftler auch Menschen sind, handeln auch sie selbstverständlich nicht immer wissenschaftlich alle Entscheidungen anzweifelnd und Alternativen prüfend. Im Gegenteil verhalten auch sie sich, wenn sie nicht forschen, also im Wirtshaus, auf Cocktailparties und zu Hause, als hätten sie die Gewissheit mit Löffeln gefressen.

Wissenschaftliche und alltägliche Nachprüfung folgen denselben Regeln. Die Forderung, alles Handeln permanent nachzuprüfen, lässt sich wegen Zeitmangels nicht verwirklichen. Aber: Auch für unsere Routinehandlungen beanspruchen wir, dass wir sie prinzipiell mit Wirkungskontrollen begründen könnten, dass wir unser implizites Wissen wenn nötig explizit machen könnten. Wenn wir diesen Anspruch aufgeben, verlangen wir von unseren Mitmenschen, dass sie sich unserem unbegründbaren Offenbarungswissen (☞ Kapitel G.2.1 auf Seite 50) in gläubigem Gehorsam unterwerfen müssen.

G.2.4 Macht es für die Nachprüfbarkeit einen Unterschied, ob ich mit qualitativen oder quantitativen Untersuchungsergebnissen argumentiere?

Auch diese Frage ist grundsätzlich zu verneinen, obwohl das ein großer Teil der Literatur anders sieht. Quantitative Ergebnisse sind immer nur im Kontext qualitativer Forschungen sinnvoll (vgl. Behrens, 2002d).

Wie die Hirnforschung zeigt, gilt das nicht nur für Menschen (vgl. Singer, 2002). Wahrscheinlich arbeiten Hirne nach den Regeln des geisteswissenschaftlichen Konstruktivismus schon bei elementarsten Sinneswahrnehmungen. Sie bilden Hypothesen und Erwartungen. Und wenn die Erwartungen in eine Krise geraten, werden neue Hypothesen gebildet (vgl. Maturana & Varela, 1987).

Sicherlich erinnern Sie sich noch an die beliebten Unterscheidungen zwischen induktiv naturwissenschaftlich-objektiven Erkenntnissen, die sich dem Wirken der Natur auf unsere Sinnesorgane verdanken, und sozialwissenschaftlich-subjektiven Erkenntnissen, die nur in geisteswissenschaftlichen Konstruktionen bestehen können. Dieser Streit der Fakultäten ist, falls er nicht immer ein Missverständnis war, zu Ende oder steht unmittelbar vor seinem Ende. Welche Seite gewonnen hat, wird Sie überraschen. Wer ist zu wem übergetreten?

Nicht die sozialwissenschaftlichen Konstruktivisten sind zu den induktiven Objektivisten übergetreten, die vertraten, dass sich objektive Erkenntnis dem Wirken der Natur auf unsere Sinnesorgane verdankt. Im Gegenteil – die meisten Naturwissenschaftler vertreten heute mit guten Gründen eher einen erkenntnistheoretischen Konstruktivismus (vgl. Maturana & Varela, 1987).

Alle Gehirne, nicht nur das menschliche, arbeiten wahrscheinlich konstruktivistisch, das heißt nach einem herleitenden, methodisch konstruierenden Vorgehen. Da haben es naturwissenschaftliche Induktivisten, das heißt Forscher, die vom Einzelnen auf das Allgemeine schließen, nicht leicht, ihre Meinung zu begründen. Aber auch Forscher, die »qualitative« Forschung nicht als Erwartungen und Hypothesen testendes, sondern im Gegenteil als induktives Vorgehen darstellen, verwickeln sich in logische Widersprüche.

Auch die Naturwissenschaft ist in folgender Hinsicht eine Sozialwissenschaft: Wissen unterliegt dem hermeneutischen Zirkel, und statistische sowie auch naturwissenschaftliche Untersuchungen haben Handlungsrelevanz immer nur im Kontext dieses hermeneutischen Zirkels.

Diese prinzipielle Ähnlichkeit wissenschaftlichen Vorgehens sei an einem trivialen Beispiel einleitend erläutert. Das beste Beispiel wäre zweifellos eines, das wir alle erlebt haben, woran wir uns aber kaum noch erinnern. Wir alle sind als Barbaren auf die Welt gekommen und mussten sehr viele Untersuchungen unternehmen, bis wir uns in der Welt zurecht fanden. Während wir diese Zeit weitgehend vergessen haben, ist es jedem geläufig, wie es ist und was er tut, um sich in einer fremden Umgebung zurecht zu finden.

G.2.5 Zusammenfassung: Haben wir einen privilegierten Zugang zum fremden Innersten?

Manche Pflegende nehmen gegenüber der Medizin in Anspruch, dass sie sich auf den ganzen Menschen einlassen und ihn verstehen, während Mediziner nur den jeweiligen Ausschnitt ihres Fachgebiets sehen und den Menschen in seinen Bedürfnissen und Zielen gerade nicht verstehen. An dieser Vorstellung ist, wenn sie methodisch begründet werden kann, sicher etwas dran.

Nicht begründbar ist aber die Vorstellung, wir hätten durch Mitgefühl und Einfühlungsvermögen die Fähigkeit, einen unmittelbaren Zugang zum fremden Innersten des Pflegebedürftigen zu haben. Wir sind nicht Gott. Wir sind, auch wenn das manchmal sowohl für uns als auch für unsere Klienten schmerzlich ist, keine Zauberer. Alle unsere Erfahrung beruht darauf, dass wir mit einem Rüstzeug von Deutungsmustern an eine Situation herangehen und uns, wenn es gut geht, durch Eigenschaften der Situation belehren lassen, unsere Deutungen anzupassen. Wir sehen, was unser Vorverständnis und unsere Vorkenntnisse uns zu sehen erlauben, und wenn es gut geht, wissen wir hinterher mehr als vorher und haben uns nicht einfach unsere Vor-Urteile bestätigen lassen. Aus diesen dem Menschen prinzipiell eigenen Erkenntnis- und Erfahrungsbildungsprozess folgen die Regeln der Wissenschaft:

- Erkenntnis ist ein Prozess, in den wir mit Vorerfahrungen hineingehen. Nur wenn wir der Realität die Chance dazu geben, folgt auf unsere Vorerfahrungen ihre Berichtigung. Dieser Prozess drückt sich aus in dem Modell von orientierenden, heuristischen Alltagstheorien, denen wir unsere Erwartungen verdanken und aus denen wir prüfbare Hypothesen (manchmal eher ungern) bilden.

- Die Orientierung unserer erfahrungsbegründenden Strategien an der Widerlegung, nicht an der Bestätigung unserer Vorverständnisse, das heißt an dem Versuch, unserer widersprechenden Meinung dieselbe Chance zu geben wie unserer Meinung.

Welche Art von »Messinstrumenten« wir dabei benutzen, ändert an diesem Vorgang selber nichts. Jedes Messinstrument muss selber begründet sein. Auch das, was wir im Alltag oft als Einfühlungsvermögen, Intuition oder Empathie kennen, ist ein solches Messinstrument.

Wie wir oben gesehen haben, sind auch unsere Gefühle gegenüber unseren Klienten Reaktionen auf diese Klienten, aus denen wir und die Klienten etwas über die Pflegebedürftigen selber schließen können. Beispiel dafür sind die Reaktionen des Psychoanalytikers auf den Analysanden, seine Gefühle der Wut, der Verachtung, des Hasses, des Mitleids usw. gegenüber diesem. Diese Gefühle sind nicht nur und nicht einmal überwiegend zu erklären aus den persönlichen Erlebnissen des Psychoanalytikers in seiner Welt, sondern sind hinreichend auf den Analysanden zurückzuführen, so dass diese Gefühle als »Gegenübertragung« etwas über den Analysanden sagen.

Beweis für unsere Ansicht ist, dass zwei Analytiker unabhängig voneinander und damit auch unabhängig von ihren jeweils persönlichen Erlebnissen und Erfahrungen beim selben Analysanden die selben Gefühle als Gegenübertragungen haben und für ihre Erkenntnisse über diesen Klienten in der selben Weise nutzen (die technische Bezeichnung dafür, dass zwei Personen unabhängig voneinander dasselbe wahrnehmen, ist »Interraterstabilität«). Die ganze Ausgestaltung der Psychoanalyse ist als eine Versuchsanordnung zu verstehen, die die Analytiker befähigt, nicht nur ihre eigenen Vorurteile zu reproduzieren, sondern ihre

Reaktionen als Gegenübertragungen zu lesen und für den Prozess der Diagnose und der Intervention für ihre Klienten zu nutzen.

Alles Verstehen anderer, aber, wie Husserl gezeigt hat, auch unserer eigenen Person lässt sich auf dieses Einstellen von Beobachtung in Deutungsschemata zusammenfassen (vgl. Husserl, 1962; Behrens, 1980).

Die Art des Schließens, die wir am Beispiel der Nutzentheorie der Pflegehandlung oben gesehen haben, ist zuerst von Peirce diskutiert worden. Für diejenigen unter Ihnen, die dieses ausführlicher nachlesen wollen: Es handelt sich um den Vorgang des abduktiven Schließens (vgl. Peirce, 1976).

In diesen letzten Abschnitten hoffen wir, Ihnen gezeigt zu haben, worin sich wissenschaftliches Vorgehen von Alltagsvorgehen unterscheidet und worin es ihm gleicht.

- Wissenschaftliches und Alltagswissen unterscheidet sich vor allem darin, dass wir im Alltag (insbesondere in Berufen, die sich aus dem Beruf des Zauberers historisch entwickelt haben) gelernt haben, vorzuspiegeln und selber zu glauben, dass uns »alles klar« ist, wir seit langem Bescheid wissen und sich unsere Klienten uns nur anvertrauen müssen, weil wir alles besser wissen.

  Diese Haltung ist keineswegs als überheblich zu kritisieren, sondern sie entspricht vielen Bedürfnissen. Wenn wir jeden Morgen abwägen würden, ob mehr dafür spricht aufzustehen oder mehr dafür im Bett liegen zu bleiben, wären wir womöglich bis mittags mit unseren Überlegungen nicht fertig und die Frage hätte sich erübrigt. Nur in den Krisen unserer Erfahrung sind wir auch im Alltag bereit, alle Varianten der Erklärung und Deutung eines Sachverhalts gegeneinander zu prüfen. Was im Alltag die Erfahrungskrise und also das Außergewöhnliche ist, das ist für den wissenschaftlich Arbeitenden das Normale, der Alltag. Es muss hinterfragt und geprüft werden, selbst wenn der Wissenschaftler glaubt, seine Lösung würde sich schon als die richtige erweisen.

- Kein Unterschied zwischen Wissenschaft und Alltag besteht hingegen in den prinzipiell angewandten Methoden der Überprüfung, nämlich der Widerlegung falscher bzw. nicht tragbarer Erklärungen und Deutungen. Dies mag verblüffen. Die von Popper »Falsifikationismus« genannten Verfahren, die Erwartungen ihrer Berichtigung und Widerlegung bewusst auszusetzen versuchen, sind uns auch im Alltag vertraut, wenn wir unsere Erfahrung in eine Krise geraten sehen. Sie ergeben sich einfach daraus, dass wir erkennen müssen, dass wir nicht allwissend sind.

- Daher ist die entscheidende erste Unterscheidung, die wir bei der Sichtung der Literatur mit *Evidence-based Nursing*-Verfahren treffen können, ob der Verfasser Evidenz-Erlebnisse präsentiert, die er nur ganz persönlich hatte und die von anderen nicht geprüft, sondern nur geglaubt werden können. Oder aber, ob eine Behauptung beansprucht, nicht geglaubt, sondern – weil nachprüfbar – gewusst werden zu können.

- Wissenschaftlich kontrollierter Erfahrung und Alltagserfahrung ist gemeinsam, dass beide mit orientierenden Heuristiken (»Alltagstheorien«) arbeiten, die selber nie ganz empirisch überprüfbar sind. Um so wichtiger ist, aus diesen orientierenden »Alltagstheorien« Hypothesen zu bilden und Messinstrumente zu begründen, die eine Chance haben, widerlegt zu werden.
- Aus diesem Zusammenhang von Vorwissen und sich daraus ergebenden Hypothesen, die widerlegt werden können, ergibt sich auch die Grundbehauptung dieses Buches, die wir weiter ausführen werden, dass nämlich »quantitative« Studien nur Sinn machen als Bestandteile »qualitativer« Studien. Um eine quantitative Studie durchführen zu können, muss ich wissen, welche Qualitäten ich eigentlich zählen und messen will, das heißt in welchem Kontext meine Untersuchung überhaupt von Bedeutung ist und Sinn macht. Insofern gehen qualitative Verfahren quantitativen nicht nur voraus, sondern sie sind auch bei der Deutung quantitativ gewonnener Ergebnisse unverzichtbar.

Das verbreitete Abfolgemodell, dem zufolge qualitative Verfahren für die Hypothesenbildung und quantitative für deren Tests geeignet sind, teilen wir nicht. Die grundlegenden Argumente gelten nicht nur für Gegenstände, die durch menschliches Handeln beeinflusst sind, sondern dem Anspruch von Husserl und Mead folgend für alle Gegenstände, soweit sie Gegenstände unseres Bewusstseins sind, also auch zum Beispiel für die Astronomie.

Eine Frage haben wir uns dabei für das folgende Kapitel 4 ab Seite 105 aufgehoben, die Ihnen sicher schon auf der Zunge liegt: Das ist die alltägliche Frage nach der Objektivitätssicherung der Wissenschaft, der Sicherung gegen alle möglichen Verzerrungen. Diese Sorge um Verzerrungen macht in der Tat die *Evidence-based Nursing*-Techniken aus, die den Gegenstand des vierten Kapitels dieses Buches bilden, des 4. Schrittes der EBN-Methode.

G.2.6 Wissenschaftliche Haltung

Beim Nach-dem-Weg-Fragen fällt jedem die wissenschaftliche, also zweifelsoffene Haltung leicht, da das Eingeständnis von Nichtwissen keine Schande ist. Diesen Zustand kennen wir in unserer klinischen Praxis genau nicht. Die Pflegebedürftigen sind irritiert, wenn wir uns unschlüssig und suchend zeigen (vgl. Behrens, 2000). Kollegen in unseren Teams halten uns für unschlüssig und umständlich und unsere Vorgesetzten halten uns für wenig durchsetzungsfähig oder wenig bereit, gehorsam ihre Meinung zu übernehmen.

In der Tat ist die wissenschaftliche Haltung in unserem Alltag äußerst selten. Wissenschaftliche Haltung besteht darin, alles zu tun, damit sich die Falschheit der von uns propagierten Ansichten und Projekte selber zeigen kann. Wir müssen unsere Fragestellungen und Untersuchungen so bilden, dass die unserer Meinung widersprechende Ansicht eine möglichst große Chance hat, sich als berechtigt zu erweisen. Wer tut denn so etwas von sich aus?

Wir sind umgeben von Leuten, die durchsetzungsfähig und rhetorisch geschickt neue Pflegemodelle in die Tat umsetzen wollen. Fast niemand kennt jemanden, der sein eigenes fortschrittliches Pflegemodell, zum Beispiel die Bezugspflege, selber Testbedingungen aussetzt, die es widerlegen könnten. Im Gegenteil beginnen wir neue Pflegemodelle immer mit den begeistertsten und fähigsten Kolleginnen und Kollegen – so wird eine mögliche Widerlegung unwahrscheinlich.

Wenn ich aber erkannt habe, dass alles Wissen nur vorläufig ist und einer Nachprüfung unterliegt, dann respektiere ich Leute besonders, die ihre eigenen Annahmen einem rigorosen Test unterziehen. Sie tun es im Interesse der Pflegebedürftigen und der Kollegen. Die Haltung, die man dafür braucht, ist aber nur langfristig zu erwerben. Sie verlangt eine hohe Toleranz gegenüber der kränkenden Erfahrung, dass man selber nicht Recht hatte. Deswegen sprach man im alten Rom von Untersuchungen, die ohne Zorn und Eifer (»sine irae et studio«) durchgeführt werden müssen. Für den schmerzhaften Prozess, in dem wir uns eine solche Haltung aneignen, ist das Wort »Läuterung« keinesfalls zu hoch gegriffen.

Als wir klein waren, hofften wir, dass sich die Welt nach uns richte. Seitdem wir unseren Narzismus überwunden haben, können wir uns auf eine wissenschaftliche Haltung einlassen. Denn nur eine solche Haltung sichert es, dass wir uns bei der Beurteilung einer pflegerischen Intervention auf Untersuchungen beziehen, die unseren eigenen Erfahrungen und unseren naturwissenschaftlichen oder geisteswissenschaftlichen Konzepten und Modellen widersprechen. Nur die wissenschaftliche Haltung ermöglicht es uns, dass wir der Versuchung widerstehen, durch Gehorsam gegenüber Vorgesetzten und kleinen und großen Autoritäten uns der Verantwortung zu entledigen und diese Verantwortung an jene Autoritäten zu delegieren. Erst diese Haltung ermöglicht uns, auszuhalten, dass wir nur zu wahrscheinlichen Erkenntnissen, in der Regel aber nicht zu absoluten Gewissheiten in unseren praktischen Handlungen in der Lage sind und dass jedes praktisch relevante Wissen nur ein vorläufiges Wissen ist, das der Nachprüfung bedarf.

G.2.7 Alle »quantitativen« Verfahren machen nur Sinn als Teile »qualitativer« Untersuchungen

Insbesondere in der Pflege sind qualitative Ansätze quantitativen gegenübergestellt worden. Die Pflege bezieht sich dabei auf eine alte sozialwissenschaftliche

Diskussion, die hier nur in wenigen wichtigen Argumenten aufgenommen werden kann (vgl. Behrens, 1980, 1983; Kelle & Kluge, 2001).

Wie häufig, ist es instruktiv, was beide Gruppierungen einander vorwerfen. Die Anhänger quantitativer Verfahren werfen den qualitativ Forschenden häufig vor, dass sie an einen dem Menschen gar nicht möglichen Induktionismus und Naturalismus glauben. Sie strebten gar nicht an, ihre Wahrnehmungen durch Sampling und Standardisierung von Messverfahren kontrollieren zu können. Anhänger qualitativer Verfahren werfen den Anhängern quantitativer vor, sie wüssten gar nicht, was sie eigentlich messen.

Die Einsicht, dass alle sozialen Phänomene immer abhängig sind von signifikanten sozialen Gesten und Symbolen, die ihren Sinn aus kulturellen Kontexten beziehen und unabhängig von ihrem Kontext gar nicht erschlossen werden können, erzeugt die Notwendigkeit, diese kulturellen Kontexte hermeneutisch zu erschließen und zu verstehen. Bevor ich standardisierte Befragungs- oder Beobachtungsinstrumente schaffe, muss ich mir klar werden, was ich beobachte und erfrage. Und auch bei der Interpretation des Ergebnisses einer Messung muss ich wieder auf diesen kulturellen Kontext rekurrieren.[7]

Die hermeneutischen Verfahren sind als theoriekonstituierende und -konstruierende heranzuziehen, welche Gültigkeitsprobleme aufgrund falscher Strategien der Sicherung der Gültigkeit zu verringern trachten. Statistisch hypothetisch arbeitende Ansätze dagegen sind heranzuziehen, wenn es mir bereits gelungen ist, die mich interessierenden Phänomene in angemessener Weise quantitativ messbar zu machen.

Quantitative und qualitative Studien, das ist die Position unseres Buches, unterscheiden sich letztlich weniger in den Gütekriterien als in den Validitätsbedrohungen und den Strategien der Validitätssicherung, die die jeweiligen Verfahren im Auge haben. Insofern vertreten wir die oben schon genannte These, dass alle quantitativen Verfahren nur sinnvoll sind im Kontext qualitativ, also hermeneutisch arbeitender Theoriebildungs- und Untersuchungsstrategien (vgl. Behrens, 1980, 1983, 2002d; Lakatos, 1982; Heinz & Behrens, 1991; Feinstein & Horowitz, 1997; Corbin & Hildenbrand, 2000; Kelle & Kluge, 2001).

Eine (falsche, aber durchaus weit verbreitete) Übersicht liefert Tabelle G.2 auf der nächsten Seite (vgl. LoBiondo-Wood & Haber, 1996, S. 288). Diese Entgegensetzung ist, wenn Sie unseren bisherigen Argumenten folgen, in allen genannten Dimensionen unzutreffend (vgl. ausführlicher Behrens, 1983, 2002a,b,d).

Falsch ist übrigens die auch innerhalb von *Evidence-based Nursing* häufig vertretene Ansicht, dass für Erleben, Bedeutung, Gefühle und Erfahrung von Personen eher nicht quantitative Designs in Frage kommen und geeignet seien. Es gibt gerade für die Erhebung von Gefühlen und Erleben zahlreiche gut getestete psychologische Instrumente, die auf Ordinal- oder Intervallskalenniveau zu messbaren Ergebnissen kommen. Ängste und Depressionen lassen sich sowohl

---

[7] Hier ist an Lakatos (1982) für sowohl quantitative als auch qualitative Forschungen anzuknüpfen.

G.2 Was ist durch Nachprüfung beständig verbessertes Wissen?

in Skalen körperlicher Reaktionen (zum Beispiel Hautwiderstand) als auch in psychologischen Befragungsskalen messen. Insofern besteht überhaupt kein Unterschied zwischen körperlichen Reaktionen und psychologischen Gefühlen und Einstellungen. Allerdings setzen Messungen und die Ergebnisinterpretation dieser mit Skalen erreichten Messungen immer Theorien voraus, die hermeneutisch aus Kontexten entwickelt wurden.

Tabelle G.2: Vergleich zwischen qualitativen und quantitativen Studiendesigns

	Qualitative Designs	Quantitative Designs
Fragestellung	Erleben, Gefühle und Erfahrungen von Personen	Messung, wie viele Pflegebedürftige wie reagiert haben
Ziel	Individuen in ihrer Umgebung verstehen	Ergebnisse finden, die auf möglichst viele Menschen übertragbar sind
Stichprobe	theoretische oder zielgerichtete Auswahl einer relativ kleinen Gruppe von Personen	möglichst zufallsverteilt, um eine repräsentative Stichprobe einer größeren Population zu erhalten und Verzerrungen (Bias) zu minimieren
Datensammlung	(halb-)strukturierte Interviews; Methoden und Inhalte können durch neue Erkenntnisse während der Untersuchung verändert werden	systematische Datensammlung, Verblindung
Auswertung	während der Datenerhebung; Einheiten sind Muster, Konzepte oder Kategorien und Themen von Gedanken und Gefühlen; Daten werden interpretiert und eine Hypothese aufgestellt	immer nach der Datensammlung; Einheiten sind Zahlen, die kombiniert, statistisch aufbereitet und abschließend interpretiert werden
Beurteilung	Glaubwürdigkeit, Folgerichtigkeit, Übereinstimmung	Reliabilität und Validität
Präsentation	Erzählstil mit vielen Zitaten, manchmal mit Diagrammen oder theoretischen Modellen ergänzt	statistische Fachbegriffe und Kenngrößen

G.2.8 Handeln nach Gefühl und *Tacit Knowledge*: Habitualisierung und Empathie

In der Pflege werden viele Problemlösungen, Entscheidungen und generell Handlungen nach dem Gefühl getroffen. Das ist allerdings keineswegs nur in der Pflege so, sondern überall. Sind diese Problemanalysen, Lösungsentscheidungen und generellen Handlungen nach dem Gefühl eher mit der ersten Sorte Wissen, nämlich dem persönlichen, zwischenmenschlich nicht überprüfbaren Offenbarungswissen vereinbar oder eher mit der zweiten Sorte Wissen, nämlich dem zwischenmenschlich überprüfbaren Wissen?

G.2.8.1 Habitualisierung

Häufig wird Handeln aus dem Gefühl heraus als nicht objektivierbar, nicht empirisch begründbar, zwischenmenschlich nicht nachprüfbar, sondern als individuelles Evidenzerlebnis angesehen. Es wird also Handeln aus dem Gefühl leicht dem ersten Wissenstyp, der zwischenmenschlich nicht prüfbaren Offenbarung, zugeordnet.

Wir sind anderer Meinung: Handeln aus dem Gefühl kann sehr wohl – muss aber freilich nicht – auf nachprüfbaren Grundlagen beruhen. Dann ist »Handeln aus dem Gefühl« in Fleisch und Blut übergegangenes nachprüfbares Wissen, das zu einer, wie es im Deutschen schön heißt, »guten Nase« führt, aber gleichwohl auf Befragen jederzeit in seinen Komponenten wieder ausgesprochen, das heißt bewusst gemacht und einer Überprüfung zugeführt werden kann. Diese zwischenmenschliche Überprüfbarkeit wird immer beansprucht, auch wo diese Überprüfung konkret nicht durchgeführt wird. Das unterscheidet *Tacit Knowledge* von Offenbarungswissen, das zwischenmenschlich nicht überprüft werden kann, sondern geglaubt werden muss.

Patricia Benner hat in ihrem berühmten Buch über die Sozialisation Pflegender – und dies lässt sich auf alle Berufe und Tätigkeiten übertragen – beobachtet, dass die Anfängerinnen nach Lehrbuch entscheiden und die »Expertinnen« im dritten Jahr nach Gefühl (vgl. Benner, 1984). Dieses Gefühl sehen wir als habitualisiertes, in Fleisch und Blut übergegangenes Wissen.

Sehr einfache Beispiele auch außerhalb der Pflege zeigen uns das Gemeinte. Wenn Sie Ihren Kindern Schwimmen oder Fahrradfahren beizubringen versuchen, werden Sie merken, dass diese sehr einfachen, in drei Sätzen beschreibbaren Handlungen für Sie sehr schwer so falsch auszuführen sind, wie Sie dies bei Ihren Kindern beobachten. Sie können fast gar nicht mehr so falsch schwimmen, dass Sie untergehen, wie das Ihre Kinder noch sehr gut können. Und Sie können gar nicht mehr so Fahrrad fahren, dass Sie mit dem Fahrrad umfallen. Obwohl Sie wissen und sehen, was Ihr Kind noch falsch macht, ist es Ihnen selber nur mit großer Anstrengung möglich, diesen Fehler zu wiederholen, um die Falschheit der Abläufe besser analysieren zu können. Dieses Wissen, wie man Fahrrad fährt oder schwimmt, ist Ihnen in Fleisch und Blut übergegangen. So etwas beobachten wir bei jedem Wissen.

Entscheidend für die Zuordnung ist aber, ob Sie dieses Wissen jederzeit analysieren und auf Regeln zurückführen können und dieses auch beanspruchen. Die Notwendigkeit lässt sich wieder an den extrem einfachen Beispielen des Schwimmens und Radfahrens deutlich machen. Gerade unsere lebenserhaltende Neigung zu habitualisieren führt nämlich dazu, dass wir uns oft beim Lernen einer neuen Aktivität Haltungen angewöhnen, die ergonomisch oder sonstwie ungünstig sind. Jeder Sportler kann davon berichten. Es bedarf einer genauen Analyse der einzelnen Handlung im Licht empirisch gestützter Regeln, um die Fehler der habitualisierten Handlung zu erkennen und sich – in einem sehr mühsamen Prozess – abzugewöhnen.

G.2.8.2 Empathie

Im Handeln nach Gefühl steckt aber noch eine zweite Beobachtung: In allen auf Kommunikation begründeten Handlungen wie der Pflege anderer wird unter Handeln nach Gefühl häufig verstanden, dass wir uns, während wir einen anderen pflegen, von unseren Gefühlen der Wut, der Sympathie, des Mitleids und so weiter nicht frei machen können. Das ist auch gut so und keineswegs ein Widerspruch zu der von uns behaupteten als objektiv beanspruchten Perspektive und ihrer Nachvollziehbarkeit.

So nutzen in der Psychoanalyse AnalytikerInnen und in entsprechenden Balintgruppen auch Pflegende ihre Gefühle der Wut, des Mitleids, des Ärgers gegenüber ihren Klienten als Informationen über diesen Klienten, die sie dazu befähigen, eine bessere Diagnose und eine bessere Dosierung ihrer Interventionen im Interventionsprozess durchzuführen. Vereinfacht gesagt, Pflegende, Ärzte und Analytiker nutzen hier ihre eigenen Gefühle, wie sie in anderen Situationen Thermometer benutzen, um die Körpertemperatur zu messen. Ist das nicht höchst subjektiv?

Gerade nicht. AnalytikerInnen, Pflegende und Ärzte nutzen nämlich Einrichtungen und Supervisionsgruppen wie zum Beispiel das Kolloquium bei AnalytikerInnen und die Balintgruppe bei Ärzten und Pflegenden. Alle diese Supervisionsgruppen erheben den Anspruch, aus den Darstellungen der jeweils Behandelnden so gut auf den Fall zurückschließen zu können, dass Dritte Fehler der Behandlung oder der Pflege erkennen können. Sowohl die diagnostische als auch die Prozessqualität kann, das ist der Anspruch, zwischenmenschlich aus diesen Darstellungen der Gefühle (als Gegenübertragungen) objektiviert werden. Die Bewertung einer Analyse im Kolloquium beschränkt sich nicht darauf, nur das Ergebnis festzustellen, sondern den Prozess selber objektiv zu beurteilen und zu bewerten. Insofern sind Gegenübertragungen zumindest dem analytischen Anspruch nach genau so objektiv wie Fiebermessungen mittels eines Thermometers.

G.2.9 Ist Wissenschaft objektiv? Über die Bedeutung von Geld, Verblendung, Verbohrtheit, Größenwahn und Karrierismus in der Wissenschaft

Ist Wissenschaft objektiv? Gibt es objektives Wissen? Nicht nur so unterschiedliche Gruppen wie Erstsemester und Ministerialbeamte vertraten uns gegenüber häufig die Ansicht, dass ein richtiger Professor in der Wissenschaft doch beweisen könne, was immer er in seiner Besserwisser- und Rechthaberei beweisen wolle oder für ihn finanziell günstig sei. Auch unsere eigenen Abschnitte G.2.1–G.2.7, die die Vorläufigkeit des Wissens und den Konstruktivismus der Wahrnehmung betonten, lesen Sie vielleicht so, dass wir Wissenschaft nicht für besonders objektiv halten und Wissen für subjektiv.

Das ist ein falscher Eindruck: Perspektiven halten wir für objektiv und Ergebnisse für zwischenmenschlich nachprüfbar. Um das zu begründen, brauchen wir die Seiten dieses Buches. Aber es dient der Klarheit, wenn wir unsere Argumente zu Anfang wenn nicht begründen, dann doch wenigstens nennen. Unsere Argumente erläuterten wir oft an Abbildung G.8. Sie soll den Einfluss zeigen, den Geld, Verblendung, Verbohrtheit, Größenwahn, Karrierismus und ähnliches auf die wissenschaftliche Produktion nachprüfbaren Wissens haben.

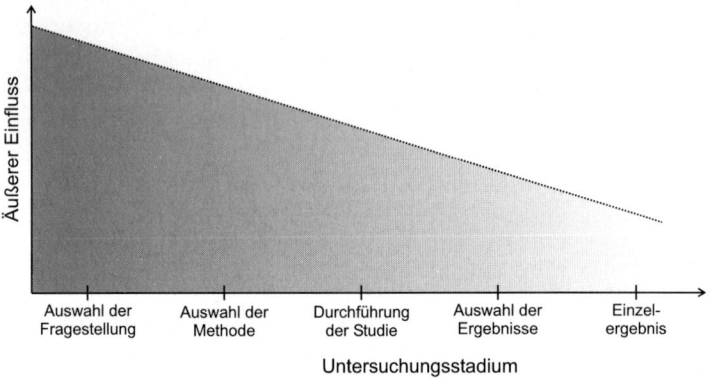

Abbildung G.8: Externe Einflüsse auf wissenschaftliche Studien

Der größte Einfluss beginnt nicht bei der Fälschung der Ergebnisse (auch das gibt es, ist aber zu entlarven), sondern bei der Formulierung von Fragestellungen (☞ Kapitel 2 ab Seite 69). Hier sehen wir mindestens zwei Einflüsse: Erstens kostet klinische Forschung Geld – viel mehr, als Papier, Bleistift und Zeit, die ein Mathematiker zum Beispiel braucht. Es ist eine Entscheidung des Gemeinwesens, privater Sponsoren oder privater Auftraggeber und keine rein innerwissenschaftliche Entscheidung, für welche Fragen Forschung finanziert wird, für welche nicht (vgl. Feinstein & Horowitz, 1997).

Das ist ein enormer Einfluss auf die Entstehung wissenschaftlicher Ergebnisse. Daher versuchen Wissenschaftler-Gremien in allen Ländern, durch Beratung und Begutachtung selber Einfluss auf die Verteilung öffentlicher Mittel und privaten Sponsorings zu bekommen. Mit anderen Worten: Den Einfluss des Geldes in der Forschung müssen Sie sich nicht so vorstellen, dass ein Wissenschaftler einen Scheck dafür bekommt, dass er bestimmte Forschungsergebnisse unterdrückt oder – in Laboruntersuchungen – seine Proben mit Aquarellfarben auffrischt. Das gibt es auch. Aber der wichtigste Einfluss des Geldes liegt bei der Auswahl der Fragestellungen, deren Erforschung überhaupt finanziert wird.

Zweitens haben nicht alle Fragestellungen dieselbe Aussicht auf eine mittelfristige Antwort. Kaum beantwortbare Fragestellungen lohnen sich aber für Forscher nicht besonders – auch ein Forscherleben währt nicht ewig. Im Zweifel lohnt sich eine nicht ganz so spannende, aber beantwortbare Fragestellung mehr als eine hoch spannende, aber unbeantwortbare Forschungsfrage. Nicht nur für das Streben des Forschers nach einem auskömmlichen Arbeitsplatz, sondern auch gesellschaftlich: Als Gutachter stand einer von uns Autoren oft vor der Situation, welchem Projektantrag knappe Mittel zugesprochen werden sollten: dem mit der relevantesten Frage, aber undurchführbarem Forschungsplan, oder dem mit durchführbarem Forschungsplan, aber nicht höchst relevanter Frage. Wie würden Sie entscheiden?

Die Bearbeitbarkeit einer Fragestellung ist in der Regel Voraussetzung für die Förderung. Das kann auch in *Evidence-based Nursing* zum Problem werden. Wie Sie noch sehen werden, sind randomisierte kontrollierte Verlaufsstudien besonders aussagekräftig bei der Wirkungsanalyse pflegerischer und therapeutischer Interventionen. Ihre Veröffentlichung vermittelt Reputation. Aber nicht alle Fragen lassen sich mit einem solchen Forschungsplan bearbeiten. Die Versuchung für Forscher liegt nahe, sich auf solche Fragen zu werfen, die sich mit randomisierten kontrollierten Studien bearbeiten lassen (vgl. Behrens, 1998). Das ist zweifellos ein außerwissenschaftlicher Einfluss auf die Entstehung wissenschaftlicher Erkenntnisse.

Der nächstgrößere außerwissenschaftliche Einfluss kann bei den methodischen Entscheidungen einfallen: Wer wird für die Untersuchung nach welchen Kriterien ausgewählt und mit welchen Instrumenten untersucht? Auch hier spielen Geld, Zeit und Konventionen eine Rolle, weil nicht alle Untersuchungsmöglichkeiten dasselbe kosten und denselben Erfolgsrisiken unterliegen. Aber der außerwissenschaftliche Einfluss scheint etwas weniger Ansatzpunkte als bei der Fragestellung zu haben, weil sich einige methodische Entscheidungen eben doch aus der Fragestellung ergeben.

Allerdings müssen fast alle Untersuchungen methodische Kompromisse eingehen. Eine ordentliche Untersuchung unterscheidet sich hauptsächlich dadurch von einer schlechten, dass in ihr diese Kompromisse und Überlegungen zur Methode offengelegt werden. Dann können Sie sie als Leser nachvollziehen und prüfen und müssen nicht einfach der Beteuerung glauben, dass alles hochwissenschaftlich, randomisiert und repräsentativ ist.

Im letzten Stadium, wenn die Entscheidungen zur Fragestellung und zur Methode gefallen sind und die Durchführung ordentlich dokumentiert wurde, wird der außerwissenschaftliche Einfluss auf das Ergebnis ziemlich gering. Die Ergebnisse ergeben sich fast unaufhaltsam. Die Forscher und Auftraggeber, denen die Ergebnisse nicht gefallen, haben jetzt nur noch zwei Möglichkeiten: entweder plumpe Fälschung oder – was häufiger vorkommt – keine Veröffentlichung der unerwünschten Ergebnisse.

Darauf kommen wir in Schritt 3 ab Seite 77 bei der Erörterung der Suche nach der besten *Evidence* sowie in Schritt 4 ab Seite 105 bei der kritischen Beurteilung von Studien zurück.

G.2.10 Schlussbemerkung

Mit diesem Grundlagenkapitel ist eigentlich alles gesagt, was man über die Methode *Evidence*-basierter Entscheidungen in der Pflegepraxis wissen muss. Alles Weitere ergibt sich aus der doppelten Grundanforderung, dass das in solchen Entscheidungen herangezogene Wissen *zwischenmenschlich nachprüfbar* und auf die biographischen Teilhaberbedürfnisse der individuellen, uns beauftragenden Klienten *anwendbar* sein muss. Mit diesen Grundanforderungen haben Sie die Kriterien, nach denen Sie Studien sichten können – der große Rest dieses Buches sind Ausführungen zu diesen Grundanforderungen, den sechs Schritten der EBN-Methode.

1. Schritt:
Aufgabenstellung klären

Die bisweilen auftretende Spannung zwischen methodischer Absicherung und Relevanz lässt sich produktiv wenden, wenn Sie als ersten Schritt von *Evidence-based Nursing* sich Ihrer Aufgabe, also Ihrer Perspektive vergewissern. Jede pflegerische Praxis ist theoriebasiert – gleichgültig, ob diese Basisperspektiven stillschweigend in unsere Arbeit eingehen oder ob wir sie uns bewusst machen.

Die Klärung der pflegerischen Aufgabe, der erste unter den sechs Schritten der EBN-Methode, ist noch aus einem zweiten Grund unerlässlich: Berufsmäßige Pflege ereignet sich in der Regel in vielgliedrigen arbeitsteiligen Zusammenhängen, in denen auch die Pflegebedürftigen ihren Part zu erfüllen haben (vgl. Literaturverzeichnis zu Behrens & Müller, 1989). Solche arbeitsteiligen Zusammenhänge individuieren sich zu Systemen mit einem gewissen Beharrungsvermögen. Als relevante Umweltinformation nehmen sie wahr und suchen, was zu ihnen passt (generell untersuchen das Maturana & Varela, 1987).

Keineswegs passt jede neue in der Literatur berichtete wissenschaftliche Erkenntnis in automatischer Harmonie zu den eingewöhnten Routinen, Grundüberzeugungen und Vorurteilen eines Hauses. Ein »Haus« hat zwei Möglichkeiten: Entweder stellt es nur solche Fragen, deren Antworten gut zu ihm passen. Oder es unterzieht sich der zuweilen erheblichen Mühe, seine Praxis an Erkenntnisse anzupassen, die nicht zu seinen bisherigen Erfahrungen, Überzeugungen und Routinen passen. Damit ein »Haus« sich überhaupt der erheblichen Mühe unterzieht, diese letztere Anpassung zu beginnen, müssen Sie sich auf die Hauptaufgabe der Einrichtung, die *Primary Task*, berufen können. Wenn ein wissenschaftliches externes Ergebnis eine Praxis begründet, die die Hauptaufgabe besser zu erfüllen hilft als die bisherigen Routinen, kann keine Einrichtung mehr begründet am Hergebrachten festhalten.

Daher heißt der erste Teilschritt der sechs EBN-Schritte keineswegs: »Machen Sie sich klar, welche Fragen und Antworten zu den Routinen und Grundüberzeugungen Ihrer Einrichtung passen«, sondern der erste Schritt heißt: »Machen Sie sich klar, was die Hauptaufgabe Ihrer Einrichtung ist«. Die Aufgabe geht den Routinen und Überzeugungen vor. Und auf diesen ersten Schritt müssen Sie beim zweiten Teilschritt, bei der Auswahl der beantwortbaren Fragestellung ebenso zurückkommen können wie beim fünften Schritt, der Adaptation und Applikation der Einrichtung an die gefundenen Erkenntnisprozesse.

Sie können sich das immer noch an der Abbildung G.2 auf Seite 24 klarmachen, die die pflegerische Problemlösungs- und Entscheidungssituation aufführte. Außer durch die interne Evidenz der Pflegeanamnese und die externe *Evidence* aus Forschungsergebnissen wirken auf Entscheidungen noch die im unteren Kasten genannten Vorschriften, Faustregeln, Richtlinien, Routinen, ökonomischen und moralischen Anreize und gesetzlichen Regelungen ein. Wie sollten diese sich immer schon im Einklang mit den neuesten Forschungsergebnissen befinden können? Wessen unsichtbare, aber allwissende Hand könnte das bewirken?

Um aber Vorschriften, Faustregeln, Richtlinien, Routinen, ökonomische und moralische Anreize sowie gesetzliche Regelungen (die häufig geringere Hindernisse bieten als die vorher genannten) ändern zu können, müssen Sie sich auf die primäre Aufgabe Ihrer Einrichtung berufen können. Und selbst dann wird es, worauf wir beim sechsten Schritt zurückkommen, nicht leicht. Dabei sind gesetzliche Regelungen oft deswegen die geringsten Hindernisse, weil Gesetzgeber sich mit »unbestimmten Rechtsbegriffen« flexibel gegenüber neuen Erkenntnissen zu halten versuchen. Durchführungsvorschriften und Anreizstrukturen sind viel härteres Gestein.

Wo finden Sie die Hauptaufgabe Ihrer Einrichtung, damit Sie sich auf sie berufen können? Jede Organisation, auch der Ein-Personen-Pflegedienst, hat einen Zweck, der ihre Existenz rechtfertigt. Dieser primäre Zweck ist nicht die standesgemäße Entlohnung ihrer Mitglieder, das ist nur ein Mittel zum Zweck der Versorgung der Bedürftigen mit guter Pflege oder, zum Beispiel bei Bäckereien, mit Brötchen.

Dieser Zweck ist neuerdings manchmal in Leitbildern formuliert, häufiger in Handelsregistern, Vereinsregistern, bei Kammern, in Ordnungen und Gesetzbüchern. Sie können sicher sein: Im Unterschied zu Liebespaaren, die diffus für alles zuständig sein und sich alles ständig neu ausdenken können, haben Organisationen einen Organisationszweck. (Auf diesen Unterschied werden wir noch häufiger zurückkommen müssen, weil unsere Pflegebedürfnisse nicht selten dazu tendieren, diffus und von Liebesbedürfnissen nur schwer unterscheidbar zu werden.) Und Sie werden, wenn Sie es nicht schon wissen, freudig überrascht sein von dem, was Sie da an Zweckbestimmungen lesen können. Kaum werden Sie als Zweck geschrieben finden, nur solche Pflegebedürftigen und Patienten zu versorgen, bei denen die Kosten geringer sind als die Vergütungen. Bei Einrichtungen des Gesundheitswesens werden Sie auch sehr selten Gewinnmaximierung oder die Erzielung hoher Löhne und Gehälter als einzigen Zweck genannt finden.

Der erste Schritt, die Aufgabenklärung, ist ein Merkposten. Wenn Sie dreimal die Woche eine Literaturabfrage starten, müssen Sie sich selbstverständlich nicht dreimal die Woche neu über die pflegerische Aufgabe Ihrer Einrichtung klar werden. Das führte nur zu Gebetsmühlen-ähnlichen Wiederholungen von bereits Geklärtem. Es genügt häufig, dass Sie sich daran erinnern, wie Sie sich das letzte Mal über diese Aufgabe klar geworden sind. Aber als ein Merkposten sollte der erste Schritt stehen bleiben, auch wenn er keine drei Sekunden Zeit beansprucht. Denn ein entscheidender Grund, warum Forschungsergebnisse *nicht* Eingang in die

Praxis fanden, liegt zweifellos darin, dass die professionelle ›Aufgabenklärung‹ als erster Schritt der EBN-Methode nicht durchgeführt wurde.

Erlauben Sie uns ein Beispiel aus unserer Universität Halle-Wittenberg. Martin Luther hatte, wie Sie vielleicht gehört haben, oft Ärger mit seinen Vorgesetzten über seine Arbeit. Dann bot ihm, wie er selber oft betonte, ein Blick in seine Anstellungs- und Doktorurkunde, in seinen Diensteid, Halt und Orientierung. Es lohnt sich vielleicht auch für Sie, Ihre Aufgaben in Ihrem Arbeitsvertrag und in den Leitbildern Ihrer Organisation nachzulesen.

2. Schritt:
Problem formulieren

2.1 Wie kommen wir zu Fragen, die sich auch beantworten lassen?

Da der zweite Teilschritt in *Evidence-based Nursing* sich zu Recht auf Fragestellungen konzentriert, die beantwortbar sind, besteht immer ein kleiner oder großer Anreiz dafür, Fragen danach auszuwählen, wie klar sie beantwortbar sind, und nicht danach, wie weit sie den geäußerten Bedürfnissen und Prioritäten der Pflegebedürftigen und anderer Klienten entsprechen. Das gilt aus verständlichen Gründen sogar für berufsmäßige Forscher. Forscher kommen schneller zu Ergebnissen, wenn sie in einem schon gut erforschten Bereich mit bewährten Methoden entscheidbare Fragen beantworten, als wenn sie erst Felder erschließen, Methoden entwickeln und begründen und noch gar nicht entscheidbare Fragen entscheidbar machen müssen.[1]

2.1.1 Wie wir verlernten, zu fragen

Das Schwierigste für entscheidungsfreudige, zupackende, erfahrene, gut ausgebildete Berufstätige im Gesundheitswesen ist es, Fragen zu stellen. Das hat spezifische Gründe, die vor allem für Gesundheitsberufe gelten, und recht unspezifische Gründe, die für alle Menschen gelten, die lange auf der Schule waren.

Zuerst kurz die unspezifischen Gründe: Während Kinder einem noch Löcher in den Bauch fragen können, lernen wir in den ersten zehn Schuljahren, dass »ich weiß nicht« keine besonders gute Haltung für einen Schulbesucher ist. Im Bildungssystem stellen häufig Lehrer die Fragen und gute Schüler beantworten sie wie aus der Pistole geschossen. Dabei sind selbst die Fragen der Lehrer eher rhetorische Fragen, die sozusagen die Stelle bezeichnen, in die die richtige Antwort der Schüler treffen soll. In Wirklichkeit kennen die Lehrer die richtige Antwort. Diese allgemeine Erziehung zur aufgeweckten routinierten Haltung, der alles immer schon klar ist, gilt in Gesundheitsberufen in spezifischer und verstärkter Weise. Wie wir bereits bei der Analyse der Situation pflegerischer Entscheidungen nachvollziehen konnten, steht am Anfang der Professionalisierungsgeschichte der Pflege die Zauberin und weise Frau. Gerade unsere Klienten, wie zum

---
[1] So befürchtete der Soziologe Adorno vor 50 Jahren glücklicherweise nicht ganz zu Recht, dass Forschung »methodisch« immer besser, die Ergebnisse aber immer irrelevanter würden.

Beispiel Pflegebedürftige, erhoffen von uns, dass wir nicht irren und grübeln, sondern auf einen Blick das für sie Richtige erkennen und ihnen vorschlagen.

Die Demonstration von Unsicherheit auf pflegerischer oder ärztlicher Seite gilt selber als Gesundheitsrisiko für Pflegebedürftige, die sich dadurch tief verunsichern lassen. Wie die Placebo-Forschung zeigt, kann der Glaube an die Kraft der Pflege oder der Medizin Berge versetzen, auch da, wo sich kein Wissenschaftler die Heilung naturwissenschaftlich erklären kann. Daher gibt es in allen Professionen einen Begriff der »Eleganz«, der die Fähigkeit meint, ohne viel Umwege und Grübelei gleich das Richtige zu erkennen und, ohne den Pflegebedürftigen überflüssigerweise mit quälenden Fehlversuchen Schmerzen zu bereiten, gleich das Richtige zu tun (vgl. Behrens, 2000).

Da es bei Professionen in der Tat, wie wir oben bei der Analyse der Situation pflegerischer Entscheidungen dargestellt haben, um die Entscheidung unter Handlungsdruck geht, ist das Ideal der Eleganz auch keineswegs fehlleitend. Es kommt nur darauf an, dass die Eleganz nicht gespielt ist, sondern *evidence-based* begründet.

2.1.2 Subjektive Fragen – objektive Antworten

Fragen zu stellen ist nicht nur das Schwierigste, sondern auch das Wichtigste und Folgenreichste. Viele von Ihnen werden (wie zahlreiche unserer Studierenden, denen wir diese Überlegungen vortrugen) zunächst keineswegs darauf vertrauen, dass Wissenschaft objektiv ist und nicht persönliche Interessen und Entscheidungen von Wissenschaftlern die Ergebnisse entscheidend beeinflussen. Häufig haben wir von Erstsemestlern, aber auch von Ministerialbeamten gehört, dass man doch mit der Wissenschaft alles beweisen könne was man wolle; man brauche nur den richtigen Professor dafür.

Wir sind dagegen der hier zu belegenden Auffassung, dass die äußere Beeinflussung von Wissenschaft nicht hauptsächlich bei den Ergebnissen anzusetzen ist (obwohl wir natürlich zugeben, dass es gerade in den Gesundheitswissenschaften und in der Medizin auch zahlreiche recht plumpe Fälschungen von Ergebnissen gegeben hat).

Die wertende Beeinflussung in der Wissenschaft (☞ Abbildung G.8 auf Seite 62) findet unserer Einschätzung nach viel stärker bei der Stellung und der Auswahl von Fragen statt, die erstens überhaupt für bearbeitungswürdig gehalten werden und die zweitens bezahlt werden. Hier ist ein eminenter außerwissenschaftlicher Einfluss auf die Wissenschaft möglich.

Sodann wird das, was überhaupt wissenschaftliches Ergebnis werden kann, durch die Auswahl der Zielgrößen und der Messinstrumente innerhalb von Untersuchungen beeinflusst. Diese hängen aber schon so eng mit der Frage zusammen, dass sie nahezu Bestandteil einer sauber gestellten Frage sind. Wenn Fragestellung, Messverfahren und Ergebnisdefinitionen festliegen, dann, so unsere in diesem Buch nach und nach zu begründende These, ergeben sich Ergebnisse vom Eingreifen des Forschenden relativ unabhängig, quasi wie von selbst.

Deswegen: Achten Sie auf die Fragestellungen! Mit der Fragestellung ist schon sehr viel im Problemdefinitions- und Problemlösungsprozess vorentschieden. Wenn sie das Einfallstor übler Interessenvertreter suchen wollen, bei der Fragestellung, ihrer Formulierung und Auswahl finden sie es.

Abbildung G.8 auf Seite 62 zeigt – in Anknüpfung an den »Werturteilsstreit« – die Einflüsse von außen auf wissenschaftliche Studien. Es soll klar erkennbar sein, dass der Einfluss auf wissenschaftliche Ergebnisse

- erstens über die zugelassene oder finanzierte Fragestellung und
- zweitens die akzeptierten Forschungsmethoden geht.

Wenn Fragestellung und Methode gegeben sind, ergibt sich das Ergebnis ziemlich zwingend. Wenn einem das Ergebnis dennoch nicht gefällt, bleibt nur Auswahl bei der Veröffentlichung (das heißt die Geheimhaltung unwillkommener Ergebnisse) und zuletzt – die plumpe Fälschung. Fälschungen sind aber sehr gut aufdeckbar im Vergleich zu den Einflüssen, die sich auf die Auswahl von Fragestellungen und zum Beispiel Forschungspopulation richten.

Hier wird auch eine Gefahr für *Evidence-based Nursing* deutlich: nicht alle pflegerisch relevanten Fragen sind gleich einfach zu erforschen. Forscher neigen aus verständlichen, auch arbeitsorganisatorisch durchaus vernünftigen Gründen dazu, sich vorwiegend auf solche Fragen zu stürzen, bei denen man in absehbarer Zeit zu einem Ergebnis kommt. Darauf ist in Meta-Analysen zu achten, auf deren Technik wir in Kapitel 4.9 auf Seite 195 kommen.

2.1.3 Gütekriterien von Frageformulierungen

Wenn Fragen so entscheidend sind und gleichzeitig so ungewohnt zu stellen, kann man lernen, sie zu formulieren? Ja – allerdings ist der gewöhnliche Universitäts- und Schulbetrieb nicht gerade eine gute Gelegenheit, Fragen stellen zu lernen. Schon das einfachste Merkmal einer Frage, nämlich dass sie ein Verb enthält und ein Fragezeichen, findet man recht selten; typisch sind Überschriften wie »Der Franzbranntwein in seiner Bedeutung für die Pflege und die Seele des Menschen« bei akademischen und schulischen Texten.

Es hilft auch nicht viel, eine solche Überschrift einfach in einen Fragesatz umzuformulieren: »Welche Bedeutung hat der Franzbranntwein für die Pflege und die Seele des Menschen?« Wenn man gute Fragen stellen will, muss man sich festlegen auf das, was man erwartet und prüfen will. Insofern ist jede Frage sehr begrenzt und führt meistens zu weiteren Fragen. Konkret: »Führt das Einreiben des Rückens mit Franzbranntwein im Vergleich zu Wasser zu einem tieferen Einatmen und ist dies eine wirksame Maßnahme zur Pneumonieprophylaxe?«

Wenn bei dieser Frage herauskommt, dass Franzbranntwein nicht geeigneter ist (vgl. Döschel, 1995), ergibt sich daraus eine durch diese Antwort überhaupt noch nicht beantwortete Frage: Sieht eine Pflegebedürftige die Verwendung von Wasser verglichen mit dem ebenso ›wirkungsvollen‹ Franzbranntwein als Ausdruck der persönlichen Geringschätzung?

Beide Fragen sind so unterschiedlich, dass es sich lohnt, ihre Beziehung zueinander zu untersuchen. Denn die Beantwortung der ersten Frage (Einreiben mit Franzbranntwein ist zur Pneumonieprophylaxe nicht besser als Einreiben mit Wasser) ergibt erst dann hinreichende *Evidence* für die pflegerische Entscheidung, wenn auch die zweite Frage geklärt ist. An diesem einfachen Beispiel wird schon klar, dass es sich lohnt, präzise Fragen zu stellen, weil nur präzise Fragen die Chance eröffnen, dass unser eigenes Vorverständnis geklärt und widerlegt werden kann.

Es fällt weiterhin auf, dass viele Projekte in der Pflege, an denen Studierende beteiligt sind oder die sie durchführen, nicht der Beantwortung einer Frage dienen, sondern eher der Einführung einer Veränderung. Solche Projekte heißen zum Beispiel typisch »Einführung eines theoriegeleiteten Pflegemodells in die so-und-so Station«. Wenige Projekte haben eine entsprechende Frageformulierung, zum Beispiel »Ist die Intervention nach Pflegemodell a besser geeignet als die Intervention nach Pflegemodell b, um das Pflegeergebnis x bei den Pflegebedürftigen N_1 bis N_{100} zu erreichen?« Und höchst selten ist diese Untersuchung so angelegt, dass beide Interventionen dieselbe Chance haben, sich als besser geeignet zu erweisen.

Daher kann man durchaus davon reden, dass viele Projekte in der Pflege – auch wenn sie sich mit Pflegeforschung verbinden – eigentlich eher missionarische als nachprüfende Projekte sind. Es sind von einer pflegerischen Interventions- oder Diagnosemethode Begeisterte, die andere von der Machbarkeit und Nützlichkeit ihrer Idee überzeugen wollen. Die Begeisterung ist sehr wichtig! Ohne sie geschähe das Meiste nicht. Ebenso wichtig ist aber, die Prüfbedingungen möglichst rigoros zu gestalten, damit unsere Begeisterung nicht den Pflegebedürftigen schadet. Die Prüfbedingungen müssen der Ansicht, die unserer widerspricht, die Chance geben, sich als die Bessere zu erweisen. Den wenigsten Forschern ist es gleichgültig, welche Ansicht sich als die weniger widerlegte erweist. Um so mehr müssen wir uns auf die Untersuchungsbedingungen verlassen können (vgl. Oevermann, 1991, unter Hinweis auf Popper).

2.2 Elemente einer Frage

Erst, wenn man sich seiner pflegerischen Aufgabe bewusst ist und das zu lösende Problem wirklich zu den Aufgaben der Pflege zählt, kann man dazu übergehen, eine Frage zu formulieren. Diese Frage besteht je nach Problem aus unterschiedli-

2.2 Elemente einer Frage

chen Komponenten: Für Interventionen empfiehlt sich zum Beispiel ein Aufbau wie in Abbildung 2.1, für Diagnosestudien würden die »Interventionen« zum Beispiel durch »diagnostische Tests« ersetzt.

PFLEGEBEDÜRFTIGER

INTERVENTION

KONTROLLINTERVENTION

ERGEBNISMASS

Abbildung 2.1: Elemente einer Frage

Der Sinn dieses Schemas ist, sich zum einen des Problems bewusster zu werden, indem man es von mehreren Seiten beleuchtet; zum anderen erleichtert eine klare Fragestellung die anschließende Recherche, da die Frage nach dem PIKE-Schema in der Regel die zentralen Schlüsselworte schon enthält.

Doch nun zu den vier Elementen im Einzelnen: sie umfassen den Pflegebedürftigen oder die Patientengruppe, die eine Intervention erhält und die mit einer Kontrollintervention verglichen und an bestimmten Ergebnismaßen (Outcomes) gemessen wird (☞ Abbildung 2.1). Wenn man sich dieses Schema einprägt, hat man schon eine gute Gliederung für die Frage und die wichtigsten Aspekte des Pflegeproblems berücksichtigt.

In Tabelle 2.1 sind zur Veranschaulichung einige Fragen nach dem PIKE-Schema aufgeführt.

Tabelle 2.1: Beispiele für Fragestellungen nach dem PIKE-Schema

Pflegebedürftiger	Intervention	Kontrollintervention	Ergebnismaß
Bettlägerige Pflegebedürftige ohne Dekubitus	zweistündliche Lagerung	vierstündliche Lagerung	Dekubitusrate
Kann bei bettlägerigen Pflegebedürftigen ohne bestehenden Dekubitus durch einen zwei- im Vergleich zu einem vierstündlichen Lagewechsel die Entstehung von Dekubitus reduziert werden?			
Demente in einem Krankenhaus	Einrichtung eines Nachtcafés	(Pflegeheime ohne Nachtcafé)	Werte beim Mini Mental Status
Haben demente Pflegebedürftige in einem Krankenhaus durch die Einrichtung eines Nachtcafés verbesserte Werte beim Mini Mental Status Test nach Folstein?			
Pflegebedürftige in einem Pflegeheim	Einsatz von Pflegehelfern	Einsatz von Altenpflegekräften	Zufriedenheit der Angehörigen
Hat der Einsatz von Pflegehelfern anstelle von Altenpflegekräften in einem Pflegeheim einen Einfluss auf die Zufriedenheit der Angehörigen?			

Der erste Teil der Frage beschreibt den Pflegebedürftigen bzw. eine Gruppe von Pflegebedürftigen oder ein Problem, das im Mittelpunkt der Frage steht wie zum Beispiel ein Pflegebedürftiger mit einem bestehenden Dekubitus an der rechten Ferse, Kinder im Grundschulalter mit Leukämie, die Kosten für die Pneumonieprophylaxe durch Atemübungen oder die mangelnde Versorgung alleinstehender älterer Menschen. Wie wir bereits im Grundlagenkapitel zeigten, sollten Sie sehr auf die Fragestellung achten. Bei der Auswahl von Fragestellung und Methode wird – oft nahezu unbemerkt – ein nicht zu unterschätzender Einfluss darauf ausgeübt, was überhaupt wissenschaftliches Wissen werden kann.

Die Intervention ist die Pflegemaßnahme, die von Interesse ist; in der Regel wird diese Maßnahme mit einer anderen Maßnahme verglichen (Kontrollintervention). Man kann generell sagen, dass die Interventionen immer verglichen werden, und zwar entweder mit einer neuen Intervention oder eben mit keiner Intervention, falls eine Maßnahme neu eingeführt werden soll. Bei diagnostischen Tests wird analog ein neuer Test mit dem bisherigen Standardtest (»Goldstandard«) verglichen. Beispiele dazu sind der Einsatz von Validation, die Oberkörperhochlagerung nach dem Essen zur Pneumonieprophylaxe, der Vergleich zwischen Funktionspflege und Bereichspflege oder die bewusste Waschrichtung zur Aktivierung des Pflegebedürftigen im Vergleich zur herkömmlichen Waschmethode.

Das Ergebnismaß ist der Effekt, an dem gemessen werden soll, ob ein bestimmtes Ergebnis eingetreten ist oder nicht. Häufig wird die Forderung eines Ergebnismaßes stiefmütterlich behandelt, obwohl es eine elementare Rolle spielt, ob Angst mit einem Fragebogen oder mit physiologischen Parametern gemessen wird oder ob man die Qualität einer Bettdecke auf ihr Gewicht oder ihre Farbe oder ihre Wärmekraft oder ihre Waschbarkeit hin beurteilt (vgl. auch unser Beispiel der Bewertung des Franzbranntweins ab Seite 71). Ein Ergebnismaß kann zum Beispiel ein Score auf einer Schmerzskala, die Behandlungsdauer im Krankenhaus, eine Mortalitätsrate oder ein HbA_{1c}-Wert bei Diabetikern, sein.

Wir empfehlen das Ergebnismaß Ihrer besonderen Aufmerksamkeit vor allem aus zwei Gründen:

1. Die Irrtumsmöglichkeit durch ein unangemessenes Ergebnismaß wird in der EBM-Literatur unterschätzt im Vergleich zur Irrtumsmöglichkeit durch nicht-zufällige Zuordnung von Personen zur Interventions- und zur Kontrollgruppe. Auch die beste Kontrollmöglichkeit für eine verzerrende Zuordnung zu Interventions- und Kontrollgruppe (zum Beispiel durch randomisierte kontrollierte Studien, auf die wir noch zurückkommen) kann keinesfalls den Fehler kompensieren, der durch ein unangemessenes Ergebnismaß entsteht. Das sollte eigentlich trivial sein (vgl. Behrens, 2002b,a).

2. Häufig wird als Ergebnis nur gemessen, was zeitlich deutlich nach der pflegerischen Intervention liegt. Das verletzt die Logik. Pflegerische Interventionen haben auch Ergebnisse, die fast gleichzeitig mit der Intervention auftreten, zum Beispiel Schmerz, Ärger, Angst. An einem Beispiel dargelegt, das auf den ersten Blick für die ausschließliche Relevanz der Ergebnismessung deutlich nach dem pflegerischen Prozess spricht, die Geburtshilfe, heißt das: Das Ergebnis nach der geburtshelferischen Intervention ist das glücklich zur Welt gebrachte Kind. Das Ergebnis, das während der

Schwangerschaft und Geburtshilfe auftritt, ist der Zustand der Mutter mit ihrem ungeborenen Kind. Sind Pflegefehler, Erniedrigungen und vermeidbare Übel der Mutter in diesem Stadium irrelevant, wenn das Kind zur Welt kam?

Achten Sie auch auf Interventionsergebnisse, die während der Intervention auftreten. Auch die Ergebnisse während des Interventionsprozesses müssen verglichen werden, weil sie dazu führen können, eine pflegerische Maßnahme als schlechter als eine andere einzustufen (vgl. unsere Diskussion zur Qualitätssicherung im Kapitel G.1.3 auf Seite 33 sowie die Abbildungen G.4 auf Seite 31 und G.5 auf Seite 33).

2.3 Beispiel: Schlucktraining bei Apoplexie

Lesen Sie das Szenario aufmerksam durch, und versuchen Sie anschließend, die vier Elemente einer Frage nach dem PIKE-Schema zu finden und eine beantwortbare Frage zu formulieren!

> **Szenario:** Sie arbeiten als Krankenschwester auf einer internistischen Station in einem kleineren Krankenhaus der Regelversorgung. Bei der Dienstübergabe sprechen Sie auch über Frau A., die vor drei Tagen einen Schlaganfall erlitten hat; gemeinsam mit Ihren Kollegen überlegen Sie, was Sie gegen die Schluckstörungen von Frau A. tun könnten.
> Um die Zeit, bis Frau A. wieder normales Essen zu sich nehmen kann, zu verkürzen und um eine Aspirationspneumonie zu vermeiden, schlägt ein Kollege vor, mit Frau A. ein Schlucktraining zu beginnen. Ihre Stationsschwester wendet ein, dass für so etwas im Moment keine Zeit wäre, zumal der Nutzen eines Schlucktrainings fraglich sei.
> Da Sie ein wenig Englisch sprechen und ab und zu Pflegestudien aus Fachzeitschriften an die Pinnwand hängen, bittet Ihre Stationsschwester Sie, nach Studien auf diesem Gebiet zu recherchieren.

Da das Szenario auch weiterhin verwendet wird, werden Sie mögliche Elemente einer beantwortbaren Frage in den folgenden Abschnitten finden. Für die ganz Neugierigen hier ein Vorschlag:

Zuerst das PIKE-Schema: Pflegebedürftige sind hier Apoplektiker mit Schluckstörungen, die Intervention wäre ein Schlucktraining und eine Kontrollintervention gibt es keine, so dass das Ergebnismaß mit herkömmlicher Pflege verglichen wird, und das Ergebnismaß könnte das Auftreten einer Aspirationspneumonie sein. Die Frage kann also lauten: »Kann bei Apoplektikern mit Schluckstörungen durch ein spezielles Schlucktraining eine Aspirationspneumonie vermieden werden?«

3. Schritt:
Literaturrecherche

3.1 Was veröffentlicht wird

Man findet in der natur- wie sozialwissenschaftlichen Literatur sehr viele Arten von Veröffentlichungen.

Meta-
Analysen

Systematische
Übersichtsarbeiten

fortgeschrittene, kontrollierte
klinische Versuche

Fallstudien, Einzelfall-Erzählungen,
ungewöhnliche Ereignisse

Ideen, Briefe, Meinungen, Editorial, Diskussionen

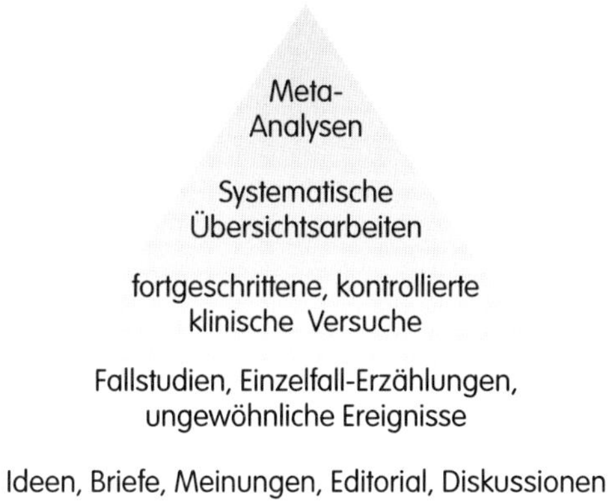

Abbildung 3.1: Publikationspyramide: Häufigkeit von Veröffentlichungen

In Abbildung 3.1 ist die Struktur der Literatur über Interventionen dargestellt, wobei man die Art der Publikation und ihre relative Häufigkeit im Pool der gesamten Veröffentlichungen erkennen kann (vgl. McKibbon et al., 1999, S. 8). Diese Pyramide der Häufigkeiten ist (noch) nicht mit einer Pyramide der Qualität zu verwechseln. Unsere Analyse der seit 1998 viermal im Jahr im BMJ-Verlag erscheinenden Review-Zeitschrift *»Evidence-Based Nursing«* ergab, dass 25% der als externe *Evidence* erzeugend anerkannten Artikel mit »qualitativen« Methoden arbeiten.

Alle dargestellten Kategorien von Publikationen sind für den Prozess der Erforschung von biowissenschaftlichen Interventionen wichtig, aber nicht alle Kategorien sind für die konkrete Entscheidung für eine Intervention am Pflegebedürftigen von Nutzen. Je weiter man sich in den Kategorien nach oben bewegt bzw. an die Spitze der Publikationspyramide gelangt, um so konzentrierter wird das Wissen, und um so besser sollte die Qualität sein, da (hoffentlich) nur das beste jeder Kategorie in die nächsthöhere Ebene übernommen wird. Nur unter dieser Bedingung entspricht die Publikationspyramide auch einer »Qualitätspyramide«.

Die unterste Stufe sind Ideen, Briefe und Meinungen, die im Editorial, in Leserbriefen an eine Zeitschrift oder manchmal auch als kompletter Artikel zu finden sind. In der nächsten Kategorie werden Fallstudien vorgestellt, die oftmals als Idee für weitere Forschungen dienen, die dann zunächst unter Laborbedingungen oder gleich in Beobachtungsstudien getestet werden. Obwohl diese Informationen in einer höheren Kategorie sind, sind sie immer noch nicht das, was die Praktiker am Patientenbett umsetzen können. Vielversprechende Ergebnisse aus der Laborforschung können in die Stufe der Tierexperimente gelangen – hier wird auch deutlich, dass die Publikationspyramide auf die Medizin zugeschnitten ist.

Wohlgemerkt: Man ist immer noch weit von der klinischen Anwendung entfernt, bewegt sich aber durch den Evaluationsprozess stetig darauf zu. Die nächsten drei Stufen sind analog der Phasen I-III der klinischen Arzneimittelprüfung[1]: In Phase I wird die Intervention an einer kleinen Zahl von freiwilligen Probanden für eine kurze Zeit durchgeführt, wobei man bei Medikamenten vor allem auch auf die Nebenwirkungen achtet. Die zweite Erprobung einer Intervention am Menschen (analog der Arzneimittelprüfung Phase II) findet schon durch eine Intervention an sorgfältig ausgewählten Patienten im klinischen Umfeld statt, wobei immer noch keine Vergleichsgruppe gebildet wird.

Erst in der III. Phase der Arzneimittelprüfung führt man eine vergleichende Therapiestudie, die meist sehr arbeits- und kostenintensiv ist, durch, um eine Aussagekraft zu erhalten, die stark genug ist, die Vorteile, die wirklich auf die Intervention zurückzuführen sind, klar herauszustellen und somit eine zuverlässige Aussage für die spätere Anwendbarkeit in der täglichen Praxis treffen zu können. Es gibt noch eine IV. Phase der klinischen Arzneimittelprüfung, die routinemäßige Anwendung in der Praxis zur Anwendungsbeobachtung, die aber im Kontext der Veröffentlichung in Zeitschriften zunächst keine große Rolle spielt.

Sie spielt zu Unrecht keine Rolle. Für ihre klinische Nutzung ist es hochrelevant, ob eine Therapie unter Laborbedingungen von hochinteressierten und hochmotivierten Kollegen angewandt wurde und Ergebnisse zeigte oder im ganz normalen Alltag von Kollegen, die an den Patienten orientiert sind, aber nicht unbedingt ein missionarisches Interesse an gerade dieser Therapie verfolgen. Für die Praxis sind Studien unter Alltagsbedingungen relevanter. Daher sind Beobachtungsstudien (auf die Methode kommen wir im Kapitel 4.3.7 auf Seite 140) für die Beurteilung pflegetherapeutischer Interventionen unter Alltagsbedingungen relevanter als Studien unter experimentellen Laborbedingungen (vgl. Europarat, 2002, S. 28 f.).

Aus den vergleichenden Therapiestudien schließlich kann man Systematische Übersichtsarbeiten (☞ Kapitel 4.9 auf Seite 195) erstellen, die die Ergebnisse

---
[1] vgl. §§ 21–37, 40–42 Arzneimittelgesetz

der methodisch besten Forschungsarbeiten zusammenfassen. Sind die Teilnehmer und die Interventionen der Studien, die in eine Übersichtsarbeit aufgenommen wurden, vergleichbar, kann man die Einzelergebnisse mit statistischen Methoden kombinieren und erhält so valide Aussagen für die Anwendung einer Intervention. Der gesamte Prozess, der in Abbildung 3.1 auf Seite 77 dargestellt ist, ist mit einer Raffination vergleichbar: Das Wissen wird immer konzentrierter, und nur die sicheren Erkenntnisse im Sinne externer *Evidence* (vgl. Kapitel G.1 auf Seite 21) werden in die nächsthöhere Stufe übernommen.

3.2 Woher man Wissen beziehen kann

Im Unterschied zu Pflegewissenschaftlern, die über die komplette Literatur in ihrem speziellen Forschungsgebiet informiert sein sollten, ist für Pflegende »am Bett« eher ein breit gefächertes Wissen erforderlich. Zudem haben Pflegende häufig weder die Ressourcen in Form von Bibliotheken noch die Zeit zum Lesen während ihrer Arbeit zur Verfügung, wohl aber einen Zugang zum PC.

Es wäre sehr einfach für Pflegende, auf dem Laufenden zu bleiben, wenn sie schnellen Zugriff auf eine einzige Datenbank, in der alles Wissen verständlich und griffbereit ist, hätten; leider ist dem nicht so, denn die meisten deutschsprachigen Pflegezeitschriften enthalten größtenteils Artikel der unteren Ebenen von Abbildung 3.1 auf Seite 77, was unter anderem auch daher kommt, dass die Pflegeforschung in den deutschsprachigen Ländern bisher wenige größere Studien hervorbringen konnte; so wurden zum Beispiel zwischen 1988 und 1997 nur fünfzehn deutschsprachige Randomisierte kontrollierte Studien publiziert, wobei bei keiner dieser Studien Pflegewissenschaftler Erstautoren waren (vgl. Schlömer, 1999).

3.2.1 Bücher

Bücher waren einst die wichtigsten Medien, in denen neues Wissen verbreitet wurde, aber seit es immer mehr Fachzeitschriften in immer spezielleren Gebieten gibt, werden Bücher hauptsächlich dazu genutzt, als Nachschlagewerke und somit als Quelle jenes Wissens zu dienen, das sich nicht allzu schnell verändert. Bücher sind zum Lernen geeignet und daher so konzipiert, dass sie einen Überblick über ein Stoffgebiet geben. Ist man auf der Suche nach einem Schema, das den fetalen Blutkreislauf darstellt, oder nach der Beschreibung einer Kohortenstudie, so wird man dies natürlich in einem Buch nachschlagen.

Das Wissen aus Büchern ist oft mehrere Jahre »alt«, denn von der Niederschrift durch den Autor über den Druck bis zum Verkauf im Buchladen vergeht Zeit – Zeit, in der neue Erkenntnisse gewonnen werden, die das in Büchern veröffentlichte Wissen widerlegen können; deshalb werden neuerdings (wie bei diesem

Buch) Bücher mit Internet-Services kombiniert, indem über das Internet Ergänzungen und Aktualisierungen möglich sind. Ein weiteres Problem besteht darin, dass das Wissen aus Büchern häufig die Meinung des Verfassers widerspiegelt und selten durch fundierte Studien belegt ist.

Diese beiden Nachteile von Büchern kann man ausgleichen, indem man entweder das Wissen häufiger aktualisiert, zum Beispiel in Form von Loseblattsammlungen, wie sie in juristischen Kreisen üblich sind, oder durch häufigere Auflagen und indem man allgemein das Verständnis für die Relevanz von Wissen, das durch gute Studien gewonnen wurde, in das Bewusstsein von Autoren, Verlegern und Lesern bringt. Ein Beispiel für dieses Umdenken ist *Clinical Evidence* (Godlee, 2000), das für den praktisch tätigen Arzt in Form eines Jahrbuches die besten Studien für eine medizinische Fragestellung zusammenfasst. Leider existiert zur Zeit noch kein vergleichbares Werk für die Pflege.

3.2.2 Zeitschriften

Zeitschriften eignen sich sehr gut, um sich über neue Entwicklungen, Gesetze und aktuelle Diskussionen zu informieren, denn sie sind meist aktuell und ihr Inhalt ist breit gefächert. Das Abonnement einer Zeitschrift will gut überlegt sein, denn jede Zeitschrift hat einen anderen Fokus und ein anderes Niveau. Eine Kombination aus einer eher allgemeinen Zeitschrift mit einer hohen Auflage (zum Beispiel *Pflege, Pflegezeitschrift, Dr. med. Mabuse, Die Schwester/Der Pfleger*), einer Fachzeitschrift für ein spezielles Gebiet (zum Beispiel *Kinderkrankenpflege*) und einer Zeitschrift, die Studien sehr guter Qualität veröffentlicht (zum Beispiel *Evidence-Based Nursing*) sollte ausreichen, um gut informiert zu bleiben. Möchte man überwiegend Antworten auf spezielle Fragestellungen bekommen, sollte man eher in Online-Datenbanken recherchieren und sich die gewünschten Artikel zusenden lassen.

Besonders zu empfehlen ist die Zeitschrift *Evidence-Based Nursing*[2], die 1998 ins Leben gerufen wurde und die sich zum Ziel gesetzt hat, vierteljährlich eine Auswahl an Studien vorzustellen, die in pflegerelevanten Zeitschriften veröffentlicht wurden und zum einen wichtig sind, um mit aktuellem Wissen Schritt halten zu können, und die zum anderen von hoher Qualität sind (DiCenso et al., 1998). Die ausgewählten Artikel werden auf einer Seite zusammengefasst, anhand vorher definierter Qualitätskriterien beurteilt und von einem Experten aus der Praxis kommentiert.

3.2.3 Die eigene Sammlung

Es empfiehlt sich, die abonnierten Zeitschriften zu archivieren, um Artikel für einen späteren Gebrauch im Volltext vorliegen zu haben. Weiterhin ist es sinnvoll,

---

[2] http://www.evidencebasednursing.com/

3.2 Woher man Wissen beziehen kann

Fragestellungen, die schon recherchiert wurden, strukturiert abzulegen, damit sie bei Bedarf rasch aktualisierbar sind. Durch die Entwicklung jederzeit zugänglicher Datenbanken sowie die günstigen Liefermöglichkeiten der gewünschten Artikel im Volltext verlieren die eigenen Sammlungen allerdings immer mehr an Bedeutung, denn ihre Pflege ist sehr zeitintensiv, wenn eine sinnvolle und effiziente Nutzung möglich sein soll.

Unterstützung findet man durch den Einsatz spezieller Software, die die eigene Literatur in einer Datenbank verwaltet und ausgefeilte Suchoptionen bietet.[3] Eine andere – ebenfalls computergestützte – Möglichkeit besteht in der Verwendung von *Critically Appraised Topics (CATs)*: Das (mittlerweile kostenlose) Programm *CATmaker* zum Beispiel erlaubt es, zu bestimmten Bereichen Zusammenfassungen von Studien anhand von Kriterien aus der *Evidence-based Health Care* zu erfassen, zu verwalten und unkompliziert zu aktualisieren.[4]

3.2.4 Das Internet und seine Dienste

»Internet« ist die Bezeichnung für ein weltweites Rechnernetz, über das eine Fülle von Diensten angeboten werden: graphisch aufbereitete Informationen (*World Wide Web*), elektronische Post (*E-Mail*), Diskussionsgruppen (*Newsgroups*), Plauderecken (*Chatrooms*), elektronische Datenbanken und vieles mehr (vgl. Steinhaus, 1998, S. 176).

Das Internet entwickelt sich sehr schnell zu einer reichhaltigen Quelle für Pflegende, Pflegebedürftige und deren Familien, denn es bietet zahlreiche Möglichkeiten, um sich schnell und aktuell zu informieren. Zudem wird so der Bedarf vieler Pflegebedürftiger gedeckt, aktiv an der Behandlung ihrer Erkrankung mitzuarbeiten, sich selbst zu informieren, Gedanken zu machen und auseinander zu setzen – eine nicht zu vernachlässigende Hilfe bei der Bewältigung und für den Erfolg ihrer Behandlung (☞ Seite 48, *e*-Patienten).

Weiterhin eignet sich das Internet hervorragend, um die Erstellung, die Verbreitung und die Diskussion von wissenschaftlichem Wissen zu unterstützen und um vielbeschäftigten Praktikern einen kostengünstigen, schnellen und effizienten Zugriff auf valides und relevantes Wissen zur richtigen Zeit, am richtigen Ort, in der richtigen Menge und im richtigen Format zu ermöglichen (vgl. Jadad et al., 2000).

Dem steht allerdings gegenüber, dass das Wissen im Internet meist nicht strukturiert vorhanden ist, dass die meisten Quellen (noch) nur in englischer Sprache vorhanden sind und nicht nur schwer zu finden sind, sondern auch noch verstanden werden müssen – sowohl von Pflegebedürftigen als auch von Pflegenden. Außerdem kommt bei einigen potentiellen Nutzern noch eine Abneigung gegen

---

[3] Eine Übersicht findet man unter http://www.scholarsquest.com/Scholars_Quest/ References/Gathering/Reference_Tools/BibliographicSoftware.html
[4] http://cebm.jr2.ox.ac.uk/docs/catmaker.html

»die Technik« hinzu: Selbstverständlich muss man zunächst Zeit investieren, um den Umgang mit dem Medium zu erlernen, egal, ob Hard- oder Software.

Aufgrund dieser Faktoren ist es unwahrscheinlich, dass das Potential, das im Internet steckt, schon bald voll genutzt werden wird. Bis dahin werden einige Pflegende das Gefühl haben, dass das Internet eine Rolle in ihrer täglichen Arbeit spielen sollte, aber solange nicht wirksame Strategien entwickelt werden, um die Spreu vom Weizen zu trennen, muss man schon sehr viel Energie aufbringen, um das meiste für sich aus allen Möglichkeiten, die das Internet bietet, zu holen (vgl. Stewart, 1999).

3.2.4.1 Das *World Wide Web*

Das Auffinden von relevanten Informationen im *World Wide Web* ist aufgrund der unüberschaubaren Menge an Websites nicht einfach; noch schwieriger ist es allerdings, die gefundenen Informationen kritisch zu bewerten, denn jeder kann sein Wissen, Halbwissen oder Wunschdenken im *World Wide Web* veröffentlichen – qualitative Kriterien werden nicht zugrunde gelegt. Obwohl die Inhalte von Internetseiten ähnlich denen von Zeitschriftenartikeln sind, gibt es eben doch einige Unterschiede: Websites werden unkontrolliert publiziert, sind meist vor der Veröffentlichung nicht durch einen Begutachtungsprozess durch Experten gegangen (*Peer-Review*), und man muss oft sehr lange suchen, bis man den Namen des Autors findet.

Die Nutzung des *World Wide Web* klingt komplizierter, als sie in Wirklichkeit ist. Alles, was Sie brauchen, sind ein Personal Computer mit Modem und Software (Browser, Programm für E-Mail und News) sowie ein Internet Provider, der Ihnen einen Zugang bietet (zum Beispiel T-Online, AOL, Compuserve).[5]

Genau wie bei allen anderen Arten von Informationen ist es wichtig, ihre Qualität zu beurteilen, bevor man sich dazu entscheidet, sie für die eigene Praxis zu benutzen. Neben den sonst üblichen Kriterien sollte man sein Augenmerk auch auf folgende Angaben richten:

- *Autor:* Ist er genannt? Einer oder mehrere Autoren?
- *Begutachtung:* Sind Veröffentlichungen vorher begutachtet worden? Wie und von wem?
- *Geldgeber:* Wer sponsert die Seiten oder die Forschungsarbeit?
- *Datum:* Wann wurde die Seite erstellt? Wie oft wird sie aktualisiert?
- *Quellen:* Sind überhaupt Quellen angegeben?
- *Bekanntheit:* Wird die Seite häufig aufgesucht (Counter)? Ist sie in Linksammlungen vertreten?

---

[5] ausführlichere Informationen zum Beispiel unter http://www.pflegeforschung.de/links/

3.2 Woher man Wissen beziehen kann

- *Eindruck:* Ist der persönliche Eindruck positiv? Ist die Seite insgesamt glaubwürdig?

Die Suche nach Informationen ist eine Fähigkeit, die, wie andere Fähigkeiten auch, erst erlernt werden muss, und der beste Weg dürfte sein, einfach loszulegen. Wenn die ersten Fragen auftauchen, findet man kompetente Hilfe in Newsgroups und Mailinglisten, Fachbüchern und auf Internetseiten.

Neben Internetseiten, die von einzelnen Autoren erstellt sind und relativ wenig Interaktion erlauben, gibt es aber auch Möglichkeiten, Diskussionen im *World Wide Web* zu führen: so bietet der *Internet Server für Pflege*[6] nicht nur tagesaktuelle Informationen und sehr viele interessante Beiträge zum Nachschlagen und Schmökern, sondern auch eine Pinnwand, an die man Anfragen anheften kann, auf die andere Leser antworten können.

Noch einen Schritt weiter in Richtung Interaktivität geht das *Pflegeboard*[7], das zu allen pflegerelevanten Gebieten Plattformen für Diskussionen bietet und dessen hohe Besucherzahlen für den Bedarf der Pflegenden an solchen Diensten sprechen.

3.2.4.2 Mailinglisten

Eine Mailingliste ist eine Art elektronischer Verteiler: Zunächst muss man sich in den Verteiler *(listserver)* eintragen *(subscribe)* und bekommt dann eine E-Mail-Adresse genannt, an die man seine Diskussionsbeiträge schicken kann. Alle Mails an diese Adresse werden automatisch an alle Mitglieder verschickt, die sich ebenfalls in den Verteiler eingetragen haben. Mailinglisten haben ein festgelegtes Thema, um das sich die Diskussionen drehen sollten, und dementsprechend gibt es tausende von Listen mit vielen verschiedenen Themen und in vielen verschiedenen Sprachen. Für *Evidence-based Nursing* sind zu empfehlen:

- *NurseGer:*[8] deutschsprachige Liste, die alle Bereiche der Pflege abdeckt

- *NurseRes:*[9] englischsprachige Mailingliste zum Austausch über Pflegeforschung im Allgemeinen

- *EBN-L:*[10] Mailingliste des *German Center for Evidence-Based Nursing*, deutschsprachig; alle Themen rund um *Evidence-based Nursing* sind hier willkommen.

---

[6] http://www.pflegenet.com/
[7] http://www.pflegeboard.de/
[8] http://www.walle.net/
[9] http://listserv.kent.edu/scripts/wa.exe?SUBED1=nurseres&A=1
[10] http://www.listserv.gmd.de/listen/alpha_c.html#e

- *evidence-based-health:*[11] sehr empfehlenswerte englischsprachige Liste, in der man schnell kompetente Antworten rund um *Evidence-based Health Care* erhält

Zu beachten sind – sowohl bei Mailinglisten als auch bei Newsgroups oder anderen elektronischen Diskussionsforen – allgemeine Verhaltensregeln, die sich im Laufe der Zeit eingebürgert haben und als »Netiquette« bezeichnet werden.[12]

3.2.4.3 Newsgroups

Newsgroups sind Diskussionsforen, in denen zu bestimmten Themen jeder Beiträge verfassen kann; man benötigt keine Registrierung, sondern nur einen Newsreader und einen Internet Service Provider mit einem Newsserver. Die größeren Internet Service Provider führen um die 15 000 Newsgroups mit unterschiedlich langer Haltedauer. *Evidence-based Nursing* passt thematisch wohl am besten in die Newsgroup

```
de.sci.medizin.pflege,
```

in der Diskussionen über Pflegewissenschaft, Pflegeforschung, Pflegepädagogik und Pflegemanagement sowie die Umsetzung in die Praxis der Kranken-, Kinderkranken-, Fachkranken- und Altenpflege im ambulanten, stationären sowie häuslichen Bereich geführt werden (dana-Moderation, 2001). Im Unterschied zu Mailinglisten kann man jederzeit auch ältere Artikel laden sowie per Suchmaschine[13] gezielt nach Diskussionsbeiträgen suchen. Weiterhin können die meisten Newsreader Beiträge filtern, so dass man auf Wunsch nur bestimmte Nachrichten lädt, während man in Mailinglisten immer alle Mails erhält (vgl. Brühe et al., 1999, S. 155).

3.2.5 Online-Datenbanken

Große Datenbanken, in denen via Internet recherchiert werden kann, sind daher die Quelle der Wahl, wenn es darum geht, hochaktuelles Wissen schnell und effizient zu finden. Wichtig ist hierbei, die Datenbank nach der Fragestellung auszuwählen: Medline (☞ Kapitel 3.3.1 auf Seite 86) eignet sich sehr gut, um einen Überblick zu bekommen; Cinahl® (☞ Kapitel 3.3.3.2 auf Seite 91) ist für pflegerische Fragestellungen die erste Anlaufstelle, und um Systematische Übersichtsarbeiten von bester Qualität zu finden, sollte man einen Blick in die Cochrane Library (☞ Kapitel 3.3.3.1 auf Seite 90) werfen. Diese Datenbanken decken einen Großteil aller Bereiche der Gesundheitswissenschaften ab, so dass man häufig auch Antworten auf ausgefallenere Fragen findet. Kapitel 3.3 auf der nächsten Seite

---

[11] http://www.mailbase.ac.uk/lists/evidence-based-health/
[12] http://www.kirchwitz.de/~amk/dni/netiquette/
[13] http://groups.google.com/

beschäftigt sich mit den verschiedenen Online-Datenbanken, und Kapitel 3.4 auf Seite 92 gibt weiterführende allgemeine Hinweise für ihre Bedienung.

3.3 Welche Datenbanken sind wozu geeignet?

Hat man die Forschungsfrage klar formuliert, kann man gut gerüstet mit der Recherche beginnen. Hierfür stehen einige Datenbanken online zur Verfügung; für welche man sich entscheidet, hängt von persönlichen Vorlieben, von dem Schwerpunkt der Datenbank und natürlich vom Geldbeutel ab.

Da eine Vielzahl von Datenbanken zur Verfügung stehen, deren Vorstellung den Rahmen dieses Buches sprengen dürfte, wird hier nur auf die kostenlosen Medline-Oberflächen NLM Gateway und PubMed sowie auf die in weiten Teilen ebenfalls entgeltfrei zugängliche DIMDI-Oberfläche detaillierter eingegangen. Daneben existieren für den Pflegebereich eine Vielzahl von zum Teil kostenpflichtigen Datenbanken, die sich teilweise auf Schwerpunkte spezialisiert haben, sowie Fachdatenbanken für die Grundlagenwissenschaften der Pflege.

Elektronisch zugängliche und auswertbare Datenbanken sind ein entscheidender Fortschritt in der Zugänglichkeit und Prüfbarkeit von Wissenschaftsvergleichen. Ihr Potential, das noch keineswegs vollständig genutzt wird, liegt darin, dass diese Datenbanken die Nachprüfbarkeit von Wissen für größere Teile der Bevölkerung erleichtern können. Bis vor kurzem war der Kreis derjenigen, die wissenschaftliches Wissen als wissenschaftlich statt als autoritäres Wissen aufnehmen, also zwischenmenschlich überprüfen konnten, auf die sehr kleine Schicht derjenigen beschränkt, die persönlich Spezialbibliotheken, Institute und Labore aufsuchen konnten. Alle anderen mussten in unwissenschaftlicher Weise glauben, was »die Wissenschaft festgestellt hat«, wie es im bekannten Spottlied heißt.

Der damit notwendige »Glauben an die Autorität der Wissenschaft« unterscheidet sich aber zu wenig vom »Glaube an die Autorität der Vorschriften« oder dem »Glauben an die Autorität der Offenbarung des murmelnden Baches«, um wissenschaftlich statt szientifisch zu sein – insofern vergrößern elektronische, allgemein und schnell zugängliche Datenbanken für große Teile der Bevölkerung die Chance zum *sapere aude* Melanchthons, also die Chance, selbst nachzulesen und zu urteilen.

Datenbanken setzen eine Entscheidung der Demokratisierung fort, die vor 500 Jahren mit dem Buchdruck begann. Um diese Chance zu nutzen, bedarf es freilich der Kulturtechnik der Durchsicht und schnellen Beurteilung großer Informationsmengen, sonst wird die schiere Menge des Veröffentlichten zum Grund dafür, dass es nicht zur Kenntnis genommen wird (vgl. Behrens, 1998). Auch bei diesen Durchsichten und Beurteilungen leisten Datenbanken für den, der mit ihnen umgehen kann, große Dienste (Abstract, Verknüpfungen usw.).

Selbstverständlich findet keineswegs alles, was veröffentlicht wird, Eingang in Datenbanken. Man wird auch sicher nicht sagen können: »Was nicht in Datenbanken steht, taugt auch nichts«, denn außer der *Qualität*, die zur Aufnahme eines Artikels in eine Datenbank führt, ist noch entscheidend: der Wille und die Energie des Autors, überhaupt in einer Zeitschrift zu veröffentlichen, die in einer Datenbank erfasst wird, und nicht in einer im Extremfall privat gedruckten Monographie. Der Wille und die Energie, in eine Datenbank zu kommen, ist von Fach zu Fach und von Region zu Region unterschiedlich ausgeprägt; in der deutschen Pflege zum Beispiel viel weniger als in der angelsächsischen. Für die deutsche Pflegeliteratur hat deshalb Schlömer (vgl. 1999) neben Datenbank- auch Handsuchen durchgeführt – wenn auch in ihrem Fall mit dem Ergebnis, dass die Handsuche für ihre sehr spezielle Fragestellung wenig mehr erbrachte als die Datenbanksuche.

Also: Nicht alle relevante Literatur finden Sie über Datenbanken. Aber das ist kein Grund, nicht wenigstens die Literatur zur Kenntnis zu nehmen, die Sie in Datenbanken finden. Da dieses Buch Ihren erkennbaren praktischen Bedürfnissen dienen soll, haben wir uns im Folgenden auch um möglichst konkrete Tipps bemüht, wie Sie Zeit und Geld sparen können bei der Datenbank-Recherche. Diese Tipps können freilich noch schneller veralten als die übrigen Teile des Buches; daher aktualisieren wir diese Empfehlungen regelmäßig im Internet.[14]

3.3.1 Medline

Medline ist die bibliographische Hauptdatenbank der U. S. National Library of Medicine (NLM) und umfasst mehr als 11 Millionen Einträge auf dem Gebiet der Biowissenschaften mit dem Fokus auf medizinische Themengebiete wie Humanmedizin, Zahnmedizin, Veterinärmedizin, Pharmazie, Pflege und viele mehr.

Es werden Zeitschriften ausgewertet, die von 1966 bis heute erschienen sind; insgesamt sind es zur Zeit 4 300 Zeitschriften aus aller Welt in 30 verschiedenen Sprachen. Ungefähr 52% der erfassten Artikel wurden in den U.S.A. veröffentlicht, insgesamt sind nahezu 86% der Quellen in Englisch und 76% aller Einträge mit englischen Abstracts, die von den Autoren der Artikel verfasst wurden. Medline wächst jede Woche um ungefähr 8 000 komplette Verweise, das sind mehr als 400 000 neue Einträge pro Jahr (National Library of Medicine, 2000a).

Über die Homepage der NLM[15] hat man kostenlosen Zugriff auf Medline, ohne sich registrieren lassen zu müssen; daneben bieten zahlreiche Bibliotheken und teilweise auch kommerzielle Anbieter über eigene Benutzeroberflächen einen Zugriff auf die Datenbank. Die U.S. National Library of Medicine selbst stellt zwei Benutzeroberflächen zur Verfügung: NLM Gateway und PubMed.

---

[14]http://www.pflegeforschung.de/praxis/recherche.htm
[15]http://www.nlm.nih.gov/

3.3 Welche Datenbanken sind wozu geeignet?

Medline kann nach Stichworten, Autoren, Begriffen in Titel oder Text, Zeitschriften oder Kombinationen aus diesen durchsucht werden; automatisch werden die eingegebenen Suchbegriffe mit der Medline-Verschlagwortung (*MeSH-Terms*) verglichen und bei Bedarf für die interne Suche passend eingebaut. Zum Beispiel wird aus der Eingabe

```
pressure sore
```

automatisch die Abfrage

```
"decubitus ulcer"[MeSH Terms] OR pressure sore[Text Word]
```

generiert.

Als Ergebnis erhält man eine Liste, die Autor, Titel, Quelle und meistens auch ein Abstract enthält (☞ Abbildung 3.2). Anhand dieser Informationen muss man dann die Entscheidung treffen, ob der gefundene Artikel relevant ist und man ihn im Volltext bestellen oder ob man die Suche vielleicht modifizieren sollte.

Int J Qual Health Care 2001 Oct;13(5):399-407

Reduced incidence of pressure ulcers in patients with hip fractures: a 2-year follow-up of quality indicators.

Gunningberg L, Lindholm C, Carlsson M, Sjoden PO.

Department of Public Health and Caring Sciences, Section of Caring Sciences, Uppsala University, Sweden. lena.gunningberg@adm.uas.lul.se

OBJECTIVE: The aims of the present study were to (i) investigate the incidence of pressure ulcers in 1997 and 1999 among patients with hip fracture, (ii) study changes of nursing and treatment routines during the same period and (iii) to identify predictors of pressure ulcer development. DESIGN: The present comparative study was based partly on data collected in two prospective, randomized, controlled studies conducted in 1997 and 1999. SETTING: The study was carried out in the Accident & Emergency (A&E) Department and the Department of Orthopaedics at the University Hospital in Uppsala, Sweden. STUDY PARTICIPANTS: Inclusion criteria: patient with hip fracture, > or = 65 years, admitted without pressure ulcers. Forty-five patents were included in 1997 and 101 in 1999. INTERVENTIONS: Risk assessment, pressure ulcer grading, pressure-reducing mattress and educational programme. MAIN OUTCOME MEASURES: Incidence of pressure ulcers. RESULTS: There was a significant reduction of the overall incidence of pressure ulcers from 55% in 1997 to 29% in 1999. The nursing notes had become significantly more informative. Nursing and treatment routines for patients with hip fractures had changed both in the A&E Department and the orthopaedic ward through initiatives developed and implemented by pressure ulcer nurses. CONCLUSION: In the framework of a quality improvement project, where research activities were integrated with practice-based developmental work, the incidence of pressure ulcers was reduced significantly in patients with hip fractures. The best predictor of pressure ulcer development was increased age.

PMID: 11669568 [PubMed - in process]

Abbildung 3.2: Darstellung eines Abstracts in PubMed

Sie werden sich sicherlich fragen, welche Oberfläche denn die beste ist, um in Medline zu recherchieren – nun, das ist vor allem eine Frage des persönlichen Geschmacks und der Funktionen, die man nutzen möchte. Als Richtlinie könnte man sagen, dass für Einsteiger ohne Englischkenntnisse (die allerdings spätestens bei der Sichtung der Ergebnisse auf weitere Hilfestellungen angewiesen sein werden) DIMDI zu empfehlen ist (☞ Kapitel 3.3.2 auf Seite 89); für Einsteiger mit

Englischkenntnissen eignet sich das NLM Gateway und Fortgeschrittene werden sicher schnell die Vorzüge von PubMed zu schätzen wissen.

Im **NLM Gateway**[16] (☞ Abbildung 3.3) sind viele Suchfunktionen integriert, die automatisch aktiv werden und im Hintergrund bei der Suche unterstützen; zusätzlich können bei Bedarf per Klick weitere Funktionen zugeschaltet werden.

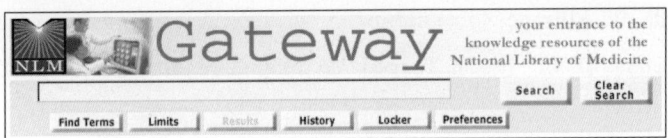

Abbildung 3.3: Benutzeroberfläche des NLM Gateway

Außerdem wird in verschiedenen Datenbanken gleichzeitig gesucht, und die Ergebnisse werden in Kategorien (Zeitschriftenartikel, Bücher, Videos, Verbraucherinformationen, Konferenzbände usw.) aufgeteilt präsentiert (vgl. National Library of Medicine, 2000b). Insgesamt ist die Bedienung von NLM Gateway selbsterklärend, der Benutzer wird nicht mit vielen unbekannten Funktionen abgeschreckt – für Einsteiger, die nicht wissen, was genau sie in Medline finden oder wie sie am besten in Medline suchen sollen, sicherlich eine gute Wahl.

In **PubMed**[17] (☞ Abbildung 3.4) hat man ebenfalls nur eine Eingabezeile zur Verfügung, in die man seine Suchabfrage eingibt; analog zu NLM Gateway erhält man eine Liste von Titeln als Ergebnis der Suche und kann die zugehörigen Abstracts per Klick auswählen.

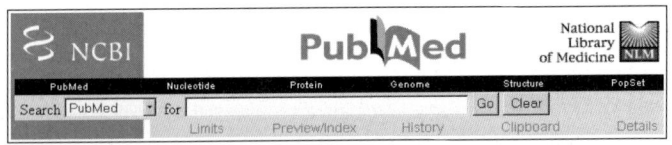

Abbildung 3.4: Eingabezeile von PubMed

Der große Unterschied zu NLM Gateway liegt in den erweiterten Suchmöglichkeiten: komplexe Suchabfragen, in denen die Felder, in denen ein Schlüsselwort vorkommen muss, genau angegeben werden können, sowie die Kombination verschiedener Suchbegriffe mit logischen Operatoren[18] (☞ Kapitel 3.4.3 auf Seite 95) und die Beschränkung von Suchbegriffen auf bestimmte Suchfelder.

---

[16] http://gateway.nlm.nih.gov/
[17] http://www.ncbi.nlm.nih.gov/pubmed/ bzw. http://www.pubmed.com/
[18] Boole'sche Operatoren: AND, OR, NOT

3.3 Welche Datenbanken sind wozu geeignet?

Ferner stehen validierte Suchabfragen und Filter für die Suche nach Studien über die Diagnose, die Prognose sowie die Behandlung von Krankheiten zur Verfügung, die vor allem für den *Evidence-based Health Care*-Bereich sehr nützlich sein können. Die Ergebnisse der Suche in PubMed können in unterschiedlichen Formaten betrachtet und – zum Beispiel zur direkten Übernahme in eine Bibliographiesoftware – gespeichert werden (vgl. National Library of Medicine, 2000c).

Die direkte Bestellung der gewünschten Artikel im Volltext ist bei der Suche in Medline über die beiden Oberflächen der *NLM* nicht empfehlenswert, da der Lieferdienst Loansome Doc® für die Lieferung ins Ausland üppige Preise verlangt. Es empfiehlt sich daher, die Ergebnisse der Recherche auszudrucken und zum Beispiel über Subito zu bestellen.

3.3.2 DIMDI

Anders verhält es sich, wenn man über die Benutzeroberfläche des Deutschen Instituts für Medizinische Dokumentation und Information (DIMDI) (☞ Abbildung 3.5) in Medline oder auch in anderen Datenbanken recherchiert.

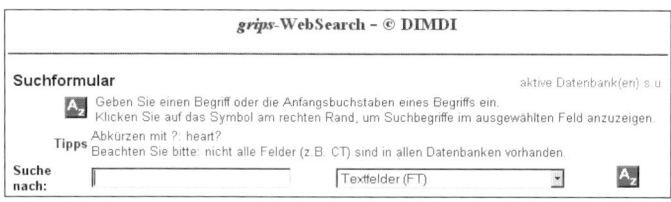

Abbildung 3.5: Oberfläche von DIMDI

Das DIMDI ist eine nachgeordnete Behörde des Bundesministeriums für Gesundheit und bietet den Zugriff auf ca. 100 Datenbanken aus den biowissenschaftlichen Disziplinen und den Sozialwissenschaften an. Allerdings sind nicht alle Angebote kostenlos: Über die `Freegrips - WebSearch` hat man aber freien Zugriff auf pflegerelevante Datenbanken wie Medline, CancerLit, HealthStar, GeroLit und SoMed; weitere Datenbanken, auch aus angrenzenden Gebieten der Pflege, stehen gegen eine Nutzungsgebühr zur Verfügung[19]. Man kann mit Hilfe einer deutschen Benutzeroberfläche und mit deutschen Suchbegriffen (wegen der deutschsprachigen Verschlagwortung der Artikel) in mehreren Datenbanken parallel recherchieren, die Suchergebnisse komfortabel verknüpfen, einschränken und exportieren oder direkt im Volltext bestellen.

Prinzipiell ist die alleinige Suche nach deutschsprachigen Veröffentlichungen aber wenig sinnvoll, da zum einen Studien mit signifikanten Ergebnissen eher

---
[19] http://www.dimdi.de/germ/dbangebot/dbang-kurz.htm

in englischer Sprache veröffentlicht werden und zum anderen das Ziel der Recherche darin besteht, zunächst möglichst alle relevanten Veröffentlichungen zu einem Thema zu finden und diese anschließend anhand ihrer Qualität auszuwählen.

Ein Nachteil von DIMDI soll nicht verschwiegen werden: Die Anzahl der gleichzeitig eingeloggten Nutzer ist begrenzt, so dass ab und zu kein Zugriff möglich ist. Insgesamt betrachtet ist über DIMDI eine komfortable Suche möglich, die durch eine integrierte Bestellmöglichkeit noch abgerundet wird; zudem dürfte so mancher Nutzer eine deutsche Oberfläche bevorzugen.

3.3.3 Andere Datenbanken

Die folgenden Datenbanken sind teilweise entgeltpflichtig, teilweise decken sie nur einen Randbereich der Pflege ab, weshalb sie hier nur kurz angesprochen werden sollen.

3.3.3.1 Cochrane Library

Die Cochrane Library[20] besteht aus mehreren Datenbanken, die parallel abgefragt werden können:

- die Cochrane Database of Systematic Reviews (CDSR), in der ca. 1 000 Protokolle und knapp 1 300 komplette Systematische Übersichtsarbeiten und Meta-Analysen im Volltext vorliegen

- die Database of Abstracts of Reviews of Effectiveness (DARE), die über 3 000 strukturierte Abstracts und Bewertungen von anderen, qualitativ guten Systematischen Übersichtsarbeiten, die nicht in der Cochrane Library sind, enthält

- und das Cochrane Controlled Trials Register (CCTR), das auf ca. 330 000 kontrollierte Studien, die teilweise in keiner anderen elektronischen Datenbank erfasst sind, verweist.

Das Besondere an der Cochrane Library ist, dass nur Arbeiten aufgenommen werden, die klar definierten Kriterien entsprechen, die von der Cochrane Collaboration vorher festgelegt wurden, wodurch eine hohe Qualität der Inhalte gewährleistet ist. Leider ist die Cochrane Library (noch) sehr medizinlastig, so dass man auf der Suche nach Lösungen für Pflegeprobleme dort eher selten fündig wird.

---

[20] http://www.update-software.com/

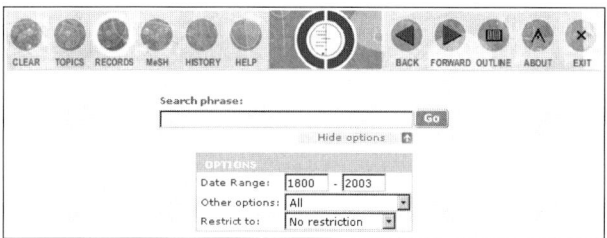

Abbildung 3.6: Suchmaske der Cochrane Library

3.3.3.2 Cinahl®

Über die Oberfläche des Cinahl® *direct* Online-Services[21] hat man Zugriff auf Cinahl®, Medline und die CINAHL Current Awareness-Datenbank. Cinahl® steht übrigens für »Cumulative Index to Nursing and Allied Health Literature« und umfasst ca. 700 000 Einträge aus ungefähr 1 600 Zeitschriften, vor allem pflegerelevante Literatur aus Pflegezeitschriften, Pflegestandards, Forschungsinstrumenten und Empfehlungen; daneben werden 29 für die Pflege wichtige Disziplinen wie Alternativmedizin oder der Umgang mit gesundheitswissenschaftlicher Literatur abgedeckt. Leider ist die Nutzung von Cinahl® kostenpflichtig, und obwohl man in Cinahl® viele Quellen findet, die in Medline nicht erfasst werden, wird sich nicht jeder die $ 49.95 für 15 Stunden Nutzungszeit leisten können und wollen (vgl. Cinahl Information Systems, 2000).

3.3.3.3 GeroLit

GeroLit (Gerontologische Literatur) ist eine deutschsprachige Datenbank, die vom Deutschen Zentrum für Altersfragen unterhalten wird und knapp 100 000 Dokumente von 1979 an aus verschiedenen Bereichen der Gerontologie, Geriatrie, Gerontopsychiatrie und Pflegewissenschaft beinhaltet. Eine komfortable und entgeltfreie Suche ist über DIMDI (☞ Seite 89) möglich.

3.3.3.4 HealthSTAR

HealthSTAR (Health Services, Technology, Administration and Research) wird von der U.S. National Library of Medicine betrieben und hat den Fokus auf nicht-klinischen Aspekten des Gesundheitswesens, so zum Beispiel Organisation, Verwaltung, Planung, Finanzierung und Qualitätssicherung im Gesundheitswesen. Die ca. 3,6 Millionen Dokumente sind zum Teil auch in PubMed enthalten, werden dort aber nur monatlich aktualisiert. Auch hier ist eine Suche über DIMDI (☞ Seite 89) möglich.

---

[21] http://www.cinahl.com/

3.3.3.5 Heclinet

Heclinet (Health Care Literature Information Network) ist eine von der Technischen Universität Berlin betreute Literaturdatenbank, die sich ebenfalls auf nichtklinische Gebiete des Gesundheitswesens wie Gesundheitsökonomie, Krankenhausbau, Finanzierung, Gesetze und Organisation spezialisiert hat und ca. 137 000 Dokumente bereit hält. Leider wurden die finanziellen Mittel für Heclinet gestrichen, so dass die Datenbank – nach 32 Jahren! – Ende 2001 ihren Dienst einstellen musste und nur noch über DIMDI als Archivdatenbank zugänglich ist.

3.3.3.6 Embase

Embase (Excerpta Medica DataBase) wird von Elsevier Science B. V. herausgegeben und umfasst mehr als 13 Millionen Dokumente aus dem Bereich der Humanmedizin, Pharmakologie und angrenzenden Gebieten wie Gesundheitsmanagement, Pflege und Psychiatrie, wobei pharmakologische Studien einen Schwerpunkt bilden. Eine kostenpflichtige Recherche ist über DIMDI (☞ S. 89) möglich.

3.3.3.7 PsycINFO

Die von der American Psychological Association betreute Datenbank PsycINFO beinhaltet mehr als 1,8 Millionen Quellen aus der psychologischen Literatur von 1887 bis heute und wird auch als CD-ROM (PsycLIT) vertrieben. Auch hier ermöglicht DIMDI (☞ S. 89) einen kostenpflichtigen Zugriff.

3.3.3.8 Internet-Suchmaschinen

Auch wenn das Internet mittlerweile mit einem riesigen Heuhaufen vergleichbar ist, in dem das gesuchte Wissen Stecknadeln gleich verborgen ist: Es ist oft vorhanden! Wenn die Recherche in den geeigneten Fachdatenbanken nicht von Erfolg gekrönt sein sollte, lohnt sich vielleicht eine Suche im Internet, zum Beispiel mit Google[22] oder FastSearch[23].

3.4 Was muss ich bei der Suche beachten?

Die in Kapitel 3.3 ab Seite 85 vorgestellten Datenbanken werden mit ähnlichen Techniken bedient, obwohl jede auch ihre eigenen speziellen Eigenschaften und besonderen Methoden hat, die man in den jeweiligen Handbüchern und Hilfedateien findet.

---

[22] http://www.google.de/
[23] http://www.alltheweb.com/

3.4.1 Schlüsselbegriffe

Jede Datenbank beinhaltet Verweise auf Zeitschriftenartikel und ähnliches Material wie Bücher, Software, Websites oder Videos. Die Suche kann nach Autoren, Wörtern oder Begriffen (= mehrere zusammenhängende Wörter) im Titel oder in der Zusammenfassung der Artikel erfolgen; zusätzlich ist (fast) jeder Artikel von den Betreibern der Datenbank mit standardisierten Schlagwörtern versehen worden.

Leider werden nicht in jeder Datenbank die gleichen Schlüsselwörter verwendet: Um Artikel über Dekubiti zu suchen, würde man eigentlich nach dem geläufigen Wort »bedsore« suchen, in Cinahl® aber nach dem Schlagwort »pressure sore«, in Medline nach dem *MeSH-Term* »decubitus ulcer« und in Embase nach »decubitus«; PsycINFO hat kein passendes Schlagwort.

Obwohl viele moderne Datenbanken wie zum Beispiel Medline einem eingegebenen Suchbegriff automatisch die jeweiligen Schlagwörter zuordnen, sollte man sich dieses Vorgehens bewusst sein, und man wird manchmal nicht umhin kommen, per Hand das entsprechende Schlagwort zu eruieren oder in speziellen Feldern wie im Titel oder im Text zu suchen. So sind Suchen im Textfeld dann angebracht, wenn es sich um einen *neuen* Begriff handelt, dem vielleicht noch kein Schlagwort zugeordnet wurde, zum Beispiel »Passivrauchen« oder »SARS«, während man bei der Suche nach klar definierten Begriffen wie »Pneumonie« oder »Pflegetheorie« eher in den Schlagwörtern fündig wird.

3.4.1.1 Schlüsselbegriffe ausdehnen oder eingrenzen

Wie und warum man Schlagworte benutzen, das heißt ausdehnen oder eingrenzen sollte, wird im Folgenden am Beispiel von »bedsore« in PubMed gezeigt. In der linken Leiste der Oberfläche von PubMed befindet sich der MeSH-Browser. Im *MeSH-Browser* geben wir in die Befehlszeile

    bedsore

ein und erhalten als Ergebnis Abbildung 3.7 auf der nächsten Seite.

Zunächst wird man darüber informiert, dass »bedsore« kein *MeSH-Term* (Schlagwort) ist, aber mit dem *MeSH-Term* »Decubitus Ulcer« verknüpft wird. Danach erfolgt eine Definition des Begriffes, wie er in Medline verwendet wird, und darunter sieht man die Einordnung des Suchbegriffes in die Hierarchie der *MeSH-Terms (MeSH-Baum)*. Nach einem Klick auf DetailedDisplay gelangt man zu Abbildung 3.8 auf der nächsten Seite.

Hier bekommt man eine Übersicht über die möglichen Unterbegriffe, mit denen man den ursprünglichen *MeSH-Term* eingrenzen kann, zum Beispiel mit prevention and control, wenn man Artikel zur Dekubitusprophylaxe sucht. Ferner kann man die Suchabfrage auf Artikel eingrenzen, in denen der gewählte *MeSH-Term* ein Hauptbegriff ist, und man kann festlegen, ob PubMed auch in den nachfolgenden Abschnitten des *MeSH*-Baumes suchen soll. Schränkt man die Suche nur auf die Prophylaxe ein und klickt dann auf Add, erhält man automatisch folgende Formulierung in der Befehlszeile

```
"Decubitus Ulcer/prevention and control"[MESH]
```

und kann damit seine Suchabfrage starten.

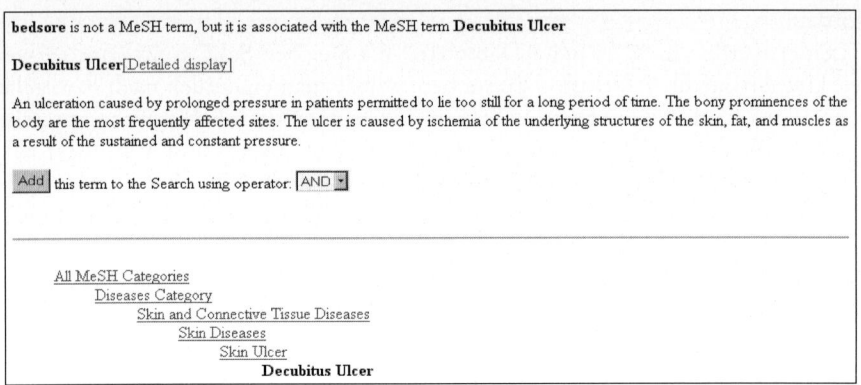

Abbildung 3.7: Ausgabe der Suche nach »bedsore« im *MeSH-Browser* von PubMed

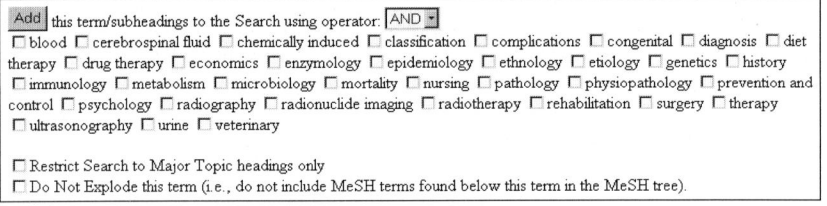

Abbildung 3.8: Einschränkungen der Suche im *MeSH-Browser* von PubMed

3.4.2 Trunkierung

Um verschiedene Wortstämme gemeinsam in einer Suche einzuschließen, kann man nur nach dem Wortanfang suchen und den Rest des Begriffes mit einem *Joker* darstellen; in PubMed zum Beispiel durch Eingabe eines Sterns (*engl.* Asterisk, *), in DIMDI durch ein Dollarzeichen ($):

random*

findet dann zum Beispiel *random*, *randomly*, *randomized* und *randomised*. Aber Vorsicht:

3.4 Was muss ich bei der Suche beachten?

```
car*
```
sucht beispielsweise nach *care* (Pflege, Fürsorge) und *caring* (Pflegen), aber auch nach *carefulness* (Sorgfalt), *caress* (Liebkosung), *car* (Auto) und *caretaker* (Hauswart).

3.4.3 Logische Operatoren

Für die logische Verknüpfung von Suchbegriffen bei der Datenbankabfrage werden so genannte *Boole'sche Operatoren* verwendet. Werden keine Operatoren angegeben, kontrolliert zum Beispiel PubMed zunächst, ob sich in der Suchabfrage bekannte Stichworte (*MeSH-Terms*) befinden; wenn nicht, werden alle eingegebenen Wörter mit einem AND verknüpft, das heißt alle eingegeben Begriffe müssen zwingend im Ergebnis vorhanden sein.

In Abbildung 3.9 wird deutlich, welche Ergebnisse bei den verschiedenen Verknüpfungen eingeschlossen werden.

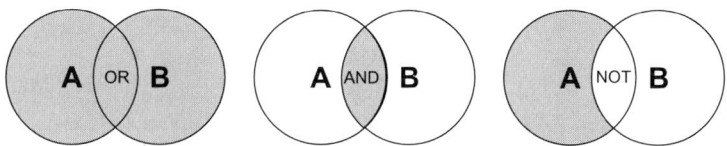

Abbildung 3.9: Die logischen Operatoren OR, AND und NOT

```
diabetes AND aids
```
findet demnach alle Diabetiker mit AIDS. Im Gegensatz dazu bewirkt eine OR-Verknüpfung, dass nur einer der beiden Begriffe vorkommen muss:

```
diabetes OR aids
```
würde also Ergebnisse liefern, in denen entweder Diabetiker oder an AIDS Erkrankte oder an Diabetes und AIDS Erkrankte erwähnt werden. Zu beachten ist, dass AND immer nur die zwei umgebenden Begriffe direkt verknüpft – die Reihenfolge ist also, im Gegensatz zu den anderen Operatoren, bei der Verwendung wichtig.

```
diabetes AND aids OR amputation
```
sucht demnach nach Diabetikern mit AIDS sowie allgemein nach Menschen mit einer Amputation.

Generell wird die Suche bei einer Verknüpfung mit AND eingeschränkt und somit präziser und bei einer Verknüpfung mit OR erweitert. Weiterhin gibt es noch die Möglichkeit, Begriffe explizit bei der Suche auszuschließen:

```
diabetes AND aids NOT insulin
```

macht sich auf die Suche nach Diabetikern, die unter AIDS leiden und kein Insulin spritzen. Die Operatoren AND, OR und NOT sind bei den meisten gängigen Online-Datenbanken und Suchmaschinen verwendbar; wichtig: Sie müssen groß geschrieben werden, damit die Datenbank sie auch als Operatoren erkennt.

3.4.4 Klammern

Ein weiteres Hilfsmittel für die Erstellung einer Suchabfrage sind Klammern, die bewirken, dass ihr Inhalt gemeinsam und vorrangig behandelt wird.

```
diabetes AND (aids OR amputation)
```

liefert als Ergebnis Artikel, in denen Diabetiker vorkommen, die entweder unter AIDS leiden oder eine Amputation hinter sich haben. Klammern können sehr nützlich sein, um Synonyme gleichzeitig zu verwenden, wie zum Beispiel

```
risk AND (bedsore OR (pressure sore) OR (decubital ulcer))
```

oder wenn man mehrere Suchbegriffe ausschließen möchte:

```
pneumonia AND prophylaxis NOT (hiv OR aids OR ventilation)
```

3.5 Suchstrategien

Die richtige Suchstrategie ist sehr wichtig, da sie zum einen Zeit spart, die durch ergebnislose Suchen vergeudet werden würde, und zum anderen hilft, wirklich nur das zu finden, was man auch sucht.

Die Suche in Medline oder anderen Datenbanken ist in der Regel am Thema oder am Inhalt orientiert – man sucht nach Pflegemaßnahmen, Erkrankungen oder Autoren, die mit logischen Operatoren unterschiedlich verknüpft werden. Diese inhaltsbezogene Suchstrategie unterscheidet natürlich nicht nach den verschiedenen Kategorien von Publikationen (☞ Abbildung 3.1 auf Seite 77), so dass man immer Ergebnisse erhält, die aus allen Kategorien bunt gemischt sind. Diese Suchstrategie ist angemessen, wenn man im wissenschaftlichen Bereich arbeitet, aber für die Pflegenden »am Patienten« ist es besser, nur Ergebnisse zu erhalten, die einer oberen Kategorie der Publikationspyramide zuzuordnen sind, denn diese können in der Regel einfacher in die eigene Praxis übernommen werden. Hierbei bieten die meisten Datenbanken Unterstützung durch die Möglichkeit, spezielle Filterfunktionen einzusetzen.

3.5.1 Allgemeine Filter

Dabei ist es wichtig, in Abhängigkeit vom Hintergrund der Suche die Suchabfrage so zu formulieren, dass nur Studien gefunden werden, die mit einer bestimmten Methodik durchgeführt wurden, also zum Beispiel nur Randomisierte

3.5 Suchstrategien

kontrollierte Studien (☞ Kapitel 4.3.1 auf Seite 135) oder Systematische Übersichtsarbeiten und Meta-Analysen (☞ Kapitel 4.3.8 auf Seite 147). Hat man diese grundlegende Methodik der Publikationen verstanden, kann man weiter als die einfache Suche nach Titeln oder Inhalten gehen und Strategien nutzen, mit deren Hilfe Artikel gefunden werden, die »fertig für die Praxis« sind und weiter oben in der Publikationspyramide liegen.

Die Einschränkung auf die Art der Publikation erfolgt entweder mit einem fertigen *Filter*, wie ihn PubMed bietet, indem unter Limits für verschiedene Felder Vorgaben gemacht werden (☞ Abbildung 3.10), oder mit einem methodologischen Filter, wie er im nächsten Abschnitt vorgestellt wird.

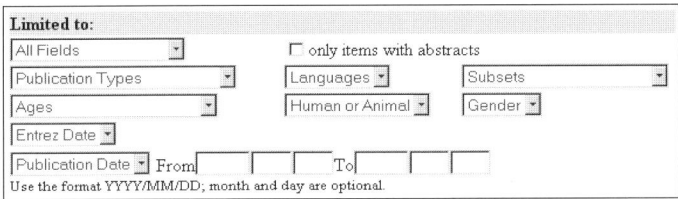

Abbildung 3.10: Mögliche Filter in PubMed

Auf die einzelnen Möglichkeiten, die Suche mit Hilfe von Filtern zu verfeinern, gehen die jeweiligen Handbücher der Datenbanken gezielter ein. Am häufigsten wird man in der Praxis wohl den Filter bei Publication Types auf »Randomized Controlled Trial« oder »Meta-Analysis« setzen.

3.5.2 Methodologische Filter

Prinzipiell unterscheidet man eine Suche mit hoher Sensitivität (= alle vorhandenen Quellen zu einem Thema werden gefunden, dafür sind auch »falsche« Treffer dabei) oder mit hoher Spezifität (= nur Artikel, in denen das Thema wirklich behandelt wird; es werden aber nicht alle Quellen gefunden).

Für die vier Studientypen zu Therapie/Intervention, Diagnose, Ätiologie und Prognose kann man entweder eine eher sensitive Suche definieren, das heißt alle relevanten Artikel werden gefunden, aber auch ein paar irrelevante, oder man sucht mit maximaler Spezifität, also nach den relevantesten, wobei vielleicht ein paar übersehen werden.

In PubMed sind unter Clinical Queries solche methodologischen Filter zu finden (☞ Abbildung 3.11 auf der nächsten Seite):

Man kann entweder auf »Clinical Queries« oder auf »Systematic Reviews« filtern, wobei die Suchanfrage beispielsweise wie folgt ergänzt wird:[24]

---

[24] Eine Übersicht findet man unter http://www.ncbi.nlm.nih.gov/entrez/query/static/clinicaltable.html

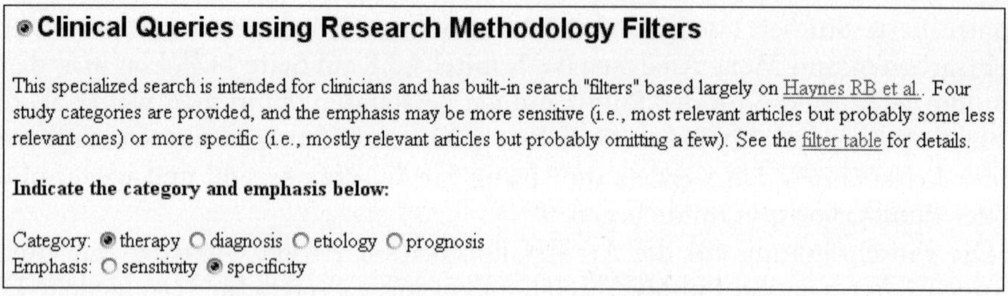

> **● Clinical Queries using Research Methodology Filters**
>
> This specialized search is intended for clinicians and has built-in search "filters" based largely on Haynes RB et al. Four study categories are provided, and the emphasis may be more sensitive (i.e., most relevant articles but probably some less relevant ones) or more specific (i.e., mostly relevant articles but probably omitting a few). See the filter table for details.
>
> **Indicate the category and emphasis below:**
>
> Category: ● therapy ○ diagnosis ○ etiology ○ prognosis
> Emphasis: ○ sensitivity ● specificity

Abbildung 3.11: Methodologische Filter in PubMed

- Suche nach Therapiestudien mit maximaler Sensitivität:

  ```
  AND (randomized controlled trial [PTYP] OR drug
  therapy [SH] OR therapeutic use [SH:NOEXP] OR
  random* [WORD])
  ```

- Suche nach Therapiestudien mit maximaler Spezifität:

  ```
  AND ((double [WORD] AND blind* [WORD]) OR placebo [WORD])
  ```

- Bei »Systematic Reviews« wird der Suchbegriff ergänzt mit

  ```
  AND systematic[sb]
  ```

Der große Vorteil dieser methodologischen Filter im Vergleich zu den »allgemeinen« Filtern ist, dass sie validiert wurden (vgl. Haynes et al., 1994) und dass sie eine Unterscheidung in spezifische und sensitive Suchen ermöglichen.

Die Pflegerelevanz dieser methodologischen Filter ist allerdings – man kann an Begriffen wie »drug therapy« unschwer die medizinische Orientierung erkennen – eingeschränkt, so dass sich diese Filter nur bedingt auf die Pflege übertragen lassen. Pflegerelevante Filter werden zum Beispiel gerade von nLinks[25] entwickelt und validiert.

3.5.3 Ablauf der Suche

In Abbildung 3.12 auf der nächsten Seite ist der grundlegende Ablauf einer Suche in einer elektronischen Datenbank schematisch dargestellt.

Zunächst empfiehlt es sich, nach einzelnen *MeSH-Terms* und Textwörtern zu suchen; später werden diese dann verknüpft, aber durch die separate Suchabfrage ist eine flexiblere Verknüpfung möglich als wenn man die verschiedenen Begriffe gleich zusammen eingibt.

---

[25] http://www.nlinks.org/

3.5 Suchstrategien

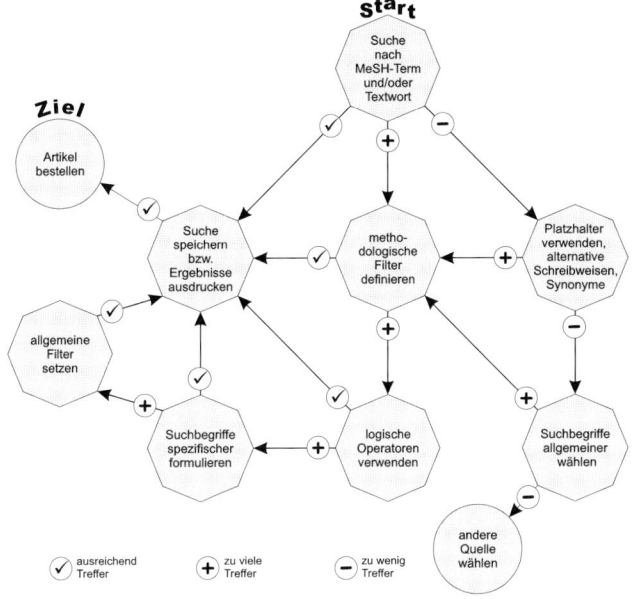

Abbildung 3.12: Ablauf einer Suche in einer elektronischen Datenbank

Eine mögliche (sensitive) Suche nach Therapiestudien über Dekubitalulzera und Ernährung mit PubMed könnte beispielsweise folgendermaßen aussehen:

1. Suche nach dem ersten Suchbegriff, Synonyme werden mit OR verknüpft:
   (bed sore) OR bedsore OR (pressure sore) OR (decubitus ulcer) OR (pressure ulcer) OR (decubital ulcer)

2. Suche nach dem ersten Suchbegriff als Schlagwort (MeSH-Term):
   "Decubitus Ulcer"[MESH]

3. Suche nach dem zweiten Suchbegriff, Synonyme werden mit OR verknüpft:
   nutri* OR diet OR food

4. Suche nach dem zweiten Suchbegriff als Schlagwort:
   "Nutrition"[MESH] OR "Diet"[MESH] OR "Food"[MESH] OR "Nutritional Support"[MESH]

5. Suche nach Studiendesigns, zum Beispiel mit maximal sensitiven methodologischen Filtern:
   `randomized controlled trial[PTYP] OR drug therapy[SH] OR therapeutic use[SH:NOEXP] OR random*[WORD]`

6. Suche nach weiteren Designs:
   `systematic[sb]`

7. Auswahl des Suchverlaufs (`History`) und Verknüpfung der vorangegangenen Suchschritte (#1 bis #6):
   `(#1 OR #2) AND (#3 OR #4) AND (#5 OR #6)`

Hat man sehr wenige Treffer gelandet, so ist es sehr wahrscheinlich, dass der Begriff falsch geschrieben wurde oder dass der eingegebene Begriff eher selten verwendet wird, aber ein gängigeres Synonym existiert. In beiden Fällen empfiehlt es sich, per MeSH – Browser nochmals nach diesem Begriff zu suchen. Wird man auch dann nicht fündig, kann man über die wenigen gefundenen Stellen versuchen, Synonyme zu finden, oder man schlägt in einem Wörterbuch nach. Online kann man dies bequem bei Leo[26], im Roche®-Lexikon Medizin[27] oder im Thesaurus von Merriam-Webster[28] tun. Ergibt eine erneute Suche wieder kaum Treffer, sollte man davon ausgehen, dass in der gewählten Datenbank keine Studien vorhanden sind, auf die die Suchabfrage passt, und eine geeignetere Datenbank aufsuchen.

Hat man jedoch durch die Verwendung von Synonymen oder durch Trunkierungen mehr Treffer erhalten, kann man dazu übergehen, methodologische Filter einzusetzen. Bei weniger als zehn Treffern ist es allerdings ratsam, sich die gefundenen Studien alle näher anzuschauen und geeignete auszudrucken bzw. zur späteren Verwendung abzuspeichern.

Wie im vorangegangenen Kapitel schon erwähnt, ist der Einsatz von methodologischen Filtern sehr sinnvoll, da man nicht nur die Studien mit der wahrscheinlich größten Aussagekraft erhält, sondern die Ergebnisse auch direkt in der Praxis anwendbar sein dürften (☞ Abbildung 3.1 auf Seite 77). Die stärkste Aussagekraft zum Wirkungsvergleich von Interventionen haben Meta-Analysen, dann die Systematischen Übersichtsarbeiten und anschließend die Randomisierten kontrollierten Studien; trotzdem sollte man diese drei Designs, mit OR verknüpft, als Filter verwenden, denn in der Regel sind die Ergebnisse bei Suchen in pflegerelevanten Bereichen mit den einzelnen Filtern wenig ergiebig, so dass eine Oder-

---
[26] http://dict.leo.org/
[27] http://www.gesundheit.de/roche/
[28] http://www.m-w.com/

Verknüpfung der Begriffe zu mehr Treffern führt. Hat man ausreichend Treffer, kann man die Suche beenden und abspeichern.

Falls man immer noch zu viele Ergebnisse hat, kann man logische Operatoren zur Eingrenzung verwenden (AND und NOT). Ist man zum Beispiel auf der Suche nach pflegerischen Maßnahmen zur Pneumonieprophylaxe und stellt beim Überfliegen der Ergebnisse fest, dass bei den meisten Treffern die Wirkungen von Medikamenten untersucht wurden, weil die Anordnung von Medikamenten in anderen Ländern unter den Verantwortungsbereich der Pflegenden fällt, so kann man getrost Medikamente mit NOT ausschließen und so die Menge an Treffern reduzieren.

Wenn auch dadurch noch keine zu bewältigende Anzahl an Artikeln gefunden werden konnte, sollte man sich überlegen, ob man die Suchabfrage nicht genereller enger fassen kann; also nicht allgemein nach »Ernährung« suchen, sondern nach parenteraler oder enteraler Ernährung untergliedert suchen oder nach Sondenkost oder Diätnahrung Ausschau halten.

Ist die Menge an Treffern immer noch unüberschaubar – was selten genug vorkommen mag – bleibt die Verwendung von allgemeinen Filtern als Ausweg. Durch die Eingrenzung der Sprache auf Englisch und Deutsch wird die Abfrage spezifischer, ohne wichtige Quellen auszulassen, da man die jetzt fehlenden Artikel wahrscheinlich sowieso nicht hätte lesen können. Zuletzt bleibt noch die Einschränkung des Publikationsjahres, so dass man beispielsweise nur die neueren Erkenntnisse erhält. Hierbei besteht allerdings die Gefahr, wichtige Quellen von guter Qualität von vorne herein auszuschließen.

3.5.4 Beispiel: Schlucktraining bei Apoplexie

Im Folgenden wird eine mögliche Suche beschrieben, die schematisch in Abbildung 3.12 auf Seite 99 dargestellt ist; als Beispiel soll das Szenario auf S. 75 verwendet werden.[29] Man gibt also in PubMed zunächst ein:

`apoplexia`

und erhält 34 Treffer. Da das sicherlich nicht alles ist, was in Medline über Schlaganfälle zu finden ist, schaut man sich die gefundenen Treffer näher an und versucht es dann mit dem Synonym

`stroke`

und bekommt 77 078 Treffer angezeigt. Weiterhin interessiert

`dysphagia`

worauf man 12 484 Treffer erhält. Über die History-Funktion sieht man den bisherigen Verlauf der Suche und kann die Schritte kombinieren:

---

[29]Die Trefferquoten ändern sich natürlich und spiegeln die Ergebnisse mit dem Stand Sommer 2003 wider.

```
(#1 OR #2) AND #3
```

Da die Anzahl der Ergebnisse mit 431 noch zu hoch ist und nur Studien mit hoher Aussagekraft zu Rate gezogen werden sollen, grenzt man die Ergebnisse auf Randomisierte kontrollierte Studien, Übersichtsarbeiten und Meta-Analysen ein, indem man die bereits erhaltenen Treffer über `Limits` und `Publication Types` nacheinander mit `Randomized Controlled Trial` (13 Treffer), `Review` (57 Treffer) und `Meta-Analysis` (1 Treffer) einschränkt und dann die einzelnen Suchabfragen unter `History` mit einem OR verknüpft. Hier finden wir jetzt also

```
#8  #5 OR #6 OR #7

#7  #4 Limits: Meta-Analysis

#6  #4 Limits: Review

#5  #4 Limits: Randomized Controlled Trial

#4  (#1 OR #2) AND #3

#3  dysphagia

#2  acute stroke

#1  apoplexia
```

und es werden 71 Treffer angezeigt. Da es im konkreten Fall um den Einsatz von Schlucktraining geht, ist der letzte Schritt[30] die Eingabe von

```
swallowing therapy AND #8
```

mit folgendem Ergebnis:

> Bath PM, Bath FJ, Smithard DG.
> Interventions for dysphagia in acute stroke.
> Cochrane Database Syst Rev. 2000;(2):CD000323. Review.
> PMID: 10796343; UI: 20257441

Diese Systematische Übersichtsarbeit kann man sich nun im Volltext in der Cochrane Library anschauen. Hätte man nur eine Quellenangabe mit einem kurzen Abstract gefunden, so müsste man die komplette Studie im Volltext bestellen; hierzu empfiehlt es sich, die Quellenangabe auszudrucken, da man aus Kostengründen nicht direkt aus PubMed Artikel bestellen sollte, und einen Dokumenten-Lieferdienst aus Deutschland wie Subito zu beauftragen.

Noch ein kleiner Tipp am Rande: Falls die englische Sprache ein unüberwindliches Hindernis darstellt, sollte man – bevor man jedes Wort im Wörterbuch

---

[30] Diesen Schritt hätte man auch früher wagen können; er musste hier nur zu Demonstrationszwecken ans Ende weichen.

nachschlägt – eine Übersetzung des Abstracts mit dem *Babelfish* von Altavista[31] überlegen. Hier kann man entweder Textpassagen oder ganze Seiten (einfach nur die Adresse eingeben!) auf Knopfdruck übersetzen lassen. Obwohl die Qualität der Übersetzung gerade bei fachsprachlichen Originaltexten meist optimierungsbedürftig ist, kann man doch einen ersten Eindruck über den Inhalt eines Artikels gewinnen.

3.6 Bestellung von Artikeln

Nach dem Login in Subito[32] kann man zu Sonstige gehen und Titelabkürzung wählen, um den internationalen Kurztitel der gewünschten Zeitschrift direkt einzugeben. Alternativ kann man auch einzelne Bestandteile des Titels unter Stichwort Titel eingeben oder nach dem Kurztitel im Journal Browser von PubMed suchen, um den vollen Namen der Zeitschrift sowie die ISSN-Nummer für eine Bestellung zu erhalten (manchmal auch Informationen über eine kostenfreie Online-Verfügbarkeit der Zeitschrift, leider sehr selten!). Hat man die Zeitschrift in Subito gefunden, bekommt man eine Auswahl an Bibliotheken, die mit der Lieferung beauftragt werden können – die Auswahl der liefernden Bibliothek sollte am besten an den eigenen Lieferungswünschen orientiert sein.

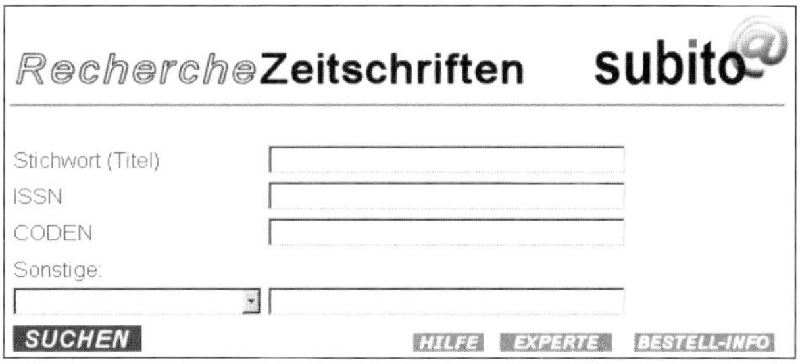

Abbildung 3.13: Benutzeroberfläche von Subito

So liefern manche Bibliotheken die gewünschten Artikel als PDF-Datei und andere als Graphik-Datei (TIFF), bei manchen Bibliotheken kann man sich die Dateien per E-Mail zuschicken lassen oder per FTP direkt von deren Servern herunterladen,[33] wobei eine Lieferzeit von maximal 72 Stunden angestrebt wird.

Steht man eher auf Kriegsfuß mit elektronischen Lieferformen, legt keinen Wert auf die elektronische Archivierung seiner Literaturquellen oder druckt sich

---

[31] http://babelfish.altavista.com/
[32] http://www.subito-doc.de/
[33] Beim Versand per E-Mail werden die angehängten Dateien durch die E-Mail-Kodierung um ca. 30% vergrößert, was beim Download per FTP entfällt.

die Dateien sowieso aus, ist es eine Überlegung wert, sich die Artikel gleich per Post liefern zu lassen. Hat man sich für eine Bibliothek seines Vertrauens entschieden, braucht man nur noch die Quellenangaben in ein Formular einzugeben und bekommt den Artikel im Volltext zugesandt.

Merke

- Man sollte immer in mehreren Datenbanken suchen, da man in Medline zum Beispiel nur 30–80%[34] aller bekannten publizierten RCTs findet (vgl. Clarke & Oxman, 1999, S. 28) und bei einer Suchabfrage nur etwa 50% der Artikel gefunden werden, die dazu passend in der Datenbank enthalten sind.

- Man sollte immer mit einer Datenbank beginnen, die Studien bester Qualität enthält.

- In Subito recherchiert man nur nach Zeitschriften (und nicht nach den eigentlichen Artikeln), um eine Bibliothek zu finden, die die Zeitschrift führt und den Artikel liefern kann!

---

[34] je nach Fachgebiet

4. Schritt:
Kritische Beurteilung von Studien

Um *Evidence-based Nursing* in der Praxis anwenden zu können und vor allem für die kritische Beurteilung von Studien und für das Verständnis der Ergebnisse, kommt man nicht umhin, sich mit den wichtigsten Grundlagen aus den Bereichen der Statistik und der angewandten Forschung zu beschäftigen. Erst mit einem minimalen Grundverständnis wird man in der Lage sein, zu erkennen, was Forschung überhaupt leisten kann und wie entsprechende Forschungsfragen formuliert sein können (☞ Kapitel G).

Nachdem man die ersten Hürden der Fragestellung und Recherche genommen hat und einige Studien im Volltext vorliegen, kann man sich an deren Beurteilung machen. Dies ist ein zentraler Punkt von *Evidence-based Nursing*, denn man sollte seine Interventionen nicht aufgrund einer Studie verändern, die starke Mängel im Design aufweist oder deren untersuchte Patientengruppe nicht auf die eigene Situation übertragbar ist.

Je nach Studientyp spielen andere Aspekte der Studie eine zentrale Rolle, weshalb unterschiedliche Beurteilungsbögen als Lesehilfe verwendet werden sollten. Diese Beurteilungsbögen stehen im Internet[1] als Arbeitsblätter in der jeweils aktuellen Fassung kostenlos zur Verfügung. Die Reihenfolge der Fragen auf den Beurteilungsbögen steht in keiner Beziehung zur Relevanz der jeweiligen Frage, die einzelnen Fragen sind nicht gleich wichtig für die Beurteilung der Studien.

In diesem Kapitel wird zunächst kurz auf mögliche Forschungsfragen eingegangen, die mit Hilfe von Studien beantwortet werden können. Der Schwerpunkt liegt auf der Vorstellung verschiedener Forschungsdesigns, abgerundet durch die Diskussion der Unterschiede zwischen qualitativen und quantitativen Ansätzen. Soviel sei vorweggenommen: Beide Ansätze haben ihre Existenzberechtigung, ihre Vorteile und ihre Nachteile.

Um zu Beurteilungskriterien von Studien zu kommen, erinnern Sie sich an die Analyse pflegerischer Entscheidungs- und Problemlösungssituationen, wie wir sie im Kapitel G.1 im Anschluss an die Abbildung G.2 auf Seite 24 vornahmen. An dieser Analyse, insbesondere an unserer strikten Unterscheidung von externer *Evidence* und interner Evidenz, wurde deutlich, dass es zwei Ebenen von Bewertungskriterien gibt:

---

[1] http://www.ebhc.de/praxis/bewertung.htm

- **Bewertungsebene 1:** Ist eine Studie oder Meta-Analyse geeignet, externe *Evidence* zu erzeugen, das heißt möglichst viele Verzerrungen und Selbsttäuschungen auszuschließen?

- **Bewertungsebene 2:** Kann mir und meinen jeweils einzigartigen Klienten die gefundene externe *Evidence* helfen, im Hinblick auf deren biographische Ziele und Ressourcen zu einer angemessenen Entscheidung und Problemlösung zu kommen?

Offenbar ist, wenn Sie die Bewertung 1 abgeschlossen haben, die Bewertung 2 erst noch zu leisten. Und die Evidenzstärken, die Sie auf der Bewertungsebene 1 gefunden haben, brauchen keineswegs allgemeinen Empfehlungsklassen zu entsprechen, sondern müssen neu diskutiert werden (vgl. für Leitlinien Europarat, 2002, S. 29, Abb. 3).

Aber unserer Meinung nach sollte die Bewertungsebene 1 angegangen werden, bevor Sie auf Bewertungsebene 2 kommen. Jede Mischung beider Ebenen, wie sie etwa Evans (2003) mit guten Argumenten vorschlägt, birgt eine Gefahr für die Klienten in sich: Wenn von vornherein die begrenzten finanziellen Ressourcen der Klienten leitend für die Bewertung von Effektstärken-*Evidence* würden, könnten wirksame pflegerische Maßnahmen systematisch übersehen werden.

In der Medizin finden wir zahlreiche Beispiele, dass Ressourcenmangel in mangelnden Bedarf umdefiniert und so der Rationierungsdiskussion ausgewichen wurde (vgl. Behrens & Rothgang, 2000; Behrens, 2001b). Allerdings betonen auch wir: Eine Effektstärken-Bewertung auf der Bewertungsebene 1 ist schlicht und einfach Verschwendung, wenn ihr nie auf der Bewertungsebene 2 die Beurteilung für die pflegerische Entscheidung folgt. In diesem 4. Schritt der EBN-Methode befinden Sie sich auf den Bewertungsebenen 1 und 2.

4.1 Verschiedenheit und Eignung von Studiendesigns

Bei 500 000 jährlich veröffentlichten Studien wäre es sicher überaus erstrebenswert, eine einfache Messlatte für die Güte von Studien zu haben, bei der Sie die überwiegende Anzahl von Studien gar nicht erst lesen müssten. Deswegen ist *Evidence-based Nursing* am populärsten wegen solcher angeblich zur Verfügung gestellter Messlatten geworden. In der Tat gibt es Messlatten, aber sie sind nicht einfach, sondern von Fragestellungen und Zwecken abhängig (vgl. Behrens, 2002b,a). Sicher ist es Unsinn, dass man nur RCTs zur Kenntnis zu nehmen braucht, wenn es zu einer Fragestellung RCTs gibt. Generelle, viele Fragestellungen übergreifende Regeln gibt es nur wenige.

Die oberste Regel für klinische Pflegeentscheidungen, sofern sie nicht nur auf Laborforschungen beruhen können, ist wohl, dass alle quantitativen Untersu-

4.1 Verschiedenheit und Eignung von Studiendesigns

chungen, um Sinn zu machen, in qualitative eingebettet sein müssen (☞ Kapitel 4.1.1 auf Seite 110 sowie Behrens, 2002d).

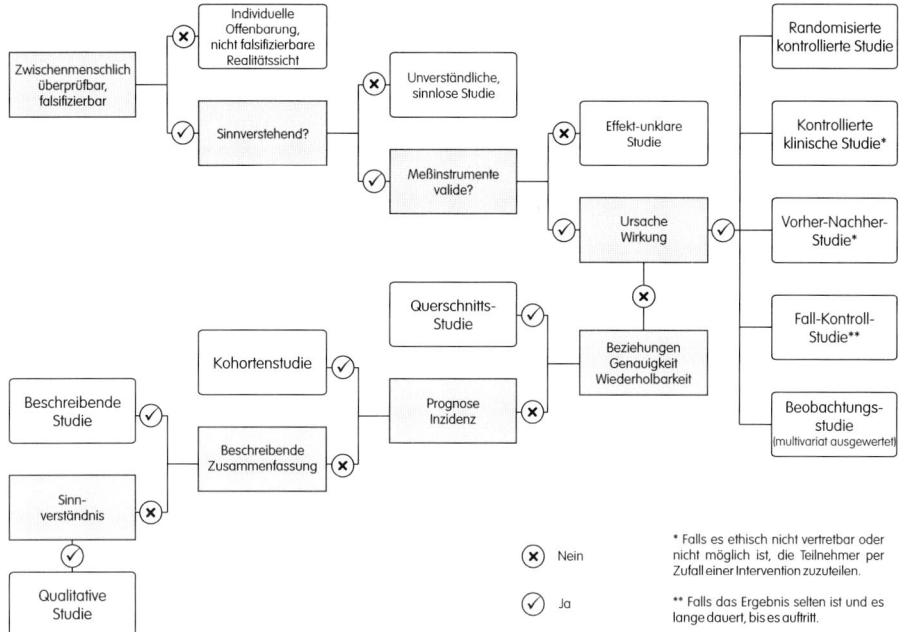

Abbildung 4.1: Forschungsdesigns zur Selbstkontrolle verschiedener Gefahren der Selbsttäuschung und für verschiedene Forschungsfragen

Ob eine Studie angemessen und geeignet ist, ergibt sich für *Evidence-based Nursing* aus dem Handlungskontext, in dem ihre Ergebnisse gefragt sind und genutzt werden sollen. Insofern gibt es keinen für alle Handlungsprobleme gleichmäßig geeigneten besten Studientyp.

Die methodischen Anforderungen an Studien lassen sich für Sie leicht danach ordnen, welche Irrtümer und Fehlschlüsse die jeweiligen Untersuchungsanlagen ausschließen sollen. Campbell hat eine solche Aufstellung für einige als »quantitative« bezeichnete Verfahren vorgenommen. Dies ist auch für qualitative versucht worden (vgl. Behrens, 1983, 2002d; Kelle & Kluge, 2001). Für Sie als Leserinnen erleichtert es die Lektüre ungemein, wenn Sie sich immer klar machen, welche Selbsttäuschung das jeweilige Verfahren möglichst verhindern soll.

So sind zum Beispiel die in Kapitel 4.3.1 auf Seite 135 genannten RCTs aus der berechtigten Furcht entwickelt, dass Forscher das von ihnen insgeheim gewünschte Ergebnis durch die Auswahl der Untersuchten erzeugen können. Beobachtungsstudien, die multivariat ausgewertet werden können, kontrollieren dagegen besser die Gefahr, dass Effekte nur unter Experimentalbedingungen, nicht aber im Alltag auftreten. Qualitative Verfahren sind durch die berechtigte Furcht motiviert, dass die untersuchten Indikatoren, also die Zielgrößen der Untersuchungen und die Interventionen, an den Relevanzstrukturen und Weltsichten der Pflegebedürftigen vorbei gehen (unser triviales Beispiel oben war, dass die Antwort auf die Frage, ob Franzbranntwein Wasser als Mittel zur Pneumonieprophylaxe überlegen sei, noch nicht eine Antwort auf die Frage ist: Empfinden Pflegebedürftige Franzbranntwein als Zeichen der Achtung und Wasser als Zeichen ihrer Missachtung?).

Eine eindimensionale Rangfolge von Studientypen ist nur möglich, wenn es nur eine einzige Irrtumsgefahr gibt. Gibt es mehrere Irrtumsgefahren, so ergeben sich auch mehrere Rangfolgen, die offengelegt und gegeneinander abgewogen werden müssen. Die Rangfolge von Studientypen für Ursache-Wirkungs-Studien (zum Beispiel Interventionsstudien), die meist angegeben wird (☞ Tabelle 4.1), geht insgeheim davon aus, dass es nur eine, nämlich die folgende Irrtumsgefahr gibt und alle anderen nicht relevant sind: die Irrtumsgefahr durch verzerrende Auswahl der Untersuchten.

Tabelle 4.1: Stufen der *Evidence*

Grad	Interventionsstudie
1 a	homogene Systematische Übersichtsarbeit/Meta-Analyse von RCTs
1 b	einzelne RCT (mit engem Konfidenzintervall)
2 a	homogene Systematische Übersichtsarbeit/Meta-Analyse von Kohortenstudien
2 b	einzelne Kohortenstudie (inkl. RCT minderer Qualität, z.B. *Follow-up* < 80 %)
3 a	homogene Systematische Übersichtsarbeit/Meta-Analyse von Fall-Kontroll-Studien
3 b	einzelne Fall-Kontroll-Studie
4	Fallserien und qualitativ mindere Kohorten- und Fall-Kontroll-Studien
5	Meinungen von Experten, Konsensuskonferenzen, Erfahrungen von Autoritäten

Wenn es nur diese Irrtumsgefahr gibt, ist es klar, dass eine Zufallsauswahl immer besser ist als eine nicht zufällige. Eine Randomisierte kontrollierte Studie bewältigt diese eine Irrtumsgefahr besser als eine Analytische Kohortenstudie, eine Analytische Kohortenstudie besser als eine Vorher-Nachher-Studie, eine Vorher-Nachher-Studie besser als eine Fall-Kontroll-Studie, eine Fall-Kontroll-Studie besser als eine Querschnittsstudie. So ergibt sich eine eindeutige Rangfolge – unter der äußerst unwahrscheinlichen Bedingung, dass alle anderen Irrtumsmöglichkeiten gebannt sind.

Mindestens so elementar wie die Irrtumsgefahr durch verzerrte Auswahl der Untersuchten ist aber zum Beispiel die Gefahr, nicht das angemessene Messinstrument für die Wirkung, die man messen will, zu haben. Man misst dann gar nicht das, was man messen will. Logischerweise kann dieser Fehler auch durch eine noch so schöne Zufallsauswahl nicht ausgeglichen werden.

Dasselbe gilt für die Messung der Intervention oder der »Ursache« – auch hier können Fehler nicht durch eine Zufallsauswahl ausgeglichen werden. Daraus folgt: Die Rangfolge von Interventionsstudien nach dem Kriterium der Zufallsauswahl kann nur unter der Voraussetzung vorgenommen werden, dass alle Studien die Wirkung und die Intervention in der gleichen Weise perfekt messen. Wenn die Studien unterschiedliche Wirkungen messen wollen oder dieselbe Wirkung in unterschiedlicher Weise, muss man sich entscheiden, ob einem das Wirkungsmaß wichtiger ist oder die Stichprobenauswahl.

Diese Entscheidungen müssen nicht für jede Fragestellung und jeden Studientyp gleich ausfallen. Wie die Auflistung von Fletcher et al. (1999) zeigt, ist für jede Fragestellung ein anderer Studientyp jeweils der angemessenste. Optimal ist eine Studie, die sowohl den Anforderungen interner *und* externer Validität genügt.

Abbildung 4.1 auf Seite 107 bringt Studien in eine Reihenfolge nach dem Kriterium, welche Fragen jeweils geklärt sein müssen, damit die nächste überhaupt sinnvoll angegangen werden kann. Die Stringenz dieser von uns entwickelten Reihenfolge ergibt sich also daraus, dass sie unumkehrbar ist. Kein zweiter Schritt kann vor dem ersten getan werden. Daher stehen Untersuchungen der Validität von Mess- und Beschreibungsinstrumenten vor den Randomisierten kontrollierten Studien, und hermeneutisch-»qualitative« Untersuchungen stehen an erster Stelle zwischenmenschlich überprüfbarer Studien überhaupt.

Die erste Frage ist die, ob eine Studie überhaupt zwischenmenschlich überprüfbare, falsifizierbare Ergebnisse präsentieren soll oder lediglich individuelle Offenbarungserlebnisse bzw. nicht falsifizierbare Realitätssichten.

Lincoln & Guba (1985) haben den bisher ausführlichsten Widerlegungsversuch unserer hier vertretenen Ansicht vorgelegt, qualitative und quantitative Verfahren haben dieselben Gütekriterien und nur stark unterschiedliche Vorgehensweisen, um Täuschungsmöglichkeiten zu kontrollieren. Sie vertreten die Ansicht, qualitative Forschung habe eigene Geltungskriterien. »There is no ultimate benchmark to which one can turn for justification – whether in principle or by a technical adjustment via the falsification principle [...] Reality is now a multiple set of mental constructions« (Lincoln & Guba, 1985, S. 295). Diese Position verwickelt sich in Selbstwidersprüche, die Kelle & Kluge (2001) und Behrens (2002d) herausarbeiten.

Die zweite Frage ist, ob eine Studie den gemeinsam geteilten, historisch durchaus unterschiedlichen Sinn (Wissensbestände und Relevanzstrukturen) erforscht hat, der es den Untersuchten, aber auch den Untersuchern ermöglicht, Erscheinungen überhaupt erst als Symbole und signifikante Gesten zu verstehen. Dies leisten sinnverstehende, also hermeneutisch-»qualitative« Studien. Sie sind unerlässliche Voraussetzung von Analysen quantitativer Verteilungen von Qualitäten und ermöglichen auch erst die Interpretation der Ergebnisse quantitativer Studien. Insofern ist jede quantitative Studie nur sinnvoll als Teil einer qualitativen.

Wieso gibt es überhaupt Studien, die diesen sinnverstehenden Basis-Teil nicht enthalten? Eine mögliche Antwort ist einfach: Deren Studien-Autoren setzen diese Basis-Untersuchung als bereits geklärt und daher unproblematisch voraus. Möglicherweise gehen sie dabei zu sorglos mit den Grundlagen ihrer eigenen Studien um. Insbesondere in der Pflege kann dies gefährlich werden: Geht es doch in der Pflege in der Regel eher um die Pflege von Personen als nur um die Pflege von Organen. Ohne auf diese Grundlagen explizit oder implizit bezogen werden zu können sind Studien unverständlich und sinnlos.

Die dritte Frage ist, ob die Mess- und Beschreibungsinstrumente valide das messen und beschreiben, was sie nach dem Willen der Studienautoren messen und beschreiben sollen. Ist das nicht der Fall, sind Interventionen, sonstige Ursachen und Wirkungen ohnehin nicht zu erfassen, und man braucht sich mit Fragen der Zufallsauswahl gar nicht erst abzumühen.

Auch hier stellt sich die Frage: Wieso gibt es überhaupt Studien, die Mess- und Beschreibungsinstrumente nicht ausführlich diskutieren? Die Antwort ist wahrscheinlich dieselbe wie eben: Deren Studien-Autoren setzen die Validität von Mess- und Beschreibungsinstrumenten bereits als geklärt und daher unproblematisch voraus (zum Beispiel weil sie sie einem Handbuch entnommen haben). Auch dies kann zu sorglos sein und sich rächen.

Die vierte Frage ist die nach der Zuordnung von Beobachtungen zu theoretischen Ursachen und Wirkungen.

4.1.1 Qualitative und quantitative »Forschungsdesigns« – ein Ziel?

Ein Forschungsdesign ist die Planung, die einem Forschungsvorhaben vorausgeht. Das Design wird je nach Forschungsfrage und nach der Eignung verfügbarer Messinstrumente ausgewählt: Möchte man zum Beispiel versuchen, die gelebten Erfahrungen von Frauen mit Brustkrebs zu verstehen, wählt man ein eher hermeneutisch-interpretatives Design wie zum Beispiel die Phänomenologie. Geht es darum, zu erfahren, wie viele Frauen überhaupt an Brustkrebs erkranken, würde man ein quantitatives Design bevorzugen. Im Forschungsdesign wird also vorab die Methode festgelegt, wie die Studie geplant und durchgeführt wird. Je nach dem Hauptbereich der Forschungsfrage eignen sich verschiedene Designs, von denen jedes seine Vor- und Nachteile hat.

Da es bei der Anwendung von *Evidence-based Nursing* darum geht, das beste verfügbare Wissen auf eine spezifische Fragestellung aus der Pflegepraxis anzuwenden, ist es von Vorteil, zu erkennen, ob die jeweilige Fragestellung mit dem verwendeten Forschungsdesign oder vielleicht besser mit einem anderen Design beantwortet werden sollte. Im Idealfall geht eine qualitative Erhebung einer quantitativen Erhebung voraus, daher sollen im Folgenden zunächst die qualitativen Designs beschrieben und anschließend quantitative Designs vorgestellt werden.

Häufig werden interpretativ-hermeneutische (»qualitative«) Verfahren nur als Hypothesen erzeugend, statistische Verfahren dagegen für die Hypothesen-Testung als geeignet angesehen (vgl. als kritische Literatursichtung Kelle & Kluge, 2001). Diese Ansicht kann zurückgewiesen werden: Qualitative Verfahren stehen auch am Ende jeder quantitativen Untersuchung, wenn die Bedeutung des Ergebnisses für unser Vorverständnis diskutiert wird und neue Fragestellungen erzeugt werden. Der Zyklus der Forschung entspricht dem Pflegeprozess.

Das zeigen wir nicht nur für Fragestellungen, sondern auch für Methoden: Das Urteil über die Angemessenheit einer Methode verlangt selber eine Theorie, die falsifizierbar sein muss. Allerdings kann man zu einem Zeitpunkt entweder das Ergebnis als nicht gemessen bezweifeln, oder das Messinstrument, logischerweise aber nie beides zugleich (Lakatos, 1982).

Wenn viele Untersuchungen nicht ihr alltagstheoretisches Vorverständnis reflektierend bezweifeln, liegt das daran, dass ihre Autoren sich immer schon mit den Lesern ihrer Studien und auch mit den Klienten eins glauben. Diese Voraussetzung, dass der Sinn einer Untersuchung ja innerhalb einer Gruppe auf der Hand läge und nicht weiter reflektiert und begründet zu werden braucht, ist aber um so weniger wahrscheinlich gegeben, je unterschiedlicher die Welten sind, in denen Untersucher und Untersuchte, Professionelle und Pflegebedürftige leben. Daher können wir als allgemeine Regel formulieren: Die Entscheidung für »qualitative« oder »quantitative« Methoden ist vom zu erforschenden Gegenstand, das heißt dem Zweck der Untersuchung, abhängig.

Wenn wir eingestehen, dass wir noch keine gute Vorstellung von den Zielen und Relevanzstrukturen, also der Welt der Pflegebedürftigen, haben, sind hermeneutisch-qualitative Methoden unverzichtbar. Wenn wir der Meinung sind, unser Gegenstand sei reine Verteilungsaussage über schon bekannte oder nicht weiter zu hinterfragende Qualitäten, sind quantitative, statistische Auszählungen hinzuziehbar. Keineswegs ist die Unterscheidungslinie so zu ziehen, dass qualitative Designs eher geeignet sind, Gefühle und Motive abzubilden, als quantitative. Es gibt zahlreiche standardisierte Skalen und Scores, die Gefühle, Motive und dergleichen quantitativ messen sollen.

Auch ist die Ansicht widerlegt, dass qualitative Methoden besser geeignet sind, dem pflegebedürftigen Befragten selber unbewusste Zusammenhänge im Tiefeninterview aufzudecken. Gerade Sozialstatistiken können Gleichzeitigkeiten zwischen sozial strukturellen Kontextbedingungen und Wertungen und Entscheidungen der Akteure dokumentieren, die den Akteuren gar nicht bewusst sind und trotzdem im Längsschnitt eine Wirkung zeigen.

Was ist der Fall? Der Fall besteht bei qualitativen wie bei quantitativen Verfahren in einer Konstruktion. Ein Fall ist nie einfach dinglich gegeben, er ist immer Ergebnis der gedanklichen Ordnung von Wirklichkeit. Das gilt nicht nur für sinnverstehendes Handeln von Menschen, es gilt auch für die menschliche Erkenntnis der außermenschlichen Natur: Auch sie ist uns nur gegeben durch unsere gedankliche Ordnung ihrer Erscheinungen (vgl. Maturana & Varela, 1987; Singer, 2002).

4.1.2 Welche Art von Selbsttäuschung sollen Studien vermeiden?

Alle, sowohl »qualitative« als auch »quantitative« Forschungsdesigns haben ein gemeinsames Ziel: Die Verfahren sollen die Chance erhöhen, dass unser Vorverständnis widerlegt werden kann, oder anders gesagt: dass die – unseren Erwartungen widersprechende – Entwicklung dieselbe Chance hat, sich als zutreffend zu erweisen, wie das von uns erwartete Ergebnis. Dies gilt für Verfahren, die häufig als »qualitativ« bezeichnet werden, ebenso wie für die so genannten »quantitativen« Verfahren.

Ob Grounded Theory, ob Ethnomethodologie, ob objektive Hermeneutik, alle diese Ansätze, auf die wir jetzt kommen werden, teilen die Haltung des »Falsifikationismus«. All diese qualitativen Studien geben nicht vor, nur zu sammeln und zu beschreiben, sie legen Wert darauf, Vorverständnisse empirischer Prüfung auszusetzen.

Die Bezeichnungen »qualitativ« und »quantitativ« sind übrigens ebenso verbreitet wie äußerst unlogisch. Es macht nur Sinn, Dinge zu zählen oder zu messen, deren Qualität uns bekannt ist. Insofern kann man qualitativ und quantitativ nicht gegenüberstellen. Es sei denn, man wollte behaupten, dass »quantitative« Forscher sich nicht dafür interessieren und auch nicht wissen, was sie eigentlich zählen und messen. Unter qualitativen Methoden werden in der Regel Verfahren zusammengefasst, die sich auf die Phänomenologie, die Hermeneutik und die strukturalistische Ethnographie beziehen. Wir gebrauchen diese beiden Begriffe »qualitativ« und »quantitativ«, weil sie sich eingebürgert haben.

Allen Forschungsdesigns ist auch gemeinsam, dass sie mit orientierenden Heuristiken – vergleichbar den Alltagstheorien – arbeiten, die selber nie ganz empirisch überprüfbar sind. Aus diesen orientierenden Alltagstheorien werden Hypothesen oder »Lesarten« oder Erwartungen formuliert und Messinstrumente begründet, die widerlegbar sind. So wichtig orientierende Heuristiken auch sein mögen, im Interesse der Pflegebedürftigen sollten sich pflegerische Entscheidungen offensichtlich eher auf widerlegbares Wissen als auf unwiderlegbar formulierte Heuristiken stützen.

Am Beispiel der unwiderlegbaren, aber anregenden und in den Wirtschaftswissenschaften sehr verbreiteten »Nutzentheorie« können Sie sich den Unterschied zwischen Heuristiken und empirisch gehaltvollen Theorien klar machen. Die »Nutzentheorie« wird von uns deswegen in Anführungszeichen geschrieben, weil es sich genau genommen überhaupt nicht um eine Theorie handelt, die falsifizierbar ist.

4.2 »Qualitative« Forschungsdesigns

In den angelsächsischen Ländern werden unter qualitativen Methoden meist Ansätze der Grounded Theory, der Phänomenologie und der Ethnographie verstanden, selten die der objektiven Hermeneutik, die im deutschen Bereich eine große Bedeutung haben. Ohne die Unterschiede zwischen diesen Verfahren, denen sich noch viele Varianten anfügen lassen, einzuebnen, sollen in diesem einführenden Teil einige gemeinsame Merkmale aufgeführt werden, die die Orientierung erleichtern.

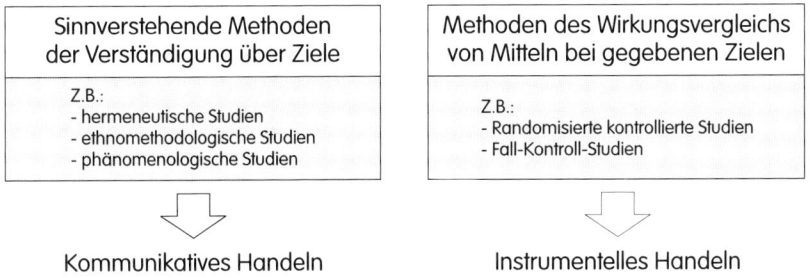

Abbildung 4.2: Kommunikatives und instrumentelles Handeln

Die eine Unterscheidung geht nach dem Zweck vor. Wie Abbildung 4.2 zeigt, ist die Unterscheidung getroffen nach dem Zweck der jeweiligen Untersuchung. So lassen sich unserer Meinung nach unterscheiden: sinnverstehende Methoden der Verständigung über Ziele und Methoden des Wirkungsvergleichs von Mitteln bei gegebenen Zielen. Wie im unteren Bereich von Abbildung 4.1 auf Seite 107 dargestellt, sind für sinnverstehende Fragen eher hermeneutische, ethnomethodologische oder phänomenologische Studien anzuraten, die sich auf (um den Habermas'schen Begriff zu nehmen) *kommunikatives Handeln* beziehen. Dagegen sind auf den ersten Blick für Wirkungsvergleiche von Mitteln bei gegebenen Zielen randomisierte prospektive Studien als das Mittel der Wahl anzusehen. Wir unterscheiden also zwischen *kommunikativem* Handeln und *instrumentellem* Handeln.

Diese Unterscheidung trägt allerdings in der Praxis nicht weit. In jeder pflegerischen Handlung wird kommuniziert; jede pflegerische Handlung ist ständig darauf angewiesen, dass sich immer von Neuem ein Arbeitsbündnis, eine wechselseitige Übereinstimmung und Fähigkeit der Kooperation einstellt. Insofern ist es handlungspraktisch ausgeschlossen, nur zu Beginn eine Phase kommunikativen Handelns zur Verständigung über Ziele einzulegen und von da an immer nur nach der Logik instrumentellen Handelns zu verfahren.

4.2.1 Phänomenologische Grundlagen

4.2.1.1 Gegenstand

Untersuchungsgegenstand phänomenologischer Studien ist das Selbstverständliche, das »fraglos Gegebene der Lebenswelt« (vgl. Husserl, 1962, S. 212 f.), »in der wir als Menschen unter Mitmenschen [...] Natur, Kultur und Gesellschaft erfassen, zu deren Gegenständen Stellung nehmen, von ihr beeinflusst werden und auf sie wirken« (vgl. Schütz, 1971, S. 153).

Diese »natürliche Einstellung« wird erst dann bewusst, wenn sie mit fremdem Blick betrachtet wird oder in eine Krise gerät. Solche Krisen sind in der Ethnomethodologie von Garfinkel (1967) systematisch als so genannte »Krisenexperimente« herbeigeführt worden. Für die Pflege ist die von Maurice Merleau-Ponty diskutierte *Phänomenologie der Leiblichkeit* (Merleau-Ponty, 1966) von großer Relevanz, die auch den *Studies of Work* (Bergmann, 1991) zugrunde liegt. Phänomenologisch ist zum Beispiel auch die deutsche pflegewissenschaftliche, ethnomethodologisch vorgehende Studie von Fengler & Fengler (1980) »Alltag in der Anstalt« beeinflusst.

Den *Studies of Work* geht es um das »verkörperte Wissen«, das sich in der selbstverständlichen Beherrschung kunstfertiger Praktiken materialisiert und das für die erfolgreiche Ausführung einer bestimmten Arbeit konstitutiv ist (vgl. Bergmann, 1991, S. 270). Besonders die Pflegepraxis zeichnet sich durch verkörpertes, also selbstverständliches, nicht bewusst gemachtes, aber durchaus bewusst zu machendes Wissen aus.

4.2.1.2 Entwicklung

Die vom Philosophen Edmund Husserl begründete und von dem Husserl-Schüler Heidegger variierte, aber insbesondere von dem Husserl-Schüler Alfred Schütz (1974), von Schütz & Luckmann (1984) sowie von dem gleichaltrigen Maurice Merleau-Ponty (1966) in die Sozial- und Pflegewissenschaft eingeführte Methode zeichnet sich offensichtlich dadurch aus, dass sie ihren Gegenstand, das »fraglos Gegebene der Lebenswelt« keineswegs auf den Bereich von Gefühlen und Motiven einschränkt, sondern auch für unsere naturwissenschaftliche Erkenntnis behauptet: Bewusstsein ist kein passives Wahrnehmen von etwas, sondern ein bewusster Akt. Diese Grundkonzeption der Phänomenologie ist auch in der Biologie von Maturana & Varela (1987) erkenntnistheoretisch für alle natürlichen Systeme bestätigt und verallgemeinert worden.

Peirce ist als Vorläufer der Phänomenologie Husserls zu sehen. In seinem Aufsatz »Wie unsere Ideen zu klären sind« beschreibt Peirce die Absichten des später so genannten Pragmatismus (vgl. Peirce, 1976). Wir haben immer schon eine Menge von unausdrücklichen Überzeugungen, nach denen wir handeln und uns einrichten. Sobald eingespielte Handlungsweisen zu Misserfolgen führen, entsteht

4.2 »Qualitative« Forschungsdesigns

eine Unsicherheit, eine Krise der Erfahrungen, die wir durch genauere Betrachtung unserer Annahmen und unseres Verhaltens und dann durch geeignete Veränderung wieder auszuräumen trachten, um zur Ruhe ungestörten Verhaltens zurückzukehren. So schlicht fasst Peirce zusammen, was man als Erkenntnisprozess bezeichnet.

Die in dem Aufsatz formulierte pragmatische Maxime lautet: »Überlege, welche denkbaren Wirkungen die praktischen Bezüge haben könnten, die wir dem Gegenstand unseres Begriffs in Gedanken zukommen lassen, dann ist unser Begriff dieser Wirkung bereits das Ganze unseres Begriffs des Gegenstandes« (Peirce, 1976). Sinn haben Sätze nach Peirce nur, wenn ihre Wahrheit oder Falschheit für uns einen Unterschied machten bei unseren Wahrnehmungs- und Handlungsmöglichkeiten. Endgültige Wahrheiten gibt es nicht.

Dewey (1988) entwickelt den Peirce'schen Ansatz weiter. Wahrheit kann nicht als Abbildung der Wirklichkeit »gesehen« werden. Sie ist nicht vom Menschen unabhängig – Wahrheit ist eine immer nur vorläufige, unsere Handlungsfähigkeit erweiternde Antwort auf Probleme, die sich bestimmten Situationen stellen. Die von Husserl formulierte entscheidende Einsicht ist: Bewusstsein ist kein passives Wahrnehmen von etwas, sondern ein zielgerichteter Akt. Wird jemandem etwas bewusst, so konstituiert er es aktiv als etwas Bestimmtes. Kant hatte dies gegen den Empirismus betont.

Husserl untersuchte nun Schritt für Schritt, wie sich die Gegenstandskonstitution im Bewusstsein vollzieht. Wandte er sich zunächst in den »logischen Untersuchungen« dem Wesen mathematischer Gegenstände zu, so erforschte er später das Zeitbewusstsein und gegen Ende seines Lebens, als Jude verfemt, die Konstitution der sozialen Welt. Die Phänomenologie beschränkt sich strikt auf das im Bewusstsein Erscheinende, eben das »Phänomen«. Husserl hat insbesondere in Frankreich eine für die Entwicklung der Pflegetheorie bedeutende Rolle gespielt. Hier ist auf Merleau-Ponty (1966) zu verweisen, der in seinem Hauptwerk »Die Phänomenologie der Wahrnehmung« die aktive Erschließung der Welt analysiert. Insbesondere seine Arbeiten über Leiblichkeit sind für die Pflege bedeutend geworden.

Beachten Sie, dass alle diese Theorien ihre Geltung nicht auf menschliche Handlungen, sondern auf menschliche Möglichkeiten der Wahrnehmung außer ihnen Existierendes überhaupt beziehen. Viele in den Pflegewissenschaften heute gängigen Methoden wie die der objektiven Hermeneutik, der phänomenologischen Analyse oder der Grounded Theory beziehen sich auf Weiterentwicklung dieser Ansätze. Bei ihrer Beurteilung sind ganz wenige und klare Regeln verfügbar.

Unsere Analyse pflegerischer Entscheidungen (☞ Kapitel G auf Seite 21) verdankt Peirce und Husserl sehr viel: Neben der Ethnomethodologie ist insbesondere in Deutschland ein anderer Zweig phänomenologischer Forschungen in den Sozialwissenschaften entwickelt worden: die Sozialphänomenologie (vgl. Grathoff, 1989; Hildenbrand, 1991, 1999; Corbin & Hildenbrand, 2000). Analysiert werden soziale Milieus, die durch den Zusammenhang typischer Selbstverständlichkeiten der Welt und Selbstauffassung angesehen werden können (vgl. Gurwitsch, 1976; Heidegger, 1995).

Die Gemeinsamkeiten und Unterschiede von Ethnomethodologie und Sozialphänomenologie beschreiben Corbin & Hildenbrand (2000) in Anschluss an Zimmermann & Pollner (1976, S. 81) so: Beide Ansätze gehen von der natürlichen Einstellung im Sinne Husserls aus. Die Ethnomethodologie jedoch untersucht »einen Handlungsraum und seine Merkmale als zeitlich situierte Hervorbringungen von Mitgliedern des Handlungsraums« (Zimmermann & Pollner, 1976, S. 81). Der Fokus dabei sind »die Methoden der Gesellschaftsmitglieder, die sie anwenden, um formale Strukturen der Alltagshandlung zu produzieren und zu erkennen, dadurch, dass wir die Formulierungspraktiken dieser Gesellschaftsmitglieder analysieren« (Garfinkel & Sacks, 1976, S. 141). Dem gegenüber sei die Blickrichtung sozialphänomenologischer Forschung das Milieu selbst und dessen Strukturierungsleistung für das alltägliche Handeln, ohne dabei die Eigenaktivitäten der Handelnden aus dem Blick zu verlieren (vgl. Behrens, 2002d).

4.2.1.3 Phänomenologie und »quantitative« Forschung

Die Phänomenologie macht auch in einem gewissen Grade plausibel, warum es überhaupt so genannte »quantitative« Forscher gibt, die ohne eine systematische qualitative, zum Beispiel phänomenologische Analyse auszukommen meinen: Sie gehen wie selbstverständlich davon aus, dass sie in derselben Lebenswelt wie die von ihnen Untersuchten leben und daher ohne weitere Untersuchungen die Bewertungen von Gesundheitszuständen, die ihre Pflegebedürftigen haben, kennen, alles über die Ziele ihrer Pflegebedürftigen wissen und die sinnvollen Fragen in einem standardisierten Fragebogen formulieren können. Um die Mühen einer phänomenologischen Analyse auf uns zu nehmen, ist für uns Pflegende die Erfahrung unerlässlich, dass unsere Klienten gesundheitliche Ziele und Bewertungen pflegerischer Handlungen haben, die wir Pflegenden noch nicht kennen.

4.2.1.4 Strukturierung und Individualisierung

In der Phänomenologie lernen Sie eine soziale Tatsache kennen, auf der unserer Meinung nach alle Verfahren qualitativer Forschung mehr oder weniger beruhen: Es ist die *soziale Strukturierung*. Unter Strukturierung verstehen wir hier, dass es keineswegs zufällig ist, welche alternativen Handlungsmöglichkeiten ein soziales Gebilde oder eine Person ergreift. Vielmehr lassen sich von uns als Beobachter die Regeln angeben, nach denen wir prognostizieren, dass eine Person sich in einer bestimmten Situation in vorhersehbarer Weise verhalten wird, also keineswegs alle von uns als pflegerische Beobachter für möglich gesehenen Handlungsmöglichkeiten ausschöpft, sondern nur bestimmte.

4.2 »Qualitative« Forschungsdesigns

Die Person und auch das soziale Gebilde wie ein Stationsteam oder eine Klinik sind nicht vollständig durch die äußeren Bedingungen in ihren Entscheidungen determiniert, sondern durch ihre Geschichte, die ihre Handlungen und Weltverständnisse bestimmt. Dies ist uns auch umgangssprachlich ganz selbstverständlich: Es ist die Geschichte einer Person oder eines Teams oder einer Institution, die zu einer Persönlichkeit mit ihren Macken und Fähigkeiten, zu einem Team mit seinen ständig wiederholten Konflikten und Leistungsfähigkeiten oder zu einer Institution führt.

Diese Vorstellung, dass Geschichte von Menschen, von Teams und von Einrichtungen einzigartige (individuierte) Strukturen schafft, ist die eine für die Pflegepraxis entscheidende Erkenntnis der Phänomenologie. Die zweite Erkenntnis ist, dass Subjektivität keineswegs auf die Intentionen, also die Ziele und Beurteilungen von Handeln, zurückgeführt werden kann. Diese Errungenschaft ist deswegen wichtig, weil häufig der Phänomenologie und generell allen qualitativen Verfahren unterstellt wird, sie wollten genau dies: die subjektiven Ziele und Bewertungen verstehen und damit Handlungen besser erklären können.

Darüber ist Alfred Schütz weit hinaus. Das zeigt die Auseinandersetzung mit einer berühmten Biographieforschungsuntersuchung. Thomas & Znaniecki (1918) veröffentlichten die Biographie des aus Polen in die USA einwandernden Arbeiters Bladeck mit dem in seinem Schillern bis heute verführerischen Versprechen, »hinter den statistisch auswertbaren Massenphänomenen, die für sich genommen nichts als Symptome unbekannter bestimmter Prozesse sind, die wirklich menschlichen Erfahrungen und Haltungen aufzuspüren, die die volle, lebendige und aktive gesellschaftliche Realität unterhalb der formalen Organisation sozialer Institutionen darstellen« (Thomas & Znaniecki, 1918, II, S. 1834). Diese Worte lesen sich noch heute wie ein Motto der Biographieforschung, die mit einigen Vertretern programmatisch die Brücke zu neueren sozialhistorischen Strömungen, insbesondere der *Oral History*, und zur Pflegeforschung schlägt: Gegen die Zerstückelung der synchronen Lebensbereiche und diachronen Lebensphasen entlang den Institutionen sozialer Kontrolle und ihren Subsumtionsverfahren will die Biographieforschung die Subjektivität der Betroffenen zu Wort (und damit vielleicht auch zu ihrem Recht) kommen lassen.

Aber an Thomas & Znaniecki (1918) können Sie auch schon erkennen, wie durch Auswertungsprobleme des biographischen Materials sich genau die Reduktionen wieder einschleichen, die die Biographieforschung programmatisch angreift.

Es sind vor allem zwei Reduktionen: die Verkürzung von Subjektivität auf die bloße subjektive Verarbeitung arbeitsorganisatorischer und sonstiger den Individuen äußerlicher Veränderung, wo eigentlich Erfahrungen und Haltungen, also Handlungen, Handlungspotentiale und Milieus rekonstruiert werden sollen. Handlungen sind etwas anderes als Handlungsentwürfe. Die Subjekte lösen mit ihren bewussten Interventionen, Erwartungen und Argumentationsstrukturen zwar Handlungen aus, in diesen Handlungen schlagen sich aber Motivationen und Strukturen nieder, die das Handeln steuern, ohne vom Individuum notwendigerweise sich selber klar und explizit gemacht worden zu sein.

Dieser objektive, in Handlungsprotokollen vergegenständlichte Sinn ist für die Akteure wie für ihre Beobachter nachträglich erkennbar. Ich verstehe deshalb Handlungen nicht dadurch, dass ich Handlungsentwürfe zur Kenntnis nehme, sondern dadurch, dass ich beobachtete faktische Handlungen in ein Deutungsschema einstelle. Es gibt keinen direkten Zugang zum fremden Innersten als die Beobachtungen seiner Handlungen und das Einstellen dieser Handlungen in Deutungsschemata. So muss und kann ich selbstverständlich, wie Schütz gezeigt hat, auch bei meinen eigenen Handlungen verfahren, nicht nur beim Verstehen der Handlungen anderer. Schütz hat in seiner Diskussion der »Adäquanzbedingungen wissenschaftlichen Verstehens« gezeigt, dass diese Deutungsschemata insofern auf objektivem Sinn gründen, als die Bedeutung von Zeichen (hier gleich Handlungen) unabhängig von den konkreten Zeichen setzenden und Zeichen deutenden Individuen zuzuordnen sein muss, wenn Verständnis überhaupt möglich sein soll (vgl. Schütz, 1971; Behrens, 1980).

Diese Position setzt der im Pflegejargon verbreiteten Vorstellung, wir hätten durch Empathie einen ebenso direkten wie ganzheitlichen Zugang zum anderen, ihre Grenze. Empathie ist nichts anderes als geteilte Deutungsschemata. Aber, wie wir in den weiteren Verfahren sehen werden, Deutungsschemata sind lernbar in einem hermeneutischen Hin und Her: Unser Vorverständnis lässt uns bestimmte Erscheinungen der Welt beobachten, die dadurch von uns als unsere Umwelt konstruiert wird. Gleichzeitig scheitern dabei aber auch unsere Vorverständnisse in Teilen und erweitern sich.

Ein Beispiel für eine phänomenologische Untersuchung ist die Studie von Maclean et al. (2000) über die »Motivation« von Apoplektikern zur Rehabilitation.

> Ziel der Untersuchung war es, das Erleben von Apoplektikern, die von Pflegenden vorab als »hoch motiviert« oder »gering motiviert« zu Rehabilitationsmaßnahmen eingeschätzt wurden, zu erforschen. So wurden 14 hoch motivierte und 8 gering motivierte Apoplektiker in einer *Stroke Unit* ca. sechs Wochen nach ihrem Schlaganfall in halbstrukturierten Interviews von Maclean befragt, die Interviews wurden aufgezeichnet und anschließend niedergeschrieben. Alle Interviews handelten von ähnlichen Themen, der Pflegebedürftige konnte allerdings die Richtung des Gesprächs steuern. Die Interviews wurden inhaltlich ausgewertet, indem Themen gebildet wurden, die mit den Themen anderer Interviews verglichen wurden. Als Ergebnis fand man heraus, dass Pflegebedürftige mit »hoher Motivation« eher die gleichen Ziele wie die Pflegenden vor Augen hatten und mehr Sinn und Ziel der Rehabilitation verstanden als die Pflegebedürftigen mit »geringerer Motivation«. Mit anderen Worten, als »gering motiviert« bezeichnete MacLean Rehabilitanden, deren sinnstrukturierte Welt sie nicht verstand. Als die Motivation unterstützende Faktoren fand man allgemein Informationen zur Rehabilitation, einen begünstigenden Vergleich der Pflegebedürftigen mit anderen Apoplektikern sowie die Aussicht auf baldige Entlassung aus dem Krankenhaus. Die Motivation zur Rehabilitation wurde eher gehemmt durch eine übertriebene Behütung seitens der Familienmitglieder oder Pflegenden, ein Informationsdefizit und ungünstige Vergleiche mit anderen Pflegebedürftigen.

An dieser Studie kann man erkennen, dass quantitative Forschung nicht ohne qualitative Untersuchungen auskommen kann – woher hätte man (in einer quantitativen Studie) wissen sollen, welche Begriffe die Pflegebedürftigen selber verwenden, wie diese Begriffe zu dem Fachterminus der Pflegenden, der »Motivation« stehen, auf die sich der Artikel beruft, und welche Fragen überhaupt auf einem Fragebogen Sinn gemacht hätten? Weiterhin wird deutlich, dass durch die Beschreibung der gelebten Erfahrung der Pflegebedürftigen gezielte Interventionen sinnvoll werden, um die Motivation zur Rehabilitation nach einem Apoplex zu steigern.

Die Erkenntnisse der Phänomenologie und anderer Ansätze haben erheblich die im Folgenden beschriebenen Methoden befruchtet. In den Forschungsmethoden gibt es große Gemeinsamkeiten – bei zweifellos wichtigen Unterschieden in Nuancen. So beeinflusst die Phänomenologie die Grounded Theory wie auch die objektive Hermeneutik und die Biographieforschung. Ob Sie die Ansätze – wie Ploeg (1999, S. 36) – als gegensätzliche Forschungsstrategien ansehen sollten, können Sie am Ende dieses Kapitels entscheiden.

4.2.2 Strukturale oder objektive Hermeneutik

Gegenstand der strukturalen oder objektiven Hermeneutik, die anfangs nur im deutschen Sprachraum verbreitet und zunächst wesentlich mit ihrem Begründer Oevermann verbunden war, sind »Strukturen mit eigener Bildungsgeschichte oder eigener Geschichte der Individuierung« (Oevermann, 1981, S. 35). Solche individuierten Strukturen können, wie wir im letzten Abschnitt sahen, Persönlichkeiten sein, aber auch Familien, Teams und Einrichtungen wie Krankenhäuser oder Staaten. Die Unterschiede zwischen diesen individuierten Strukturen sind groß: So finden wir in Krankenhäusern, aber auch in Staaten festgeschriebene oder auch gewohnheitsmäßig ausgestaltete »Rollen«, die es ermöglichen, dass auch nach dem Ausscheiden des Personals durch Tod oder Kündigung die jeweilige Einrichtung weiter besteht (Personenwechsel).

Eine Ehe hingegen ist eine individuierte Struktur fast gänzlich ohne Rollen. Deswegen wird nach Scheidung oder Tod des Ehepartners eine Ehe nicht einfach fortgesetzt – nur mit neuem Personal. Im Unterschied zu einem Krankenhaus oder einem Staat, in dem rollenförmige Einrichtungen den Wechsel ihres Personals überdauern, handelt es sich bei Wiederverheiratung nicht um Fortsetzung der alten Ehe mit neuem Personal, sondern um eine neue Ehe.

Aber für rollenförmige wie nicht rollenförmige Strukturen gilt: Erst ihre Bildungsgeschichte strukturiert sie zu einem objektiv hermeneutisch analysierbaren Fall. Die Spezifik eines Falls liegt darin, dass der Fall die »prinzipiell eröffneten Möglichkeiten des Andersseins an jeder Sequenzstelle auf ihre typische, charakteristische, das heißt wiedererkennbare und voraussagbare Weise außer acht lässt und nicht realisiert« (Oevermann, 1991, S. 280). Was die objektive oder strukturale Hermeneutik aufzudecken sich bemüht, sind die strukturierenden Regeln dieses Falls.

Dem entspricht ein Verfahren, das strikt an der Widerlegung der eigenen Vorverständnisse orientiert ist. Natürliche Handlungsprotokolle, das sind Texte wie zum Beispiel Tonbandmitschnitte von Familieninteraktionen, Fernsehsendungen oder Interviews, werden strukturierend Sequenz für Sequenz analysiert. Unterschiedliche Interpreten, die den Herstellungskontext eines solchen Textes (Handlungsprotokoll) möglichst nicht kennen, diskutieren in einer Arbeitsgruppe möglichst kontrastierende Kontexte, für die sich die jeweilige Textstelle als angemessen erwiese.

Bei diesen hypothetischen Lesarten werden Vorverständnisse als hypothetisch eingeführt und möglichst konstrastierend in der Gruppe diskutiert. Durch den Fortgang des Handlungsprotokolls (Textes) werden Lesarten ausgeschlossen (falsifiziert). Es bleiben bei dem »Falsifikationsverfahren« drei Gruppen von Lesarten übrig:

- Lesarten oder Interpretationen, die durch den Text falsifiziert sind,

- Lesarten, die durch das Handlungsprotokoll nicht falsifiziert wurden und

- Lesarten, über die durch den Text nicht entschieden werden kann und die zum Verständnis des Textes oder des Handlungsprotokolls nichts beitragen. Zweifellos können sie für weitere Textinterpretationen in das Vorverständnis eingehen.

Dieses Verfahren setzt also Bereitschaft zu gedankenexperimenteller Variation voraus. Unvoreingenommenheit wird dabei nicht vorausgesetzt, sondern erzeugt. In unseren Interpretationskolloquien geschieht dies durch die Ausgangsidee »alles Üble in der Welt hat seine guten Gründe«. Dieser Spruch soll verhindern, dass allzu schnell Pathologien unterstellt werden und die Interpretation zu Ende ist. Dieses Verfahren, das Urteile der Angemessenheit und der Deckung durch den Text diskutiert, funktioniert, wie unsere Erfahrungen zeigen, sofort auch mit Interpretationsmitgliedern, die noch nie ein derartiges Kolloquium mitgemacht haben. Es funktioniert aber nur unter der Voraussetzung, dass nicht alle Teilnehmer der Interpretationsgemeinschaft einem Hauptredner an den Lippen hängen und in vorauseilendem Gehorsam dessen Interpretationen vorwegnehmen.

Als Handlungsprotokolle haben sich zum Beispiel Fotos in Pflegezeitschriften, die interpretiert werden, bewährt (vgl. Weirauch, 2001). In der Tat werden mit fortschreitenden Sequenzen des Handlungsprotokolls (Interaktionstext) immer mehr Lesarten ausgeschlossen. Das Ergebnis dieser falsifikationistischen Interpretationsprozedur ist eine, um mit Popper zu sprechen, vorläufige Theorie des Falls. Aussagen darüber, wie verbreitet diese individuellen Fälle in einer Bevölkerung sind, werden nicht beabsichtigt. Dies ist für die Pflegepraxis kein Nachteil. Pflegerische Entscheidung setzt ja, wie wir im ersten Kapitel bei der Situationsanalyse pflegerischer Entscheidungen sahen (☞ Abbildung G.2 auf Seite 24), immer die Prüfung voraus, ob mein Fall mit dem berichteten Fall hinreichend Übereinstimmung aufweist, damit ich aus dem berichteten Fall für meinen lernen kann.

Schwieriger ist die methodische Bewertung des Status der Regeln, auf die wir in unseren Urteilen der Angemessenheiten von Kontexten an den Fall zurückgreifen. Regeln sind insofern »generative« Regeln als sie die Handlungen nicht äußerlich begrenzen, sondern erst erzeugen. Ein triviales Beispiel: Die Regeln des Fußballspiels begrenzen nicht das Spiel, sondern erzeugen es erst – ohne generative oder erzeugende Regeln gäbe es überhaupt kein Fußballspiel. Solche generative Regeln sind uns auch von der Sprache geläufig: Generative Regeln ermöglichen als »Tiefenstruktur« erst das Sprechen, sie ermöglichen eine große Anzahl neu gebildeter, nie vorher gehörter Äußerungen an der »Oberflächenstruktur«.

Die strukturelle oder objektive Hermeneutik unterscheidet nun zwischen universellen Regeln und Regeln historisch konkreter Lebenswelten (Milieus). Universelle Regeln sind universalgrammatische Regeln, Regeln logischen Schließens, konstituierende Prinzipien der Moral sowie Regeln der Reziprozität von Perspektiven, da sie jeder Lebenspraxis zugrunde liegen. Regeln als Bestandteile historisch konkreter Lebenswelten sind dagegen in ihrer Geltung auf diese Lebenswelten begrenzt (vgl. Corbin & Hildenbrand, 2000, S. 163). In inhaltlichen Studien wird in der Regel deutlich, dass wir uns auf historisch konkrete Regeln berufen und diese in ihrer Konfrontation erweitern.

In allgemeinen Proklamationen sind insbesondere von Oevermann häufig universelle Regeln in Anspruch genommen worden. Soeffner (1989, S. 132f.) hat gestützt auf diese Proklamationen kritisiert, dass Oevermann sozialem Handeln eine ahistorische Ordnung zugrunde legte und dadurch historisch-spezifische Kontexte und deren geordnete Strukturen in ihrer Bedeutung für das Handeln der Akteure zum Verschwinden bringe. Juliet Corbin und Bruno Hildenbrand weisen zu Recht darauf hin, dass dieser Einwand eher für die Proklamationen als für die Durchführung des Verfahrens der objektiven Hermeneutik gilt (vgl. Corbin & Hildenbrand, 2000, S. 170).

Es bleiben aber die beiden weiter zu bearbeitenden Fragen,

- wie universelle und Lebensweltregeln zueinander stehen und
- wie wir uns fremde Lebenswelten aneignen können.

Die Aneignung fremder Lebenswelten, so weit unsere These, geschieht über die Formulierung von Vorverständnissen und ihre Widerlegung, wie im nächsten Kapitel dargestellt.

4.2.3 Ethnographie

Alle qualitativen Methoden, die wir hier vorstellen, lassen sich unserer Meinung nach unter der Losung zusammenfassen: *eine Kultur von denen zu lernen, die sie leben*. An dieser Losung wird gleich deutlich, warum viele so genannte quantitative Forscher glauben, auf »qualitative« Methoden verzichten zu können: Sie gehen davon aus, dass sie die Kultur ihrer Untersuchungspopulation kennen (zum Beispiel deswegen, weil sie ihr selber angehören). Um qualitative Studien unerlässlich zu finden, müssen wir Pflegende erfahren haben, dass wir die Lebenswelt und die Kultur unserer Klienten und Pflegebedürftigen eben nicht immer schon kennen.

Dieses Eingestehen der Fremdheit war in der Vergangenheit am Einfachsten bei so genannten »primitiven« Kulturen. An ihnen hat sich die Ethnographie aus der kulturellen Anthropologie entwickelt. Es lassen sich zwei Phasen unterscheiden: Die ältere Ethnographie inventarisierte anhand vorgefertigter Kataloge so genannte primitive Kulturen. Sie tat dies oft mit Unterstützung wirtschaftsimperialistischer oder missionarischer Strategien.

Aber die alte Ethnographie bediente sich auch eines anderen Bedürfnisses der europäischen und nordamerikanischen Gesellschaften: Diese suchten seit Leibniz bei den »glücklicheren Naturvölkern« das einfache, weniger durch Tabus, Verdrängungen und Verhaltensvorschriften, weniger durch Kriege und Aggressionen bedrückte bessere Leben. Viele Verfahren, die wir heute noch nutzen, wurden hier zuerst entwickelt; dazu gehören das Feldtagebuch, die teilnehmende Beobachtung und andere.

Die zweite Phase der ethnographischen Forschung unterscheidet sich von der ersten darin, dass nicht primitive Kulturen, sondern der geregelte Alltag der eigenen Gesellschaft zum Gegenstand ethnographischer Forschung erhoben wird. Kulturen werden jetzt nicht mehr für das Völkerkundemuseum inventarisiert. Fragestellung ist, wie die handelnden Akteure ihre alltägliche Lebenswelt als sinnhaft begreifen können und in ihren Handlungen ein Netz von Bedeutungsverweisen reproduzieren, die den Alltag erst verstehbar, innerhalb gewisser Grenzen vorhersehbar und insofern geordnet machen.

Ethnographen versuchen, mit ihrem fremden Blick zunächst »dichte Beschreibungen« zu erstellen, die dann mit bestehenden Theorien konfrontiert werden und sich – so würden zumindest wir hinzufügen – zweifellos bereits theoretischem Vorverständnis berichtigend verdanken (☞ Kapitel 4.2.1 auf Seite 114). Diese dichten Beschreibungen haben die Aufgabe, »Vorstellungsstrukturen, die die Handlungen unserer Subjekte bestimmen, [...] aufzudecken und ein analytisches Bezugssystem zu entwickeln, das geeignet ist, die typischen Eigenheiten dieser Strukturen (das, was sie zu dem macht, was sie sind) gegenüber anderen Determinanten menschlichen Verhaltens herauszustellen« (Geertz, 1983, S. 39).

Wie Sie als aufmerksamer Leser sicherlich schon bemerkt haben, verhält sich jeder in einer ihm neuen Situation als Ethnograph. Dafür zwei Beispiele: Unsere deutsch-kanadischen Untersuchungen in Altenheimen haben gezeigt, dass alte und durch ihre Pflegebedürftigkeit stark behinderte Menschen in beiden Ländern dieselbe Frage mit großem Ernst und oft Verbitterung untersuchen: »Was muss ich als Heimbewohner tun, um eine Pflegekraft zu mir zu bekommen, wenn ich auf die Toilette muss?«. Die Information des Pflegepersonals, in diesem Fall auf einen bestimmten Knopf zu drücken, der dieses Heranrufen bei alltäglichen Aufgaben bewirken soll, reicht nicht hin. Es dauerte allen von uns untersuchten Heimbewohnern viel zu lange, bis auf das Klingeln jemand kommt. Dadurch lernen die Bewohner, den zweiten Klingelknopf zu drücken, der für schwerste Notfälle vorgesehen ist, die den sofortigen Einsatz bedingen.

Da aber – ein typisches Problem in der Ethnographie – nicht nur die ethnographisch beobachtenden Heimbewohner, sondern auch die beobachteten Pflegenden lernen, verändert sich das Heimsystem. Pflegende kommen selbst dann nicht mehr sofort, wenn der für den äußersten Notfall vorgesehene Knopf gedrückt wird. Die Folge ist, dass die Heimbewohner entweder ihren Alltag als nicht mehr verstehbar und vorhersehbar begreifen, sondern sich hilflos dem Pflegepersonal ausgeliefert sehen. Oder aber, sie machen sich den Reim darauf, dass beim Drücken des Notfallknopfs Pflegende etwa nach 10 bis 15 Minuten erscheinen. Sie versuchen sich wieder ein geordnetes und vorhersehbares Bild der Situation zu verschaffen und trachten danach, auf den Notfallknopf 10 Minuten, bevor sie einer Hilfe bedürfen, zu drücken. Dies wiederum macht es für das Pflegepersonal schwer, dringende von weniger dringenden Notfällen zu unterscheiden. Auch für das Pflegepersonal wird die Ordnung prekär. Um einen verstehbaren und vorhersehbaren Alltag aufrecht zu erhalten, versuchen sie eine Art Typologie ihrer Klienten zu entwickeln, die ihnen prognostizierbar macht, wie die Klingeln im Einzelfall zu verstehen sind.

Zur Verdeutlichung noch ein zweites, sehr viel harmloseres Beispiel für wechselseitige Lernprozesse beim Regelnlernen, das sich auch viele Leser und Leserinnen außerhalb des Pflegebereiches aus der eigenen Erinnerung vergegenwärtigen können. Bei unseren ersten Besuchen in Neapel und Kalabrien Anfang der 70er Jahre fiel uns auf, dass bei den vorzüglichen Essen, zu denen wir eingeladen waren, merkwürdigerweise mehrfach das Dessert fehlte. Dies war besonders auffällig, weil ja gerade die *dolci* als besonders gut gelten. Obwohl wir mit den Gastgebern auf sehr vertrautem Fuß lebten, trauten weder wir uns nach einem Dessert zu fragen, noch klärten uns unsere Freunde darüber auf, warum dies fehlte. Erst bei der vierten oder fünften Einladung, wo zufällig noch andere Gäste eingeladen waren, stellten wir fest, dass diese Gäste das Dessert mitgebracht hatten. Als Regel wurde erkennbar, dass in Süditalien offenbar die Gäste den Nachtisch mitbringen, wie bei uns in Sachsen-Anhalt ein Buch, eine Flasche Wein oder einen Blumenstrauß.

Bemerkenswert ist, dass wir auf diese Regel nicht einfach durch Regelübertretung aufmerksam wurden, sondern dass die Höflichkeit sowohl uns als auch unseren Freunden verbot, direkt zu werden. Selbst die direkte »Interviewfrage« an unsere Gastgeber, als wir sahen, dass die anderen Gäste das Dessert mitgebracht hatten, führte nicht weiter; auf die Frage, ob in Süditalien die Gäste das Dessert in der Regel mitbringen, antworteten sie: Ausnahmsweise komme dies manchmal vor. Erst andere verrieten uns die ganze Wahrheit.

Bemerkenswert ist ferner, dass ein Lernprozess der Beobachteten eintrat, ähnlich wie im eben zitierten Altenheim bei den beobachtenden Pflegenden. Nach einer Weile bereiteten unsere Gastgeber selbst ein Dessert vor, wenn sie Deutsche zum Essen erwarteten. Sie hatten gelernt, dass dieser Volksstamm nicht dazu neigt, sich an die Dessertregel zu halten. Wenn wir Desserts mitbrachten, gab es nun zwei Desserts.

Die ethnographische Studie von Davis & Magilvy (2000) untersuchte, wie ältere, auf dem Land lebende Lateinamerikaner eine chronische Erkrankung erleben.

> Um herauszufinden, wie eine chronische Erkrankung von auf dem Land lebenden lateinamerikanischen und nicht-lateinamerikanischen älteren Erwachsenen und deren Familien erfahren wird und wie das Gesundheitssystem die Fähigkeit, in einer veränderten Umgebung mit einer chronischen Erkrankung umzugehen, fördert oder hemmt, wurden 42 Personen in einer beschreibenden ethnographischen Studie mit gezielter Stichprobenerhebung untersucht. Die Daten wurden mit aufgezeichneten Interviews, Beobachtungen, Aufzeichnungen, Dokumenten und Photographien erhoben. Interpretierende ethnographische Methoden wurden verwendet, um übergreifende kulturelle Themen zu identifizieren. Man fand heraus, dass das Leben mit einer chronischen Krankheit ein aktivierender, gegenseitiger Lernprozess war, geformt durch Wechselbeziehungen in verschiedenen Gemeinschaften. Die Teilnehmer drückten aus, dass das Leben mit einer chronischen Krankheit für sie mit stillem Stolz auf dem Weg zu einem bedeutungsvollen Leben verbunden ist.

Diese ausführliche Darstellung haben wir gewählt, weil die Ethnographie besonders geeignet ist, uns selbst klar zu machen, dass wir alle im Alltag Ethnographen sind. Auch wird unmittelbar klar, was »Unvoreingenommenheit« heißt: Ethnographen bewerten Abweichungen von der eigenen Kultur nicht gleich als Fehler, Rückstände oder moralisch zu verwerfend, sondern versuchen den Alltag zu verstehen, indem diese Handlung einen Sinn für die Handelnden ergibt.

Zum Zweiten wird klar, dass sich auch Ethnographen niemals ohne theoretische Vorverständnisse als sozusagen leere weiße Blätter von der beobachteten Kultur passiv beschreiben lassen. Auch Ethnographen haben Vorverständnisse. Die disziplinierenden Instrumente ihrer Beobachtungsweise und Beobachtungsprotokolle befähigen sie aber, ihre Vorverständnisse zu klären und zu berichten. Auch in der Ethnographie scheint der Stil zu sein, auf »Theorien mittlerer Reichweite« im Verständnis von Merton (1967) zu kommen.

Wenn Frake (1980) in seiner berühmten Untersuchung der Yakan der Frage nachgeht, »Wie betrete ich ein Haus der Yakan?«, dann stellt die Antwort nicht nur eine Regel für Frake bereit, sondern zugleich eine Einführung in die soziale Ordnung und die soziale Struktur der Yakan-Gesellschaft. Auch die Ethnographie kann, das war unsere These, nicht im strengen Sinne »induktiv« vorgehen; »Unvoreingenommenheit« ist nicht immer schon da, sondern wird durch die Falsifikation von Vorverständnissen erarbeitet (☞ Kapitel 4.2.1.2 auf Seite 114).

4.2.4 Biographische Verfahren

Biographien hatten wir bereits als sich individuierende Strukturen erkannt. Biographieforschung ist in der deutschsprachigen Pflegeforschung verhältnismäßig verbreitet. Sie hat, nach sehr frühen Anfängen, in den 70er Jahren einen regelrechten Boom erlebt, wobei sie sich schon auf die Studien von Thomas & Znaniecki (1927) über die Migration und das Zurechtfinden in der neuen Welt von polnischen Auswanderern bezogen hat (vgl. Behrens, 1980). Biographieforschung selber ist noch sehr viel älter; der Versuch, aus Briefen und Selbstzeugnissen, aus lebensgeschichtlichen Erzählungen Geschichte zu schreiben, geht schon Jahrtausende zurück.

An die Stelle schriftlicher und fotografischer Zeugnisse sind heute in der Biographieforschung häufig »narrative Interviews« (Schütze, 1984) getreten. Dieses Verfahren hat besondere Bedeutung gefunden in Entgegensetzung zu »standardisierten« Interviews, worunter wir sowohl Leitfadeninterviews mit festen Fragen als auch Fragebögen mit geschlossenen Antwortvorgaben verstehen. Die standardisierten Fragebögen entlasten nämlich den Befragten davon, seine Darstellung selber strukturieren zu müssen und die Gestalt seiner Ausführungen vollständig zu machen. Es reicht, wenn er sich auf die Strukturierung des Interviewers zurück zieht und ab und zu ein Kreuz macht oder eine vorgesehene Antwort gibt. Im Ergebnis können solche Interviewergebnisse nicht Auskunft geben über die Strukturierungsleistungen, die der Befragte üblicherweise in Interviews gibt (vgl. Behrens, 1983, S. 204 f.). Daher eignet sich diese Form des »narrativen« Interviews besser als standardisierte Interviews, wenn es darum geht, die Strukturierungsleistungen der Befragten selber zu analysieren. Damit ist natürlich keineswegs behauptet, auf die Darstellung der Befragten ginge kein Einfluss des Interviewers aus (vgl. Behrens, 1983, S. 204 f.).

Insofern bemerken Allerbeck & Hoag (1981, S. 425) zwar treffend »und es wäre ein Irrtum zu glauben, dass die [...] gezeigten Situationseffekte durch Verzicht auf Standardisierung und Quantifizierung verschwänden«, unzutreffend ist aber ihr nächster Satz: »Der einzige Unterschied wäre, dass sie [die Situationseffekte] bei qualitativer Datenerhebung nicht mehr erfassbar wären.« Im Unterschied zu standardisierten Verfahren werden die Situationseffekte bei all den »qualitativen« Verfahren, die Tonbandaufnahmen verwenden (und das sind die meisten), wenigstens protokolliert. In diesen Protokollen schlagen sich auch Äußerungen nieder, die, eben weil sie nicht bewusst kontrolliert werden können, Ausdruck durchgehender Haltungen sind. Man mache die Probe: Jeder kann ein standardisiertes Interview fälschen; aber um ein »qualitatives« Interview zu fälschen, müssen schon ein gewiefter Dichter und ein geübter Schauspieler zusammen kommen (vgl. Behrens, 1983, S. 244).

Fischer-Rosenthal (1991) hat vorgeschlagen, Biographieforschung aus drei Perspektiven zu betreiben: aus der Sinnperspektive, aus der Funktionsperspektive und aus der Strukturperspektive. Die Sinnperspektive befasst sich mit der Verbindung von lebensgeschichtlichen Erfahrungen, und in der Funktionsperspektive geht es in den Augen von Fischer-Rosenthal um die Biographisierung individuellen Lebens in seiner Funktion für die gesellschaftliche Integration (vgl. Heinz & Behrens, 1991; Behrens & Rabe-Kleberg, 1993). In der Strukturperspektive fragt Fischer (1982) »beispielsweise angesichts körperlich-leiblicher Krisen [nach der] Konstitution von nichtlinearen Strukturen als Treibriemen zwischen alltäglichen Routinen und lebenszeitlichen Entwürfen« (Fischer-Rosenthal, 1991, S. 256).

In Deutschland hat der an Anselm Strauss und Juliet Corbin anknüpfende DFG-Sonderforschungsbereich »Statuspassagen und Risikolagen im Lebensverlauf« auf den Ansatz von Fritz Schütze (1991), »Prozessstrukturen des Lebensablaufs« zu erfassen, in vielfältiger Weise zurückgegriffen und dabei qualitative und quantitative Methoden integriert (»Triangulation«, vgl. Heinz & Behrens, 1991).

Unter Triangulation versteht man die Betrachtung eines Forschungsgegenstandes von mehreren Seiten, um eine höhere Validität zu erhalten. Die Triangulation kann sich auf Daten beziehen, die aus verschiedenen Quellen ausgewertet werden – zum Beispiel Interviews, teilnehmende Beobachtungen und Tagebücher. Weiterhin kann man eine methodische Triangulation antreffen, wenn zum Beispiel qualitative und quantitative Ansätze gleichzeitig kombiniert werden oder wenn verschiedene validierte Skalen in einem Fragebogen verwendet werden, um das Gleiche zu messen. Dabei ist die Triangulation aber von der Kombination von qualitativen und quantitativen Ansätzen *nacheinander* abzugrenzen: Hierbei wird mit Hilfe von qualitativen Studien eine Hypothese generiert, die dann mit quantitativen Designs überprüft wird.

Eine Grundannahme der Triangulation besteht darin, dass die kombinierten Verfahren zwar unterschiedlich, aber *gleichrangig* sind. Die Triangulation kann dann auch nicht nur zur Validierung, sondern ebenfalls zur gegenseitigen Ergänzung eingesetzt werden, um mit den verschiedenen Methoden den selben Forschungsgegenstand aus unterschiedlichen Richtungen zu erfassen und ein vollständigeres Bild zu erhalten.

Ferner gibt es noch die Triangulation auf personaler Ebene, das heißt, dass gefundene Ergebnisse von mehreren Personen bestätigt werden – meist andere Forscher in einem Team oder Teilnehmer der Untersuchung. Die Bestätigung durch andere Mitglieder des Forschungsteams hat den Vorteil, dass Menschen mit einer anderen Perspektive in der Regel auch anders interpretieren; kommen sie trotzdem zum gleichen Schluss, spricht das für die Validität der Untersuchung. Werden die Ergebnisse durch die Teilnehmer bestätigt, hat man den Vorteil, dass Fehlinterpretationen und Missverständnisse gleich erkannt werden können.

Mit Formen des narrativen Interviews ist in der Pflegeforschung nicht selten gearbeitet worden, wobei die von Schütze (1984) vorgeschlagenen Verfahrensregeln nicht immer eingehalten wurden. Aus dem Bereich der Pflegeforschung lassen sich beispielhaft nennen die Analyse der Versorgungsverläufe von AIDS-

Patienten (Muthesius & Schaeffer, 1997), die Biographieverläufe psychiatrischer Patienten (Riemann, 1987) und die Analyse von drei Pflegegenerationen in der Psychiatrie durch Konrad (1985).

4.2.5 Grounded Theory

Die Grounded Theory ist zweifellos die in den USA und im gesamten Angelsächsischen Bereich verbreitetste »qualitative« Forschungsströmung. Sie ist unter Rückgriff auf die Phänomenologie von Anselm Strauß, Barney Glaser und Juliet Corbin an der School of Nursing in San Francisco über 30 Jahre entwickelt worden und hat die genannten Ansätze auch in Deutschland mannigfach beeinflusst. Solche Einflüsse lassen sich in der eben genannten Biographieforschung und dem narrativen Interview, wie es Fritz Schütze (1984) darstellte, ebenso beobachten wie in der deutschsprachigen Übernahme der aus der Phänomenologie und der Ethnographie hervorgegangenen Ansätze. Wenn sich auch die qualitativen Forschungsansätze, die sich aus der deutschsprachigen philosophischen Tradition entwickelten, im deutschsprachigen und im englischsprachigen Raum etwas unabhängig voneinander entfalteten, so zeigt doch die Grounded Theory von Glaser und Corbin, dass es zahlreiche gemeinsame Bezugspunkte gibt, an die es sich anzuknüpfen lohnt. Das Wort Grounded Theory proklamiert, dass die Theorie empirisch begründet und auf einer empirischen Basis entwickelt wird (sprachlich ist die Ähnlichkeit zu *evidence-based* offensichtlich).

4.2.6 Methoden der Datensammlung

Am häufigsten bei qualitativen Forschungen werden natürliche Handlungsprotokolle, danach Beobachtungen, Interviews und die Analyse von Dokumenten zur Gewinnung von Daten verwendet.

4.2.6.1 Beobachtung

Um soziale Phänomene begleitend zu erfassen, kann man sie entweder offen oder verdeckt beobachten, das heißt per Tonband oder Videokamera zur späteren Auswertung aufzeichnen. Bei der direkten Aufzeichnung verbringt der Forscher eine Zeit in der zu beobachtenden Gruppe und macht sich Notizen, wobei er entweder teilnehmend oder nicht-teilnehmend beobachten kann. Teilnehmende Beobachtung bedeutet aber, dass der Forscher einen Einfluss auf das Geschehen hat, so dass man sich vor einer Studie genau überlegen sollte, inwieweit man sich als Forscher einbringt und wie die Ergebnisse dadurch – sowohl positiv als auch negativ – verändert werden könnten.

Bei der nicht-teilnehmenden Beobachtung versucht der Forscher, unbeteiligt am Geschehen möglichst nicht wahrgenommen zu werden, was – je nach Untersuchungsgruppe – schwierig wird: bei der Visite, als Assistenzarzt getarnt, wird er kaum auffallen, bei der Messung von Zeiten zur Ermittlung der Dauer von Pflegehandlungen wird es schon schwieriger. Außer bei der Auswertung von Routinedaten ist eigentlich jede Beobachtung teilnehmend (vgl. zu diesen wichtigen Verfahren der Auswertung von Routinedaten Behrens & von Ferber, 1997).

4.2.6.2 Interview

Es gibt verschiedene Arten von Interviews, die in der qualitativen Forschung verwendet werden; am häufigsten werden halbstrukturierte, eingehende Interviews eingesetzt. Strukturierte Befragungen – ähnlich Fragebögen – sind dann weniger geeignet, wenn sie das Gespräch zu sehr festlegen und damit keinen Raum für individuelle, ausführliche Antworten als Strukturierungen der Befragten lassen (vgl. Behrens, 2002d).

Man unterscheidet zum Beispiel zwischen narrativen, fokussierten, problemzentrierten und Tiefeninterviews, je nach der Menge der Vorgaben und der Art des Vorgehens. Bei narrativen Interviews werden dem Gesprächspartner nur Stichworte gegeben und er wird dazu animiert, von sich aus zu erzählen, was ihm einfällt. Bei fokussierten Interviews setzt man schon Grenzen, indem das Gespräch auf bestimmte, vorher festgelegte Themen begrenzt wird.

Die Interviews werden in der Regel auf Tonband oder Video aufgezeichnet und später wortgetreu abgeschrieben (»transkribiert«), wobei Atempausen, Räuspern oder Veränderungen der Lautstärke oder Tonhöhe möglichst mit aufgeschrieben werden, da sie sich bei der verlaufsorientierten, »sequentiellen« Interpretation als hilfreich erweisen könnten.

4.2.6.3 Analyse von Dokumenten

Die Auswertung von persönlichen Aufzeichnungen, Tagebüchern, Photos, Skizzen, Schriftwechsel und Notizen eines Teilnehmers ist eine weitere Möglichkeit der Gewinnung von Daten für qualitative Untersuchungen. Für die sequentielle Methode der Auswertung ist es nicht entscheidend, ob vorgefundene oder mittels Interview hervorgelockte Texte ausgewertet werden.

4.2.7 Methoden der Datenauswertung

Es gibt verschiedene Methoden, um qualitative Daten zu analysieren, vor allem die bereits beschriebene Sequenzanalyse.

Der Prozess der Auswertung von qualitativen Daten beginnt in der Regel mit der Forschungsfrage, zu der Daten gesammelt werden, in denen dann Muster gesucht und zugehörige Themen gebildet werden, anhand derer erneut Daten gesammelt werden, um die neuen Erkenntnisse zu bestätigen oder zu widerlegen; diese neuen Daten werden wieder nach Mustern und Themen durchsucht, eine Theorie daraus abgeleitet, erneut Daten gesammelt, analysiert usw. Irgendwann in diesem Kreislauf ist ein Konzept entstanden, zu dem durch wiederholte Datensammlung nur minimale oder gar keine Ergänzungen gemacht werden könnten; dieser Punkt wird als *Sättigung* bezeichnet und man hört in der Regel auf, weitere Daten zu sammeln.

Die Sättigung ist vor allem dann relevant, wenn man – wie zum Beispiel bei der Grounded Theory – Theorien entwickeln möchte und hierzu den Forschungsgegenstand von allen Seiten auf der Suche nach maximalen Kontrasten betrachten möchte. Auch in der Phänomenologie sollte man erst, wenn man das Gefühl hat, dass sich die gelebten Erfahrungen der Teilnehmer wiederholen, zur Sicherheit noch ein oder zwei weitere Personen oder Szenen hinzunehmen und dann die Daten als gesättigt ansehen.

Wurde keine Sättigung erreicht, ist fraglich, ob überhaupt eine Regel gefunden wurde; vielleicht wurden nicht alle Aspekte erfasst und die Daten weisen wichtige Lücken auf, was die Validität und somit Übertragbarkeit der Ergebnisse ziemlich einschränken kann.

4.2.8 Beurteilung qualitativer Studien – Allgemeine Kriterien

Als qualitative Studiendesigns wurden die Grounded Theory (☞ Kapitel 4.2.5 auf Seite 127), die Phänomenologie (☞ Kapitel 4.2.1 auf Seite 114), die Hermeneutik (☞ Kapitel 4.2.2 auf Seite 119) und die Ethnographie (☞ Kapitel 4.2.3 auf Seite 121) bereits vorgestellt. Die folgenden allgemeinen Beurteilungskriterien qualitativer Studien sind die entscheidenden für Beurteilungsbögen, ergänzend finden Sie konkrete Fragen als Lesehilfe in Kapitel 4.2.9 auf Seite 131.

Auch bei qualitativen Studien ist die erste Frage: »Sind die Ergebnisse der Studie glaubwürdig?« und die zweite: »Sind die Ergebnisse für die pflegerische Betreuung meiner Klienten nützlich?«

1. *Glaubwürdigkeit* oder: Welche Fallen und Täuschungsmöglichkeiten hat die Studie berücksichtigt?

    a) Ist das Vorverständnis, aus dem Forschungsinteresse und Fragestellung folgten, ausdrücklich geklärt worden oder zogen sich die Autoren hinter der (falschen, wenn nicht betrügerischen) Behauptung zurück, sie ließen völlig unvoreingenommen ihre Interviewpartner zu Wort kommen und gäben nur wieder, was diese gesagt hätten?

    b) Sind große Textmengen auf der Suche nach schönen Stellen, die die Ausgangsthese zu stützen scheinen, durchsucht worden, oder ist der Text sequentiell Schritt für Schritt analysiert worden, um den Hypothesen ein möglichst großes Risiko zu geben, widerlegt zu werden?

    c) Sind ausführlich alternative Lesarten (Hypothesen) zum interpretierten Text gesucht und formuliert worden, oder ist nur eine einzige Hypothese oder Lesart als sich aus dem Text ergebend paraphrasierend dargestellt worden?

d) Sind die Lesarten des Textes nach den drei Möglichkeiten geordnet worden:

- Lesart ist mit dem Text nicht vereinbar (»falsifiziert«)
- Lesart ist mit dem Text vereinbar
- Lesart (Hypothese) ist durch den Text selber nicht überprüfbar. Das heißt, die Hypothese muss nicht falsch sein, sie ist aber als nicht durch einen Überprüfungsversuch gegangen anzusehen. Ihre Überprüfung bedarf weiterer Texte und textförmigen empirischen Materials.

e) Werden die Ergebnisse auf das theoretische Vorverständnis in einer auf Verallgemeinerung gerichteten Weise zurückbezogen? Dieses Kriterium ist kurz zu erläutern. Viele sogenannte qualitative Untersuchungen machen zu Recht keine Aussage, wie häufig der von ihnen rekonstruierte Fall in einer Bevölkerung vorkommt. Sie können und sollten im Sinne einer theoretischen Ertragssteigerung aber die Frage beantworten, wie ein allgemeiner Typus aussehen müsste, dem der untersuchte Fall angehört (vgl. auch das Konzept abduktiven Schließens von Peirce, auf den wir oben verwiesen hatten). Diese Formulierung eines allgemeinen Typus gibt häufig auch zugleich den Gegentypus, nach dem in der Empirie weiter zu suchen ist. Damit sind wir bei der nächsten Beurteilungsfrage:

f) Welche Fragestellung ergibt sich aus dieser Fallrekonstruktion für eine jetzt anschließende sinnvolle Untersuchung? (Das Ergebnis wird also verstanden als materialgesättigte, methodisch kontrolliert explizite Fallbestimmung für die nächste Untersuchung, vgl. ähnlich das Vorgehen in der Grounded Theory bei Strauss und Corbin.)

2. Sind die Ergebnisse der qualitativen Studie für die pflegerische Behandlung meines Klienten nützlich?

a) Ist mein Fall dem Untersuchten hinreichend als allgemeiner Fall oder Variante (Gegenfall) zuzurechnen?

b) Ergibt sich aus der Falldarstellung eine Intervention oder Diagnose?

c) Wurden überhaupt Interventionen mit den für meine Klienten relevanten Zielen untersucht, oder ging es mehr um eine allgemeine Typologie?

d) Auch Studien, die nicht die Effekte von Interventionen oder die handlungsleitende Rolle von Diagnosen oder die Prognostizierbarkeit von

Strukturen prüfen, können pflegepraktisch nützlich sein. Hier ist die Frage: Helfen mir die Ergebnisse der Studie, meine Pflegebedürftigen in ihrer Umgebung besser zu verstehen?

e) Um mir und meinen Klienten aber in dieser Weise nützlich zu sein, müssen sich solche Forschungsarbeiten aufeinander beziehen. So lautet hier die Beurteilungsfrage: Ist die Studie geeignet, vorhandene theoretische Verständnisse weiter auszudifferenzieren, zu berichtigen oder in einem weiteren Fall als nicht falsifiziert bestehen zu lassen?

Sie sehen also, dass sich die Beurteilung qualitativer Studien nicht grundsätzlich von der quantitativer unterscheidet. Qualitative Untersuchungen nehmen die Erkenntnisse ernst, die seit Husserl und Mead über menschliches Erkennen erarbeitet sind (vgl. Oevermann, 1991; Behrens, 2002d).

4.2.9 Beurteilung von qualitativen Studien – Einzelfragen

Ebenso wichtig wie bei quantitativ-statistischen Analysen ist, dass die Methodik ausführlich beschrieben ist, angefangen von der Auswahl der Teilnehmer über die Art und Ausführlichkeit der Datenerfassung bis hin zur Datenanalyse mit der Interpretation der Ergebnisse.

Die allgemeinen Beurteilungskriterien aus dem vorherigen Kapitel wurden als weitere Lesehilfe in einen Beurteilungsbogen umgesetzt, der im Internet[2] frei zugänglich ist. Dabei ist zu beachten, dass die Fragen keine gleiche Gewichtung der Inhalte implizieren sollen, sondern lediglich auf relevante Aspekte der Beurteilung qualitativer Studien hinweisen.

Wurde die Forschungsfrage klar formuliert? Analog zu den quantitativen Studiendesigns sind auch die verschiedenen qualitativen Designs für verschiedene Fragestellungen mehr oder weniger gut geeignet. Erst eine klar formulierte Forschungsfrage lässt die Festlegung eines passenden Studiendesigns zu.

Hilfreich für die Einschätzung, ob das Design passend gewählt wurde, ist eine Diskussion des Forschungsthemas in seinem Umfeld, also die Erläuterung bereits vorhandener Forschungen und wieso das neue Projekt überhaupt durchgeführt wurde, wobei auch die Ziele der Untersuchung klar definiert werden sollten.

Welches qualitative Design wurde mit welcher Begründung gewählt? Für die Einschätzung der methodologischen Durchführung ist es wichtig, zu wissen, ob sich die Forscher klar dazu geäußert haben, welches Design sie einsetzen, wie sie es durchführen und warum sie gerade diese Methode gewählt haben. Leider sind diese Angaben nicht immer vorhanden, und man wird auch häufig auf Arbeiten treffen, die keinem klaren Design gefolgt sind und sich aus irgendwelchen Gründen verschiedener Methoden bedient haben. Dann bleibt bei der Beurtei-

[2] http://www.ebhc.de/praxis/

lung nichts anderes übrig, als zu versuchen, mögliche Fehlerquellen zu finden, die die Ergebnisse verfälscht haben könnten.

Ist das Ziel der Untersuchung klar gegeben, also zum Beispiel eine Beschreibung oder Entdeckung, die Entwicklung neuer Konzepte, Verständnis oder Bedeutung und gelebte Erfahrungen, so kann man daraus das geeignete Design ableiten.

Wurde eine Literaturrecherche durchgeführt? Für die Beurteilung ist relevant, ob und wann eine Literaturrecherche durchgeführt wurde. Allerdings wird der geeignete Zeitpunkt kontrovers diskutiert: Auf der einen Seite ist es von Vorteil, vor der Datensammlung gut über das Forschungsgebiet informiert zu sein, um die Teilnehmer besser auswählen zu können, gezielte Fragen zu stellen, schneller ein einfühlsames Verständnis zu erlangen und eine Sättigung der Antworten besser einschätzen zu können. Auf der anderen Seite wird bei der interpretativen Forschung der Forscher selbst auch immer ein Teil des Forschungsprozesses, indem er in Interaktion mit dem Forschungsgegenstand tritt; um nicht mit gefestigten Thesen den Forschungsprozess zu beeinflussen, ziehen es manche qualitative Forscher vor, möglichst unvoreingenommen »ins Feld« zu gehen und eine Literaturrecherche von Dritten durchführen zu lassen.

Wurden die Teilnehmer passend zur Forschungsfrage ausgewählt und die Auswahl begründet? Je nachdem, welche Forschungsfrage und welches Design gewählt wurde, sind verschiedene Möglichkeiten der Rekrutierung angemessen. Für die Grounded Theory, bei der ein möglichst vielfältiges und reichhaltiges Spektrum an verschiedenen Ansichten mit maximalen Kontrasten angestrebt wird, um eine allgemein gültige Theorie aufzustellen, bietet sich das *Theoretical Sampling* an: Die Hypothesen der Forscher werden gezielt überprüft, indem Teilnehmer ausgewählt werden, die sie bestätigen oder widerlegen können. Bei der Phänomenologie steht manchmal eher im Vordergrund, überhaupt einen Zugang zum Feld zu bekommen (nicht jeder redet, direkt darauf angesprochen, offen über seine Probleme). Oftmals ist es hilfreich, im Schneeballsystem, also durch Empfehlungen Einzelner, Teilnehmer zu rekrutieren. Die Auswahl der Teilnehmer hat vor allem Auswirkungen auf die Übertragbarkeit der Ergebnisse.

Wurden die Teilnehmer, ihr Umfeld und die Forscher ausreichend beschrieben? Um die Forschungsergebnisse einzuschätzen und gegebenenfalls auf die eigene Praxis anwenden zu können, ist eine genaue Beschreibung der Teilnehmer sowie ihrer Umgebung elementar. Da auch die Perspektive der Untersucher in die Ergebnisse einfließt, ja der Untersucher Teil der Untersuchung wird, ist dessen Vorbildung, Standpunkt und Perspektive von ebenso großer Bedeutung für die Interpretation der Ergebnisse.

Wurde die Datensammlung detailliert beschrieben? Hierbei ist die genaue Angabe der Informationsquellen von Bedeutung, ob also unstrukturierte oder halbstrukturierte Interviews, eine teilnehmende Beobachtung oder die Sichtung von historischen Dokumenten durchgeführt wurden, persönliche Notizen der

Teilnehmer oder der Forscher, Video- oder Tonbandaufnahmen verwendet wurden, denn dies ist ein wichtiger Hinweis auf die methodologische Durchführung.

Wie erfolgte die Analyse der Daten? Genauso wichtig ist die detaillierte Beschreibung der Datenanalyse, zum Beispiel die Sequenzanalyse von Handlungsprotokollen analog zu natürlichen Handlungsabläufen, die Identifikation von Schlüsselkonzepten, Themen und Mustern.

Erfolgte die Datensammlung bis zur Sättigung? Die häufigsten Methoden zur Datensammlung in qualitativen Studien sind Beobachtungen, Interviews und die Analyse von Dokumenten (☞ Kapitel 4.2.6 auf Seite 127). Für die Beurteilung einer qualitativen Studie ist es von Bedeutung, ob durch die Methode reichhaltige Daten erhalten wurden, oder ob nicht genug in die Tiefe gegangen wurde bzw. zu früh aufgehört wurde, ohne dass eine Sättigung erreicht werden konnte. Reichhaltige Daten entstehen – im Gegensatz zu quantitativen Untersuchungen – nicht durch eine möglichst große Stichprobengröße, sondern durch ausführliche, tiefer gehende Befragungen.

Diese Beurteilung kann aufgrund der Anzahl sowie der Dauer der Interviews oder Beobachtungen, der Zeitspanne, in der die Untersuchung lief, und der verschiedenen verwendeten Methoden zur Datensammlung und zur Analyse erfolgen. Das Ziel der Datensammlung sollte sein, Daten zu erhalten, die so genau wie möglich sein sollten, um repräsentativ für die Erfahrungen zu sein, und die eine Spur hinterlassen, der andere bei der Interpretation folgen können. Gerade die Sättigung ist ein wichtiges Indiz für die Validität der Daten.

Sind die Ergebnisse ausführlich und nachvollziehbar? Man sollte als Leser in der Lage sein, den Prozess von der Datensammlung über die Entwicklung von Themen bis hin zu den daraus resultierenden Schlussfolgerungen nachzuvollziehen, beispielsweise anhand von Zitaten und Diagrammen, damit man sich auf der einen Seite einen eigenen Eindruck von dem untersuchten Phänomen machen kann und auf der anderen Seite ein Gefühl dafür bekommt, wie der Forscher einzelne Aussagen interpretiert.

Um dem qualitativen Ansatz gerecht zu werden, ist es unabdingbar, die Bedeutungen und Erfahrungen eines Teilnehmers in ihrer Gesamtheit in ihrem Kontext zu untersuchen, ohne sie auf einzelne Teile zu reduzieren. Hierzu sollten die Bedeutungen auch im Kontext der Perspektive des Teilnehmers gesehen werden.

Wurden die Ergebnisse bestätigt? Ein sehr wichtiger Aspekt bei der Beurteilung einer qualitativen Studie ist die Gültigkeit der Ergebnisse; sie kann durch das Belegen von Schlussfolgerungen von Seiten der Teilnehmer erfolgen, aber auch durch ein Übereinstimmungsverfahren der Forscher (☞ zum Beispiel Triangulation), externer Berater oder die nachweislich erreichte Sättigung der Daten.

Helfen mir die Ergebnisse der Studie, die untersuchten Personen in ihrer Umgebung besser zu verstehen? Qualitative Ansätze werden dazu verwendet, neue Theorien und Konzepte zu erarbeiten oder Phänomene zu beschreiben; allgemein vermitteln sie in der Regel einen tieferen Einblick in die Welt der Untersuchungspersonen. Dieser Einblick kann das Verständnis für die Situation einer Person, ihre Rollen und ihre Beziehungen erhöhen und daraus unter anderem auch Ressourcen finden, die man in diesem Kontext nicht vermutet hätte. Die Frage ist nun, ob man in der eigenen Praxis Personen antrifft, die in einer ähnlichen Situation scheinen. Hier kann man keine Ratschläge zur Beurteilung geben, es muss jeder selbst entscheiden, ob und wie er das neue Verständnis in seine Pflegepraxis einbauen kann oder ob er komplexe Phänomene durch die Studie besser verstehen gelernt hat.

Gibt es konkrete Möglichkeiten der Anwendung? Dies ist eine für qualitative Ansätze nur teilweise relevante Fragestellung, da manche Ansätze zum Beispiel versuchen, Theorien zu generieren, die dann – je nach Reichweite – unter Umständen nicht direkt anwendbar sind (☞ Grounded Theory). Trotzdem sollte der Leser überlegen, wo und wie er das neu gewonnene Wissen in der Praxis anwenden kann – Erkenntnisse, die das Erleben einer Situation von bestimmten Pflegebedürftigen beschreiben, lassen sich vielleicht in einer internen Schulung an Kollegen vermitteln, um diese für die untersuchte Problematik zu sensibilisieren.

4.2.10 Suche nach qualitativen Studien in Medline

Da die Verschlagwortung in Medline bei qualitativen Studien teilweise ziemlich uneinheitlich ist existieren auch noch keine validierten Suchabfragen, zum Beispiel in Form von methodologischen Filtern (☞ Kapitel 3.5.2 auf Seite 97), für qualitative Designs. Daher empfiehlt es sich, die identifizierten Schlüsselbegriffe aus der Fragestellung selbst um relevante methodologische Begriffe zu ergänzen, zum Beispiel:

```
"grounded theory" OR "qualitative research"[MESH]
```

4.3 Quantitative Studiendesigns

Bis jetzt wurden nur *qualitative Studiendesigns* diskutiert, die sich immer irgendwie mit der Frage des *Wie* beschäftigen. Andere Fragen werden besser mit anderen Studiendesigns beantwortet: Wenn es darum geht, das *Wieviel* zu ermitteln, sind quantitative Methoden das Design der Wahl.

Die Unterschiede zwischen qualitativen und quantitativen Designs sind in Kapitel 4.1.1 auf Seite 110 dargestellt; dabei geht es nicht darum, eine Methode als »besser« herauszustellen – vielmehr hat jede Methode ihre Daseinsberechtigung, ihre Stärken und natürlich auch ihre Schwächen. Allerdings sind quantitative Designs nur sinnvoll, wenn ihre qualitativen Voraussetzungen geklärt sind.

Genau wie bei den qualitativen Studiendesigns gibt es verschiedene quantitative Designs, die sich vor allem in den theoretischen Grundlagen, der Datensammlung und den Methoden zur Auswertung unterscheiden.

4.3.1 Randomisierte kontrollierte Studie

Die Randomisierte kontrollierte Studie (RCT) ist eine experimentelle Studie, bei der die Teilnehmer per Zufallsauswahl einer Interventionsgruppe oder einer Kontrollgruppe zugeordnet werden, so dass jeder Teilnehmer die gleiche Chance hat, in eine der Gruppen zu gelangen. Die Forscher beobachten die Teilnehmer und beurteilen dann, ob ein bestimmtes Ereignis in einer der Gruppen häufiger eingetreten ist als in der anderen Gruppe.

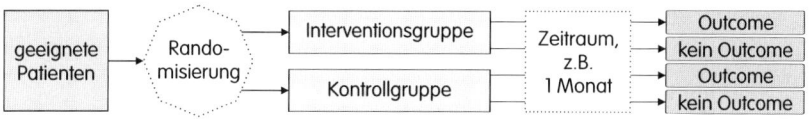

Abbildung 4.3: Randomisierte kontrollierte Studie

Durch die Zufallsverteilung sind die beiden Gruppen sehr ähnlich, und zwar nicht nur, was die bekannten Eigenschaften betrifft, sondern vor allem auch unbekannte Merkmale werden aller Wahrscheinlichkeit nach gleichmäßig in den beiden Gruppen verteilt sein. Verblindet man die Untersucher, das heißt, sie wissen nicht, ob ein Teilnehmer die Intervention erhält oder nicht, und zusätzlich die Teilnehmer (= Doppelblindstudie), sind fast alle beeinflussenden Faktoren außer der interessierenden Intervention vernachlässigbar, so dass ein Unterschied in den interessierenden Ereignissen in den beiden Gruppen sehr wahrscheinlich nur auf die Intervention zurückzuführen ist. Daher hat sich die RCT auch als »Goldstandard« für Interventionsstudien etabliert.

> Eine RCT eignet sich zum Beispiel zur Beantwortung der Frage, ob eine präoperative Schulung von Rauchern vor elektiven Eingriffen die Rate an postoperativen Komplikationen senken kann. Hierzu wurden 120 Patienten sechs bis acht Wochen vor der Operation randomisiert der Interventions- bzw. Kontrollgruppe zugeordnet. Die Patienten in der Interventionsgruppe erhielten Beratungen und Nikotinersatz angeboten, die Patienten in der Kontrollgruppe ›normale‹ Pflege. Die allgemeine Komplikationsrate betrug 18% in der Interventionsgruppe und 52% in der Kontrollgruppe (p=0,0003), speziell bei Wundkomplikationen konnte eine *Absolute Risikoreduktion* von 26% (p=0,001) erreicht werden (Møller et al., 2002).

Alle Experimentalstudien leiden (mehr als Beobachtungsstudien) darunter, dass sie die Wirkung einer Intervention unter besonderen Experimentalbedingungen mit hochmotivierten und interessierten Studienteilnehmern (Professionen und Klienten) messen – aber nicht unter Alltagsbedingungen. Dieses Problem führte den Europarat 2002 dazu, entsprechende RCTs nicht zur Grundlage der höchsten Empfehlungen für Leitlinien zu nehmen (vgl. Europarat, 2002, S. 28). Da das Leben ziemlich weitgehend aus Alltag besteht, sind multivariat ausgewertete Beobachtungsstudien zur Vermeidung des Experimental-Bias nützlich. Diese Beobachtungsstudien finden Sie in Kapitel 4.3.7 auf Seite 140 vorgestellt.

> **Randomisierte kontrollierte Studie**
> *(Randomisierte klinische Untersuchung, Randomized Controlled Trial, RCT)*
>
> → Individuen werden einer Interventionsgruppe und einer Kontrollgruppe per Zufallsauswahl zugeteilt und prospektiv beobachtet.
> → Datensammlung von der Exposition zum Ergebnis
> ✓ Randomisierung bewirkt eine gleichmäßige Verteilung von bekannten und unbekannten Einflussgrößen.
> ✗ manchmal lange Studiendauer, bevor Ereignisse eintreten
> ✗ Kosten
> ✗ nicht auf alle Fragestellungen anwendbar
> ✗ Randomisierte Zuteilung ist unter Umständen unethisch.

4.3.2 Kontrollierte klinische Studie

Die Kontrollierte klinische Studie (CCT) ist prinzipiell identisch mit der RCT, außer dass die Teilnehmer *nicht* randomisiert zu den Untersuchungsgruppen zugeordnet werden können, weil dies zum Beispiel ethisch nicht vertretbar ist.

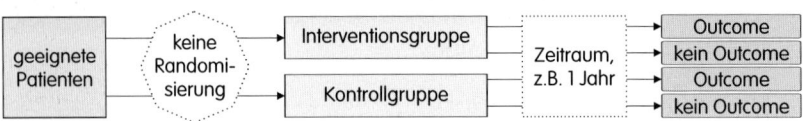

Abbildung 4.4: Kontrollierte klinische Studie

Wenn eine randomisierte Zuteilung der Teilnehmer zu einer Interventions- und einer Kontrollgruppe nicht möglich oder ethisch nicht vertretbar ist, müssen die Forscher auf bereits bestehende Gruppen bzw. Gruppen mit Freiwilligen zurückgreifen. Die Teilnehmer werden also aufgrund des bestehenden interessierenden Merkmales einer Gruppe zugeordnet und im weiteren Verlauf beobachtet. Weil die Teilnehmer einer Kontrollierten klinischen Studie sich selbst einer Gruppe zuordnen oder von einem Untersucher bewusst zugeordnet werden, ist – im Gegensatz zur RCT – nicht davon auszugehen, dass die beiden Gruppen sich nur in der Intervention unterscheiden. Selbst wenn die Untersucher versuchen, Merkmale der Teilnehmer zu erfassen und dann nur ähnliche Paare aus beiden Gruppen vergleichen, kann man den Einfluss unbekannter Merkmale nicht ausschließen.

4.3 Quantitative Studiendesigns

> **Kontrollierte klinische Studie**
> *(Controlled Clinical Trial, CCT)*
>
> → Zu untersuchendes Merkmal besteht schon in der Interventionsgruppe, die Kontrollgruppe wird aus möglichst ähnlichen Individuen gebildet.
> → Datensammlung von der Exposition zum Ergebnis
> ✓ ethisch vertretbar
> ✗ Die beiden Gruppen können sich in mehr als nur dem zu untersuchenden Merkmal unterscheiden.
> ✗ Verblindung schwierig
> ✗ finanzieller Aufwand

4.3.3 Fall-Kontroll-Studie

Um die Ursache einer Erkrankung bzw. eines gesundheitlichen Problems herauszufinden, ist eine RCT nach wie vor das aussagekräftigste Studiendesign. Trotzdem ist es bei der Frage nach einer Ursache oftmals nicht möglich, Pflegebedürftige per Zufall einem vielleicht schädigenden Umstand auszusetzen, vor allem aus ethischen Gründen. Da also die Zufallsverteilung zu den Untersuchungsgruppen nicht möglich ist, käme noch eine Kohortenstudie in Frage; ist das Ergebnis aber selten und benötigt eine lange Zeit, bis es sich ausgeprägt hat, ist eine Fall-Kontroll-Studie möglicherweise die bessere Wahl.

Bei der Fall-Kontroll-Studie werden zunächst Fälle identifiziert, also Individuen, die das interessierende Merkmal schon aufweisen, zum Beispiel Lungenkrebs. Dann hält man nach Individuen Ausschau, die das interessierende Merkmal nicht aufweisen, ansonsten aber der Fallgruppe möglichst ähnlich sind, zum Beispiel in Bezug auf Alter, Geschlecht, Gesundheit. Nun wird retrospektiv geschaut, welcher Exposition die Fallgruppe im Gegensatz zur Kontrollgruppe ausgesetzt war, um Rückschlüsse auf die Ursache der Erkrankung ziehen zu können.

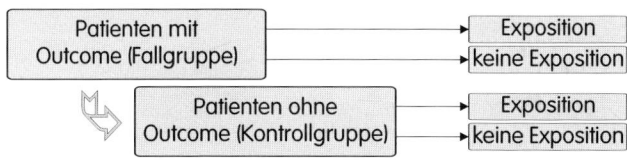

Abbildung 4.5: Fall-Kontroll-Studie

Ähnlich den Analytischen Kohortenstudien ist ein Schwachpunkt der Fall-Kontroll-Studien, dass unbekannte Merkmale zwischen den Gruppen, die aber vielleicht einen großen Einfluss auf das interessierende Ergebnis haben, nicht erkannt werden können.

Der Zusammenhang zwischen malignen Tumoren der Schilddrüse und schützenden oder schädigenden Faktoren sollte zum Beispiel mit einer Fall-Kontroll-Studie nachgewiesen werden (Frentzel-Beyme & Helmert, 2000). Die geeigneten Patienten sind also Patienten mit ähnlichen Merkmalen, zum Beispiel im gleichen Alter und in einer Stadt ansässig, das Ergebnis (= Fallgruppe) ein maligner Tumor der Schilddrüse bzw. kein Tumor (Kontrollgruppe), die Exposition sind schützende oder schädigende Faktoren.

Fall-Kontroll-Studie
(Case Control Study)

➜ Die Teilnehmer werden anhand der interessierenden Ergebnisse ausgewählt.

➜ retrospektiv

✓ schnell und billig (zum Beispiel anhand von Krankenblättern)

✓ einzige Möglichkeit bei seltenen Erkrankungen

✗ Gruppen sind vielleicht in vielen Eigenschaften nicht vergleichbar

✗ basiert manchmal auf Aufzeichnungen oder Erinnerungen, die verfälscht sein können

✗ manchmal schwierig, eine geeignete Kontrollgruppe zu finden

---

4.3.4 Kohortenstudie

Um eine Prognose abzugeben oder die Inzidenz einer Erkrankung zu ermitteln, wird am besten eine Kohortenstudie verwendet; eine Gruppe von Personen wird gebildet und über einen längeren Zeitraum hinweg beobachtet, um dann zu untersuchen, ob das interessierende Ergebnis eingetreten ist. Für die Prognose einer Krankheit werden Pflegebedürftige mit bestehender Erkrankung – wenn möglich in einem vergleichbaren Stadium – ausgewählt, während zur Ermittlung der Inzidenz Personen ohne Erkrankung ausgewählt werden.

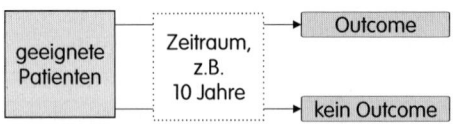

Abbildung 4.6: Kohortenstudie

Um die Auswirkungen der Politik der ›Ein-Kind-pro-Paar‹-Familienplanung auf die Entwicklung der Kinder zu untersuchen, wurde eine Kohortenstudie bei einer Gruppe von Kindern in Nanjing, China, zwischen 1984 und 1995 durchgeführt, in der die Entwicklung von Einzelkindern im Vergleich zu Kindern mit Geschwistern verglichen wurde (Tseng et al., 2000). Die Kinder wurden in vier verschiedenen Entwicklungsstufen untersucht: Vorschulalter, Grundschulalter, frühe Jugend und Jugend, wobei mit einer Checkliste das Verhalten beurteilt wurde. Insgesamt wurden 274 Kinder in allen vier Phasen beobachtet und die Untersuchungswerte zusätzlich noch zwischen Jungen und Mädchen verglichen.

4.3 Quantitative Studiendesigns

> **Kohortenstudie**
> *(Longitudinal Study, Cohort Study)*
>
> → Eine Gruppe von Personen wird über einen Zeitraum hinweg beobachtet.
> ✓ Merkmale können detailliert beschrieben werden
> ✓ Bei multivariabler Analyse ist die Wirkungsschätzung mehrerer Variablen zugleich möglich; daher für diesen Zweck der RCT überlegen.
> ✗ sehr teuer
> ✗ lange Dauer, daher erst spät Ergebnisse

4.3.5 Querschnittsstudie

Um die Beziehung zwischen Merkmalen eines Individuums zu untersuchen, werden bei einer Querschnittsstudie zu einem Zeitpunkt eine Gruppe von Personen untersucht und verschiedene Merkmale in Beziehung zu einem interessierenden Merkmal gesetzt, zum Beispiel das Geschlecht und das Vorkommen von Herzerkrankungen. Die Querschnittsstudie kann auch dazu verwandt werden, diagnostische Tests zu überprüfen: Haben alle Pflegebedürftigen mit Bronchitis eine Temperatur über 38,0 °C?

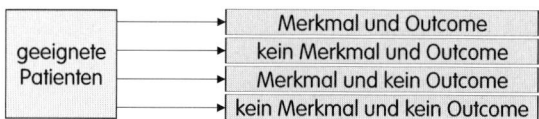

Abbildung 4.7: Querschnittsstudie

Mit einer Querschnittsstudie wurde zum Beispiel untersucht, ob eine Beziehung zwischen dem Vorkommen sexuell übertragbarer Krankheiten und Drogenkonsum besteht (Hwang et al., 2000). Hierzu wurde zu einem Zeitpunkt berechnet, wie viele Drogenkonsumenten unter einer sexuell übertragbaren Krankheit litten und wie viele keine derartige Erkrankung hatten sowie wie viele Personen, die keine Drogen einnahmen, eine sexuell übertragbare Krankheit hatten bzw. wie viele keine sexuell übertragbare Krankheit hatten.

> **Querschnittsstudie**
> *(Prävalenzstudie, Cross sectional study)*
>
> → Eine Gruppe von Personen wird ausgewählt und alle Merkmale zu einem Zeitpunkt werden gemessen.
> ✓ kostengünstig, da kein Follow-Up
> ✗ ungeeignet, um Ursachen oder Auswirkungen nachzuweisen

4.3.6 Vorher-Nachher-Studie

In einer Vorher-Nachher-Studie untersucht man die Teilnehmer – wie der Name schon sagt – vor und nach einer Intervention, um zu beurteilen, ob Veränderungen aufgetreten sind. Da keine Kontrollgruppe existiert, ist es sehr schwierig, die Veränderungen auf die Intervention zurückzuführen.

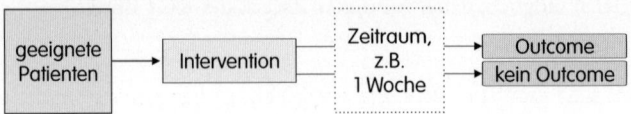

Abbildung 4.8: Vorher-Nachher-Studie

Trotzdem ist die Vorher-Nachher-Studie sehr häufig in der Praxis anzutreffen, weil sie zum einen nur geringe finanzielle Ressourcen erfordert und zum anderen quasi »nebenher« gemacht werden kann. Die meisten täglichen Entscheidungen werden (subjektiv) durch solche Designs gefällt: Man probiert eine Intervention und erzielt nicht die gewünschte Wirkung. Also versucht man etwas anderes und schaut, ob jetzt eine Wirkung verzeichnet werden kann. Zurück bleibt der Eindruck, etwas habe »ganz gut geholfen«, also wendet man diese Intervention bei einem ähnlichen Problem wieder an.

Vorher-Nachher-Studie
(Before-After-Study)

→ Die gleichen Personen werden vor und nach der Intervention untersucht.

✓ häufig in der Praxis zu finden

✗ Individuen verändern sich mit der Zeit (auch ohne Intervention), daher ist eine sichere Zuordnung der Ergebnisse zur Intervention schwierig.

4.3.7 Multivariable Analysen: Experimentalstudien und Beobachtungsstudien (»experimentum mundi«)

Manche von Ihnen werden von dem Unterschied zwischen Experimentalstudien und Beobachtungsstudien gehört haben. Was unterscheidet sie? In Experimentalstudien hat der Forscher einen großen Einfluss darauf, welche Intervention er welchen Personen zuteilt. Der Forscher ist es, der Personen einem Experiment unterwirft. So entscheidet ein Arzt, wem er ein neues Medikament nach welcher Zufallsregel gibt und wem nicht.

In Beobachtungsstudien ist es ganz im Gegenteil nicht der Forscher, der Personen einem Experiment unterwirft, sondern das Leben. Der Forscher beobachtet nur das Experiment, das das Leben, das Schicksal, Gott, kurz alle Handelnden verursachen. Daher spricht man auch seit alters vom »experimentum mundi«, vom Experiment der Welt, das wir beobachten und aus dem wir lernen können, auch wenn uns die Macht oder die Skrupellosigkeit fehlt, die Experimental-Bedingungen selber zu verändern. Wenn Sie im Alten Testament (also dem für Juden, Moslems und Christen gemeinsamen Teil der Bibel) das Buch Hiob aufschlagen, finden Sie Gott dargestellt als einen Experimentator. Er unterwirft Hiob verschiedenen, größtenteils außerordentlich grausamen und furchtbaren Experimenten, die »Prüfungen« genannt werden. Am Ende erweist sich Gottes Hypothese als nicht falsifiziert. Er hat sich in Hiob nicht getäuscht.

Das meiste, was wir über pflegerisch relevante Fragen wie zuträgliche Ernährung, Meidung von Risikofaktoren, Ressourcen und förderliche Handlungen wissen, verdankt sich nicht selbst eingerichteten Experimenten, sondern Beobachtungen. Das gilt selbst für so intensiv untersuchte Bereiche wie die Onkologie. Durch Beobachtungen kam man zu Erwartungen, welche Stoffe therapeutisch wirkten, und im Experiment wurde dann versucht, sie zu isolieren und ihre Wirkung zu wiederholen bis zur Entwicklung eines Medikamentes. Was wir über die Folgen der Ernährung auf die Gesundheit zu wissen meinen, verdankt sich zumeist Beobachtungsstudien, nicht Experimenten.

Beobachtungsstudien scheinen weniger aufwendig. Sie verlangen vom Forscher weniger Macht und, wie manche meinen, auch weniger Skrupellosigkeit. Viele Fragestellungen – wie zum Beispiel die nach der langfristigen Wirkung von Ernährung – sind wegen ihrer Langfristigkeit nur in Beobachtungsstudien realisierbar. Aber: Sind wir als Beobachter nicht hilflos den Verzerrungen durch unbeobachtete Einflüsse ausgeliefert, wenn wir nicht selber bestimmen, dass die von uns untersuchten Ereignisse nicht auf Personen wirken, die wir nach dem Zufallsprinzip aussuchten?

Es gibt ein beliebtes Beispiel für derartige Täuschungen. Fast überall konnte man den Zusammenhang von Storchen- und Kinderzahl beobachten. Je mehr Störche in einer Gegend nisteten, umso mehr Kinder pro Kopf der Gebärfähigen wurden geboren. Eltern liebten es, daraus eine Intervention abzuleiten: Wenn ihre Kinder Geschwister wollten, rieten sie ihnen, Zucker auf die Fensterbank zu legen, um so Störche anzulocken. Wie kam es zu dem Zusammenhang, zur »Korrelation« von Storchen- und Kinderzahl?

Störche nisten in eher ländlichen Regionen, und in ländlichen Regionen gebaren Frauen etwas mehr Kinder als in der Stadt. Zwischen Störchen und Geburten gibt es keinen direkten als ursächlich interpretierbaren Zusammenhang. Vielmehr hängen sowohl Storchenzahl als auch Kinderzahl mit einem dritten Einfluss zusammen, nämlich dem ländlichen Leben, von dessen Wohn- und Arbeitsbedingungen bis zu dessen Sitten und Gebräuchen.

Wie erkennen wir solche Dritt-Einflüsse (*Confounder*, unbeobachtete Heterogenität), wenn wir Personen nicht zufällig einem Einfluss aussetzen können? Die Antwort liegt kurz gesagt in der Technik des Vergleichs. Die Stelle, die im Experiment die von uns getroffene Zufallsauswahl einnimmt, nimmt in der Längsschnitt-Beobachtung der Vergleich von Merkmalen ein. Multivariate Analysen können Sie sich vorstellen als eine große Zahl gleichzeitig ablaufender Kreuztabellen-Analysen. Wenn Sie prüfen wollen, ob und in welchem Ausmaß Ihr gefundener Zusammenhang auf einen Dritt-Einfluss zurückgeht und Sie selber kein Experiment zum Ausschluss des Dritt-Einflusses durchführen können, durchsuchen Sie die Welt, ob das Leben bereits ein beobachtbares Experiment durchgeführt hat.

Die meisten pflegerisch relevanten klinischen Zustände sind das Ergebnis vieler Einflüsse (»Variablen«), die zusammenwirken. Um die gleichzeitige Wirkung der verschiedenen Variablen erkennen zu können, bedienen wir uns des Verfahrens der multivariablen Modellierung. Wir erhalten einen mathematischen Ausdruck für die zusammengefaßte Wirkung vieler Variablen.

Das Modellierungsverfahren heißt »multivariabel«, weil es die Wirkungen verschiedener Variablen gleichzeitig (»simultan«) untersucht. Das Ergebnis wird als Funktion ausgedrückt: Der Zustand x hängt ab von jeweils spezifischen Mengen der Variablen y_1, y_2 und y_3.

Schon jedes Kleinkind kann mit einigen solcher multivariablen Modellierungen umgehen, zum Beispiel mit der multivariablen Modellierung Backrezept: Ein Kuchen x hängt ab von Zucker und Salz, Eiern und Schmalz, Mehl, Wasser und Hitze – und zwar jeweils in bestimmten Mengen. So können Sie weder Eier durch Salz ersetzen noch mangelnde Hitze durch mehr Wasser ausgleichen – es käme nicht der von Ihnen geplante Kuchen x heraus sondern etwas anderes.

Die Grundformel eines multivariablen Modells ist also, allgemein geschrieben:

Variable des Endzustandes = Konstante + ($\beta_1 \times$ Variable$_1$) + ($\beta_2 \times$ Variable$_2$) + ...

wobei β_1 und β_2 die Koeffizienten sind, die durch Ihre gemessenen Daten bestimmt werden, und Variable$_1$ und Variable$_2$ prädiktive Variablen sind, die Ihrer Meinung nach mit dem Endzustand in Beziehung stehen können.

Die besten Schätzungen der Koeffizienten bestimmen Sie mit Hilfe der auf Ihrem Computer installierten mathematischen Verfahren. Zwei allgemein genutzte Modelle sind die logistische Regressionsanalyse, die man zum Beispiel häufig bei Fall-Kontroll-Studien (☞ Kapitel 4.3.3 auf Seite 137) einsetzt und die dichotome Ausprägungen des Endzustandes verlangt, und das Proportional-Hazards-Modell von Cox (vgl. Behrens et al., 1992).

4.3.7.1 Vergleich RCTs und multivariable Analysen

Nun können RCTs und multivariable Analysen verglichen werden. Dabei beziehen wir uns wieder auf unsere Grundfrage: Welche Selbsttäuschungen verhütet das eine Verfahren besser als das andere? Kein Verfahren ist in allen Dimensionen besser als alle anderen.

Der Vergleich ist deswegen besonders wichtig, weil die Verwendung von RCTs als Goldstandard häufig dazu führt, die Stärken zu übersehen, in denen multivariable Beobachtungsstudien RCTs überlegen sind. So führen in vielen englischsprachigen Lehrbüchern der *Evidence-based Medicine* multivariable Analysen ein Schattendasein und finden kaum Erwähnung.

1. Die multivariable Modellbildung erlaubt als einziges Verfahren, viele Variablen gleichzeitig auszuwerten oder bezüglich vieler Variablen gleichzeitig zu adjustieren. RCTs eignen sich dazu nicht, weil die experimentelle Untersuchung durch die Randomisierung gerade darauf angelegt ist, das Wirken nur einer Interventionsvariablen festzustellen (vgl. Fletcher et al., 1999, S. 285 ff., 358 ff.).

2. Repräsentative Ergebnisse für eine Bevölkerung (zum Beispiel Einwohner in Deutschland) sind in der Praxis fast nur mit Beobachtungsstudien zu erhalten. Sie müßten schon von gottähnlicher Macht sein, um ganze Völker in Experimente einbeziehen zu können. Für viele Länder sind dagegen regelmäßig erhobene, für das Land repräsentative Verläufe vorhanden (zum Beispiel das Sozioökonomische Panel mit 20 000 Befragten). Jede Pflegende, die mit diesen Daten forschen will, hat zu ihnen annähernd kostenlos Zugang und kann sie auf die Bevölkerung Deutschlands hochrechnen. Auch die Träger der Kranken- und Rentenversicherung verfügen über riesige Datensätze, die der wissenschaftlichen Auswertung als *Public files* zur Verfügung stehen sollten (vgl. Behrens et al., 1992; Ferber & Behrens, 1997).

3. *Reporting Bias*: Insbesondere wenn Sie mit Daten arbeiten, die nicht durch Sie, sondern durch einen Verwaltungsprozess routinemäßig erhoben wurden (zum Beispiel Verlaufsdaten der Renten- und Krankenversicherung, Volkszählungsdaten, aber auch so genannte *Public files* wie das Sozioökonomische Panel), können Sie als Forscher die Daten bei der Erhebung nicht verfälscht haben. Das ist trivial. Dadurch ist ein gefürchteter *Reporting Bias* – eine durch den erhebenden Forscher entstehende systematische Verzerrung – ausgeschlossen.

Auf Kongressen, auf denen mit solchen »prozessproduzierten« Daten gewonnene Ergebnisse vorgetragen werden, haben Sie daher ein typisches Erlebnis: Da viele Zuhörer denselben Datensatz auf ihren Computern haben, versuchen sie sofort, Ihre Ergebnisse nachzuvollziehen, und kommen Ihnen schnell auf die Schliche. Wenn Sie Ergebnisse eines Experiments vortragen, müssen sich die Zuhörer erst ähnlich weitreichende Kenntnisse Ihres Experimentes verschaffen.

Selbstverständlich heißt das Fehlen des *Reporting Bias* durch die Forscher keineswegs, dass diese Daten überhaupt keinem *Reporting Bias* unterliegen. Sie unterliegen dem *Reporting Bias* der berichtenden Bevölkerung selber.

Daher ist es für Forscher entscheidend, die Zwecke und Prozeduren zu kennen, für die diese Daten gemeldet werden. Am Beispiel von ärztlichen Diagnosen nach der ICD 10, die für Arbeitsunfähigkeitsbescheinigungen gemeldet werden, können Sie sich die Filter dieses *Reporting Bias* klar machen: Nicht jeder Kranke geht zum Arzt; nicht jeder Kranke, der zum Arzt geht, braucht für einen Chef den »gelben Schein«, die AU-Bescheinigung. Viele Ärzte werden nicht alle ihre Erwägungen und diagnostischen Hypothesen vermerken, sondern nur die, die zu ihrer Therapie passen und das Fernbleiben von der Arbeit begründen können. Daher ist es nötig (und möglich), sich die genaue Kenntnis dieser Filter anzueignen, um die Richtung der Verzerrung einschätzen zu können (vgl. Schmidt-Ohlemann & Behrens, 1987; Behrens & Dreyer-Tümmel, 1996; Behrens & Frentzel-Beyme, 1997).

4. Für die Klärung einer Ursache, für Prognosen, für Risiko-Abschätzungen und die Berechnung von Inzidenzen sind multivariable Analysen, ja bereits Kohortenstudien (☞ Kapitel 4.3.4 auf Seite 138) und Fall-Kontroll-Studien (☞ Kapitel 4.3.3 auf Seite 137) in der Praxis besser geeignet als RCTs (vgl. Fletcher et al., 1999, S. 358).

5. Generierung und Prüfung einer Hypothese: Multivariable Analysen sind für beide Aufgaben geeignet. Entscheidend ist, dass Generierung und Prüfung als zwei unterschiedliche Aufgaben auseinander gehalten werden. Das können Sie sich an folgendem Rechenexempel klar machen. Nehmen Sie an, Sie untersuchen eine große Anzahl von Variablen in einem Datensatz, von denen keine Variable mit irgendeiner anderen Variable tatsächlich zusammenhängt – aber das wissen Sie ja noch gar nicht, Sie sind ja nicht allwissend.

Nun prüfen Sie eine große Zahl von Assoziationen zwischen den Variablen. Einige dieser Assoziationen werden allein durch Zufall so groß sein, dass Sie glauben, hier hätten Sie einen tatsächlichen Zusammenhang gefunden, der für die Grundgesamtheit, aus der Sie Ihre Stichprobe zogen, real ist. In Wirklichkeit war es der Zufall, der die Assoziation so groß werden ließ. Wie oft spielt Ihnen der Zufall diesen Streich? Etwa ein Vergleich unter 20 Vergleichen ist auf dem üblichen Signifikanzniveau von $p<0,05$ statistisch signifikant, obwohl er in der zugrundeliegenden Grundgesamtheit nicht vorkommt.

Vor diesen zufälligen oder scheinbaren Assoziationen können Sie sich auf zwei Wegen bewahren. Der erste Weg setzt voraus, dass Sie vorher aus Ihrem Vorverständnis Zusammenhänge hypothetisch postulieren, anstatt einfach – was heute sehr leicht am Computer möglich ist – eine große Zahl von Variablen durchzukämmen, ob irgendeine Variable mit irgendeiner anderen zusammenhängt. Dieser erste Weg verlangt sowohl Charakter als auch ein klares Vorwissen von Ihnen. Charakter, weil die Versuchung naheliegt, die gefundene Assoziation als die hypothetisch vorher postulierte zu veröffentlichen – wer kann das prüfen?

Auch das klare Vorwissen ist als Voraussetzung nicht leicht gegeben. Manchmal haben Sie ja wirklich keine Ahnung oder misstrauen Ihrer Ahnung und möchten einfach mal wissen, was die Daten zeigen. Sie nutzen Analysen zur versuchsweisen (»explorativen«) Generierung von Hypothesen. Das ist menschlich ebenso verständlich wie legitim. Zur Prüfung der so gewonnenen Hypothesen bedienen Sie sich des zweiten Weges: Sie teilen Ihre Stichprobe nach dem Zufallsprinzip in zwei Datensätze; am ersten Datensatz generieren Sie Ihre Hypothesen, am zweiten Datensatz prüfen Sie sie.

6. Aber sind multivariable Analysen auch für Fragestellungen der Therapie und Prävention geeignet, also nicht nur für die Klärung von Ursachen, Risiken, Inzidenzen, Prognosen? Die Frage können Sie sich selbst am Fall des Rauchens klarlegen. Würden Beobachtungsstudien, die das erhöhte Risiko des Lungenkrebses nach Rauchen darstellen und Ihnen zeigen, dass Sportler seltener rauchen, für Sie genügen, um Ihre Kinder zum Sportverein zu bringen? Oder wären Sie zu dieser Intervention »Sportverein« nur bereit, wenn Sie RCTs sowohl zum Effekt des Rauchens als auch zum Effekt des Sportvereins vorgelegt bekämen?

Aus vielen Prognosen ergeben sich Hinweise auf Variablen, die sich als Instrument-Variablen nutzen lassen. Natürlich wäre ihre experimentelle Überprüfung mehr als wünschenswert. Die präventive Wirkung des Sportvereins gegen späteren Lungenkrebs könnte gering sein. Aber häufig sind Beobachtungsstudien das beste, was wir zur Begründung von Interventionen haben. Dass zum Beispiel regelmäßige Untersuchungen mit Sigmoidoskopie die Todesfälle infolge eines kolorektalen Karzinoms reduzieren können, dafür ist der bestverfügbare Beweis eine Fall-Kontroll-Studie, keine RCT. »Auf Grund der großen Anzahl von Patienten und der sehr langen Beobachtungszeit, die erforderlich sind, um die Wirksamkeit der Sigmoidoskopie in einer randomisierten Studie zu untersuchen, ist das wohl auf absehbare Zeit die einzige Möglichkeit eines wissenschaftlichen Belegs« (Fletcher et al., 1999, S. 358).

Diese Probleme haben in der australischen EBN-Diskussion Evans (2003) dazu geführt, RCTs und Beobachtungsstudien auf dieselbe Stufe »guter Wirksamkeitsnachweise« in Therapiestudien zu stellen (vgl. Evans, 2003, S. 79 und Abbildung 4.9 auf der nächsten Seite).

Wir würden lieber sagen, RCTs und Beobachtungsstudien mögen beide »gut« genannt werden – wichtiger ist, dass sie die jeweils beste Antwort auf ganz unterschiedliche Gefahren der Selbsttäuschung darstellen (vgl. Behrens, 2002a,b,d).

	Wirksamkeit	**Angemessenheit**	**Durchführbarkeit**
exzellent	Systematische Übersichtsarbeit multizentrische Studien	Systematische Übersichtsarbeit multizentrische Studien	Systematische Übersichtsarbeit multizentrische Studien
gut	RCT Beobachtungsstudien	RCT Beobachtungsstudien interpretative Studien	RCT Beobachtungsstudien interpretative Studien
mäßig	unkontrollierte Studien mit ausgeprägten Ergebnissen Vorher-Nachher-Studien kontrollierte klinische Studien	Beschreibende Studien Fokusgruppen	beschreibende Studien Action research Vorher-Nachher-Studien Fokusgruppen
schlecht	beschreibende Studien Fallserien Expertenmeinungen Studien von schlechter methodologischer Qualität	Expertenmeinungen Fallserien Studien von schlechter methodologischer Qualität	Expertenmeinungen Fallserien Studien von schlechter methodologischer Qualität

Abbildung 4.9: Hierarchie der *Evidence* (vgl. Evans, 2003, Abb. 1, S. 79)

Man kann nicht alle Gefahren der Selbsttäuschung mit einer einzigen Methode bewältigen, deswegen kann es keine einlinige Hierarchie der *Evidence* geben. Auch der Europarat (2002, S. 28) zeigt in seiner Empfehlung Vorsicht gegenüber der Generalisierbarkeit von RCTs für Therapiestudien.

Neben der Wirksamkeit ordnet Evans (2003) Studien-*Evidence* noch danach, wieweit sie die Angemessenheit (umfasst auch Akzeptanz) für die Pflegebedürftigen erhellen und die Durchführbarkeit (»Feasibility«) klären kann, die von Organisationsentwicklung, Ressourcen und Implementationschancen abhängt (vgl. Evans, 2003, S. 79, Abbildung 4.9 und Kapitel 5.1 auf Seite 213).

Für die Klärung der Angemessenheit und Durchführbarkeit sind interpretative Studien gut geeignet. Urteile der Angemessenheit für den einzelnen Pflegebedürftigen würden wir eher der internen Evidenz zuordnen (☞ Kapitel G.1 auf Seite 21). Für die pflegerische Entscheidung im Arbeitsbündnis sind sie, darin stimmen wir der australischen Diskussion um Evans zu, nicht weniger wichtig als die nachgewiesene Wirksamkeit.

Die neueste australische Diskussion kommt unseren eigenen Überlegungen, wie Sie merken, sehr nahe. Allerdings zeigt das Vorkommen ganz unterschiedlicher Studientypen in der Evans-Kategorie »gut« auch, dass Sie sich nicht werden damit begnügen können, auf Noten-Hierarchien zu schauen. Vielmehr müssen Sie selber prüfen, welche Selbsttäuschungsgefahr (Bias) für Sie die jeweils größte Relevanz hat.

4.3 Quantitative Studiendesigns

4.3.8 Systematische Übersichtsarbeiten und Meta-Analysen

Hierbei handelt es sich nicht um ein Studiendesign im herkömmlichen Sinn, denn eine Systematische Übersichtsarbeit oder eine Meta-Analyse ist eine Forschungsmethode, um die Ergebnisse von Studien auf einem Gebiet zusammenzufassen und übergreifende Schlüsse zu ziehen.

Bei einer *Übersichtsarbeit* wird alles zu einem Thema gesucht, also Bücher, Berichte und Expertenmeinungen genauso wie Studien, und das, was wichtig erscheint, wird in die Übersicht aufgenommen (subjektiv!), Unwichtiges wird ignoriert. *Systematische Übersichtsarbeiten* sind Übersichten über Primärstudien, die vorher definierte Ein- und Ausschlusskriterien sowie eine vorab festgelegte, reproduzierbare Methode der Datensammlung und Auswertung enthalten. Eine *Meta-Analyse* ist ein Teil einer Systematischen Übersichtsarbeit, bei dem ein gemeinsamer Schätzer für den Therapieeffekt aus den Ergebnissen einzelner, gewichteter Studien berechnet wird (»Poolen«).

Anhand vorher festgelegter Ein- und Ausschlusskriterien wird eine Literatursuche gestartet, Experten werden nach neuen Forschungen auf diesem Gebiet befragt und Fachzeitschriften per Hand ausgewertet. Nur so kann man sicher sein, keine relevante Literatur unberücksichtigt gelassen zu haben. Sind die untersuchten Gruppen sowie die Interventionen ähnlich, kann man die Ergebnisse der einzelnen Studien statistisch verrechnen und so – durch eine wesentlich größere Stichprobengröße – genauere Aussagen treffen (= Meta-Analyse). Lassen sich die Ergebnisse nicht verrechnen, weil sich die Teilnehmer der einzelnen Studien zum Beispiel stark voneinander unterscheiden, so stellt man »nur« eine Übersicht über die Einzelergebnisse der Forschung auf einem speziellen Gebiet zusammen (= Systematic Review).

So sind Allen und Kollegen der Frage nachgegangen, ob Bettruhe nach Untersuchungen oder während gesundheitlichen Problemen genauso effektiv ist wie eine Frühmobilisation (Allen et al., 1999). Hierzu wurden Medline und die Cochrane Library nach RCTs und geeigneten Stichworten zu Bettruhe und Frühmobilisation durchsucht; persönliche Aufzeichnungen, Bibliographien relevanter Studien und Übersichtsartikel wurden ebenfalls gesichtet. Die Studien, die in ähnlicher Umgebung stattfanden, sich mit den gleichen Behandlungen – abgesehen von der anschließenden Bettruhe oder Mobilisation – beschäftigten und im Bereich von medikamentöser Therapie, operativen Eingriffen oder Physiotherapie angesiedelt waren, wurden eingeschlossen, während Studien, deren Intervention aus Ratschlägen und Schulungen bestand, ausgeschlossen wurden. Die Daten wurden aufgeteilt nach Eingriff (zum Beispiel Lumbalpunktion, Spinalanästhesie, Herzkatheter, Leberpunktion) und gesundheitlichen Problemen (zum Beispiel akute Rückenschmerzen, Lungentuberkulose, unkomplizierter Myokardinfarkt), ambulanter oder stationärer Versorgung und Ergebnissen.

> **Systematische Übersichtsarbeit, Meta-Analyse**
> *(Systematic Review, meta-analysis)*
>
> → relativ objektive Übersicht zum Stand der Forschung auf einem speziellen Gebiet
> ✓ Schlussfolgerungen sind präziser durch große Stichprobengröße.
> ✓ Unterschiedliche Ergebnisse und Studien können zu neuen Hypothesen über Subgruppen führen.
> ✗ Übertragbarkeit auf den konkreten Einzelfall ist unter Umständen problematisch.
> ✗ Generalisieren ohne Subgruppen kann zu verzerrten Ergebnissen führen.

4.4 Interventionsstudien

In diesem Kapitel werden für die direkte Pflege sehr relevante Studien besprochen: die Therapie- oder Interventionsstudien. Hierbei sind einige Begriffe wie interne und externe Validität, systematische Fehler (= Bias) und Maßnahmen zur Minimierung eines Bias (zum Beispiel Randomisierung, verdeckte Zuteilung und Verblindung) sowie der Umgang mit Protokollverletzungen von elementarer Bedeutung und sollen daher einleitend vorgestellt werden.

4.4.1 Wirksamkeit und Validität

Zum besseren Verständnis von Studien ist es von Vorteil, sich den Begriff der »Wirksamkeit« zunächst näher anzuschauen.

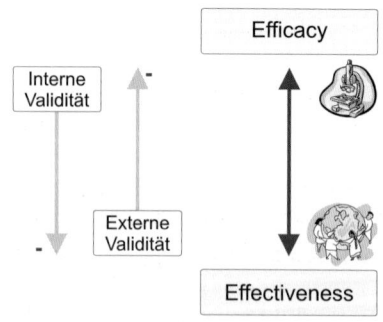

Abbildung 4.10: Externe und interne Validität und Wirksamkeit

Im Deutschen gibt es nur die »eine« Wirksamkeit, die die Fähigkeit, einen gewollten Effekt hervorzurufen, beschreibt; im Englischen unterscheidet man zwischen der Wirksamkeit unter Idealbedingungen, wie sie eigentlich nur im Labor herrschen können (= *Efficacy*), und der Wirksamkeit unter Alltagsbedingungen mit weniger ausgewählten Pflegebedürftigen oder Non-Compliance-Verhalten (= *Effectiveness*).

Wie in Abbildung 4.10 dargestellt, ist bei der *Efficacy* die interne Validität (= die Annäherung an die »Wahrheit«) sehr groß, während die externe Validität (= die Übertragbarkeit der Ergebnisse auf die Wirklichkeit) meist sehr gering ist; bei der *Effectiveness* ist beides genau umgekehrt.

Dies liegt vor allem darin begründet, dass bei der *Efficacy* zwar auf der einen Seite kaum verzerrende Einflüsse vorhanden sind, aber auf der anderen Seite eben diese verzerrenden Einflüsse im Alltag, auf den man ja generalisieren möchte, in der Regel vorliegen.

Wenn der Schwerpunkt der Fragestellung darauf liegt, ob eine Intervention überhaupt wirkt, ist die *Efficacy* sinnvoll; für den Kliniker ist aber in aller Regel die *Effectiveness* einer Pflegeintervention im Alltag entscheidender.

4.4.2 Zufallsfehler und systematischer Fehler

In den verschiedenen Phasen einer klinischen Studie kann es zu systematischen Fehlern kommen – sei es durch gezielte Auswahl der Pflegebedürftigen, unterschiedliche Bedingungen in den Untersuchungsgruppen oder in der Bewertung der Ergebnisse – die dazu führen, dass die Ergebnisse systematisch in eine Richtung verzerrt werden. Dieser systematische Fehler wird als *Bias* bezeichnet; hiervon ist der Zufallsfehler abzugrenzen, der durch rein zufällige Streuung der Untersuchungsergebnisse um den wahren Wert entstehen kann.

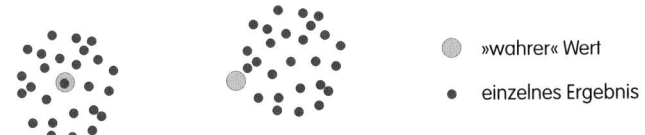

Abbildung 4.11: Zufallsfehler (links) und systematischer Fehler (rechts)

In Abbildung 4.11 ist der Unterschied zwischen einem Zufallsfehler und einem systematischen Fehler *(Bias)* dargestellt, den man sich auch anhand eines Beispiels veranschaulichen kann: Wirft man eine Münze hundertmal hintereinander und erhält 54 Mal Kopf und 46 Mal Zahl, so wird man dies auf einen Zufall zurückführen und nicht mit einer »verfälschten« Münze in Beziehung setzen. Erhält man aber 71 Mal Kopf und 29 Mal Zahl, wird man annehmen müssen, dass die Münze doch nicht ganz perfekt ist und alle Würfe systematisch vom wahren Wert, also einer perfekten Münze, die bei 100 Würfen 50 Mal Kopf und 50 Mal Zahl zeigen sollte, in eine Richtung abweichen.

Der Zufallsfehler bewirkt also eine gleichmäßige Streuung der einzelnen Messwerte um den wahren Wert, und er lässt sich minimieren, indem man die Stichprobengröße erhöht. Der systematische Fehler (Bias) führt zu einer Verzerrung der einzelnen Messwerte in eine Richtung, und er lässt sich durch die auf den folgenden Seiten beschriebenen Maßnahmen minimieren (☞ Kapitel 4.4.4 bis 4.4.8).

4.4.3 Fehler 1. und 2. Art

Was für Auswirkungen hat es aber, wenn *in jeder Studie* ein Zufallsfehler vorhanden ist, der sich zwar minimieren, aber niemals ganz ausschalten läßt (denn man kann nie die Stichprobengröße auf *alle* Individuen erhöhen)?

Bei klinischen Studien werden also zwangsläufig Stichproben aus der Gesamtheit aller Erkrankten auf dieser Welt untersucht, und man zieht daraus Rückschlüsse auf den Rest der Erkrankten. Dabei können die Ergebnisse aus der Stichprobe in folgenden vier Beziehungen zur Gesamtheit der Erkrankten stehen:

1. In Wirklichkeit sind die beiden untersuchten Interventionen gleich wirksam und die Untersuchung der Stichprobe kommt zu diesem Ergebnis (☞ richtige Entscheidung).

2. In Wirklichkeit sind die beiden untersuchten Interventionen gleich wirksam, aber die Untersuchung der Stichprobe kommt zu dem Ergebnis, dass sich die beiden Interventionen in ihrer Wirksamkeit unterscheiden (☞ Fehler 1. Art, dessen Wahrscheinlichkeit mit α oder als *p-Wert* beschrieben wird).

3. In Wirklichkeit besteht ein Unterschied zwischen den beiden Interventionen, der in der Stichprobe aber nicht gefunden wird (☞ Fehler 2. Art, dessen Wahrscheinlichkeit mit β beschrieben wird).

4. In Wirklichkeit besteht ein Unterschied zwischen den beiden Interventionen, der auch in der Stichprobe gefunden wird (☞ richtige Entscheidung).

Diese vier Fälle sind ebenfalls in Abbildung 4.12 dargestellt.

Schlussfolgerung	Wirklichkeit	
	Therapien sind nicht verschieden	Therapien sind verschieden
Therapien sind nicht verschieden	Richtige Entscheidung	Fehler 2. Art (Wahrscheinlichkeit = β)
Therapien sind verschieden	Fehler 1. Art (Wahrscheinlichkeit = α)	Richtige Entscheidung

Abbildung 4.12: Fehler 1. und 2. Art

Im Folgenden werden der Fehler 1. Art, dessen Wahrscheinlichkeit mit α bzw. als *p-Wert* ausgedrückt wird, sowie der Fehler 2. Art, dessen Wahrscheinlichkeit mit β beschrieben wird, noch näher beleuchtet, da man diese Wahrscheinlichkeiten zur Beurteilung des Ausmaßes des Zufalls auf die Ergebnisse einer Studie sowie zur Berechnung der geeigneten Stichprobengröße verwendet.

4.4 Interventionsstudien

4.4.3.1 Der *p-Wert*

Der *p-Wert*[3] bzw. die Wahrscheinlichkeit, einen Fehler 1. Art zu machen, ist somit wichtig zur Beschreibung, wie stark ein Therapieeffekt auf Zufall beruht. Man hat willkürlich festgelegt, dass man bei einem *p-Wert* $\leq$ 0,05 von statistisch signifikanten Ergebnissen und bei einem p $\leq$ 0,01 von statistisch hoch signifikanten Ergebnissen ausgeht.

Der *p-Wert* macht also eine Aussage über den wahrscheinlichen Einfluss des Zufalls auf die Ergebnisse einer Studie; je kleiner der *p-Wert* ist, um so wahrscheinlicher ist es, dass die Ergebnisse nicht durch Zufall zustande gekommen sind. Ist zum Beispiel p=0,03, so kann man mit 97-prozentiger Sicherheit sagen, dass die Ergebnisse nicht auf einen Zufall zurückzuführen sind bzw. die Ergebnisse mit einer 3-prozentigen Wahrscheinlichkeit lediglich auf einem Zufall beruhen.

Wir betrachten bei der Beurteilung der Ergebnisse einer Studie also immer auch den *p-Wert*: Ist er größer als 0,05, so sind die gefundenen Unterschiede zwischen zwei Therapien zufällig, und wahrscheinlich ist keine Therapie der anderen überlegen. Aber Vorsicht: Manchmal ist es durchaus erwünscht, dass Unterschiede rein zufällig sind, zum Beispiel wenn wir die Basischarakteristika der beiden Untersuchungsgruppen vergleichen: Die beiden Gruppen sollten ja anfangs so ähnlich wie möglich sein, damit die Ergebnisse wirklich auf die Interventionen zurückzuführen sind; hier wünschen wir uns also einen *p-Wert* über 0,05.

4.4.3.2 Die Teststärke *(Power)* einer Studie

Wie in Abbildung 4.12 auf der vorherigen Seite dargestellt wird die Wahrscheinlichkeit, einen Fehler 2. Art zu begehen, also aus der Studie zu schließen, dass kein Unterschied zwischen zwei Interventionen besteht, obwohl dieser in Wirklichkeit vorhanden ist, mit β beschrieben. Wenn die beiden Behandlungen wirklich verschieden sind, und da die Summe dieser Wahrscheinlichkeiten 1 sein muss, so errechnet sich die Wahrscheinlichkeit einer korrekten Entscheidung mit 1-β.

Die Tauglichkeit einer Studie, einen Unterschied sicher zu erkennen, wenn dieser auch in Wirklichkeit besteht, wird auch als *Power* oder »Teststärke« der Studie bezeichnet. Mittels einer *Power Calculation* berechnet man (unter verschiedenen Annahmen, zum Beispiel ausgehend von einem α von 0,05, einer *Power* von 80% sowie einem geschätzten Therapieeffekt von vielleicht einer 30-prozentigen Reduktion) vorab die benötigte Stichprobengröße. Um auch kleine Therapieeffekte zu entdecken, benötigt man eine große Stichprobe, für sehr ausgeprägte Therapieeffekte können schon wenige Patienten ausreichen.

Meist wird bei Studien angegeben, ob eine *Power Calculation* durchgeführt wurde und welche Stichprobengröße man daraus ableitet. Dies spielt dann eine große Rolle, wenn keine signifikanten Ergebnisse gefunden wurden; in die-

---

[3] Das »p« kommt übrigens vom englischen *probability* = Wahrscheinlichkeit

sem Fall kann man somit nämlich nicht genau sagen, ob die Stichprobe zu klein gewählt war, um signifikante Effekte nachweisen zu können, oder ob in Wirklichkeit kein Unterschied in den Behandlungen besteht. Werden allerdings signifikante Ergebnisse gefunden, dann war die Stichprobengröße auch ausreichend gewählt.

4.4.4 Häufige *Bias*-Quellen in klinischen Studien

Ausgehend von den verschiedenen Möglichkeiten, mit denen sich systematische Fehler in einer Interventionsstudie minimieren lassen, sollen im Folgenden die Kernkomponenten der kritischen Beurteilung von Interventionsstudien erläutert werden. Hierzu betrachten wir nochmals Abbildung 4.3 auf Seite 135, die in Abbildung 4.13 ergänzt wurde.

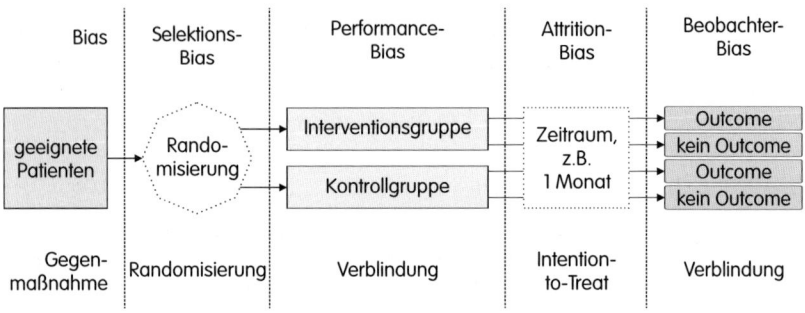

Abbildung 4.13: Minimierung von *Bias* in Randomisierten kontrollierten Studien

Unter einem **Selektions-Bias** versteht man systematische Unterschiede in der Zusammensetzung der Untersuchungsgruppen, wenn zum Beispiel in einer Gruppe deutlich mehr Männer oder mehr Diabetiker vorhanden sind. Hierzu zählen auch die so genannten *Confounder*, das heißt Störgrößen wie Alter oder Rauchen, die mit dem interessierenden Ergebnis assoziiert sind und so zu dem (falschen) Schluss führen können, dass sie selbst dieses Ergebnis hervorrufen. Einen Selektionsbias kann man durch eine verdeckte Zuteilung zu den Untersuchungsgruppen (☞ Kapitel 4.4.6 auf Seite 154) und durch Randomisierung (☞ Kapitel 4.4.5 auf der nächsten Seite) minimieren.

Ein **Performance-Bias** liegt vor, wenn man systematische Unterschiede in den Untersuchungsbedingungen – außerhalb der eigentlichen Intervention – hat, also eine Gruppe zum Beispiel zusätzliche Interventionen wie eine Begleitmedikation oder Beratungsgespräche erhält. Zu einem Performancebias kann es auch dadurch kommen, dass die Teilnehmer durch die Erwartungen des Untersuchers (»Rosenthal-Effekt«) oder durch ihre eigenen Erwartungen (»Placebo-Effekt«)

ihr Verhalten ändern. Durch eine sachgerechte Verblindung (☞ Kapitel 4.4.7 auf der nächsten Seite) kann man dem Performancebias entgegensteuern.

Von einem **Attrition-Bias** spricht man, wenn systematische Unterschiede bezüglich der Studienabbrecher und -wechsler vorliegen, also zum Beispiel mehr Pflegebedürftige in der Interventionsgruppe die Studie abbrechen oder viele Pflegebedürftige aus der Interventionsgruppe in die Kontrollgruppe wechseln. Durch die genaue Beschreibung aller Pflegebedürftigen, also auch der Wechsler und der Aussteiger, sowie der Begründung für dieses Verhalten kann der Untersucher diesen *Bias* minimieren; der Leser kann durch die gewählte Methode der Auswertung (☞ Kapitel 4.4.8 auf Seite 156) entscheiden, ob eventuelle Verzerrungen durch diesen *Bias* vermieden wurden; hierbei sollte er auch bedenken, dass verschiedene Methoden der Auswertung zu verschieden signifikanten Ergebnissen führen können.

Zu einem **Beobachter-Bias** kann es kommen, wenn systematische Unterschiede in der Bewertung der Outcomes vorliegen, indem zum Beispiel die Einschätzung des Therapieerfolges durch die behandelnde Person vorgenommen wird. Den Einfluss eines Beobachterbias kann man durch eine sachgerechte Verblindung der Auswerter minimieren.

4.4.5 Randomisierung

Um sicherzugehen, dass die Fall- und die Kontrollgruppe so ähnlich wie möglich sind, sich also in allen unbekannten und bekannten Merkmalen nicht unterscheiden, benutzt man eine Methode zur Zuweisung zu den Gruppen, die verfälschende Einflüsse von vorne herein möglichst ausschließt: die Zuweisung per Zufallsauswahl (= Randomisierung), bei der jeder Studienteilnehmer die gleiche Chance hat, in eine der Interventionsgruppen zu gelangen.

Für die zufällige Zuteilung von Personen zu Untersuchungsgruppen gibt es mehrere, relativ sichere Verfahren, die aber gewisse Einschränkungen mit sich bringen. So ist es – vom Standpunkt der zufälligen Zuteilung her – unbedenklich, die Teilnehmer abwechselnd anhand ihres Erscheinens einer Gruppe zuzuteilen, in der Praxis ist ein solches Procedere allerdings abzulehnen, denn die Zuteilung zu den Gruppen würde dadurch vorhersagbar und somit manipulierbar.

Das bringt uns zu einem ganz wichtigen Punkt: der verdeckten Zuteilung (*Allocation concealment*) zu den Untersuchungsgruppen (☞ Kapitel 4.4.6 auf der nächsten Seite). Nur wenn die Zuteilung verdeckt erfolgt, sind Manipulationen wie etwa die Zuteilung »schwacher« Pflegebedürftiger zu einer Intervention, die der Zuteilende selbst für wenig belastend empfindet, von vorne herein ausgeschlossen. Daher sind alle determinierbaren Zuteilungen wie abwechselnd nach Aufnahme, gerader und ungerader Geburtstag oder Wochentag der Aufnahme abzulehnen, zumal sie auch nur scheinbar zufällig sind; man kann nicht sicher sagen, dass Geburtstage gleich verteilt sind, Aufnahmenummern können leicht manipuliert weil willkürlich vergeben werden, und montags werden sicherlich mehr Pflegebedürftige in einem Krankenhaus aufgenommen als freitags, weshalb die Zuteilung nach dem Wochentag der Aufnahme auch keine so gute Idee ist.

Ebenfalls zu vermeiden sind Zuteilungen mittels Münzwurf, denn zum einen ist nicht kontrollierbar, ob nicht zweimal geworfen wurde, und zum anderen ist das Auswahlverfahren nicht reproduzierbar – abgesehen davon, dass man wahrscheinlich keine »perfekte« Münze finden wird.

Am besten eignen sich Computer mit Zufallszahlengenerator, um Randomisierungslisten zu erzeugen, oder Tabellen mit Zufallszahlen, wie sie in einigen Statistik- oder Epidemiologiebüchern abgedruckt sind. Eine Alternative besteht darin, die Randomisierungsliste von Dritten erzeugen zu lassen und bei jedem Pflegebedürftigen, der in die Studie eingeschlossen wird, nach dem Behandlungscode zu fragen.

4.4.6 Verdeckte Zuteilung

Wie bereits erwähnt ist die verdeckte Zuteilung zu den Untersuchungsgruppen für die Vermeidung eines *Bias* sehr wichtig. Hat man also Randomisierungslisten erstellt, ordnet man einer Zahl einen Behandlungscode zu; bei zwei Untersuchungsgruppen zum Beispiel alle geraden Zahlen zu Intervention 1, alle ungeraden Zahlen zu Intervention 2. Diesen Behandlungscode packt man anschließend in verschlossene, nummerierte, versiegelte, undurchsichtige Briefumschläge. Verschlossen und versiegelt, damit der Code nicht manipuliert oder eingesehen werden kann, und undurchsichtig, damit man den Umschlag nicht gegen das Licht halten, den Code so erkennen und daraufhin doch eine andere Zuteilung vornehmen kann.

Falls der Randomisierungscode von Dritten erstellt und der Behandlungscode auf Anfrage, zum Beispiel via Internet oder Telefon, mitgeteilt wird, ist das Verwenden der Briefumschläge natürlich nicht nötig. Weitere sichere Methoden der verdeckten Zuteilung sind die Verwendung von versiegelten Umschlägen in einem verschlossenen Beutel oder von kodierten Behältern. Eine unangemessene oder unklare Zuteilung führt im Durchschnitt zu einer Überschätzung des Behandlungseffektes um 30%.

4.4.7 Verblindung

Eine weitere wichtige Möglichkeit, systematische Fehler bei Interventionsstudien zu minimieren, ist der Grad der Verblindung: Die Pflegebedürftigen, die Pflegenden und die auswertenden Wissenschaftler sollten nach Möglichkeit nicht wissen, welcher Pflegebedürftige der Interventions- und welcher der Kontrollgruppe zugeordnet wurde. Je weniger Personen um die Zuteilung wissen, um so geringer ist die Wahrscheinlichkeit, dass sich diese Personen – durch ihr Wissen mehr oder weniger beeinflusst – anders verhalten; das Ergebnis möglicherweise verfälschende Einflüsse werden so vermieden.

Nicht nur die Erwartungen der Beteiligten könnten das Ergebnis verzerren, auch die Beobachtung kann getrübt werden: Auch ohne Vorsatz neigt der Mensch dazu, Dinge als wahr anzunehmen, von denen er denkt, dass sie passieren sollten oder dass andere Menschen erwarten, dass sie so passieren sollten. Um diese Fehlerquelle zu minimieren, sollten möglichst weder die Pflegenden noch die Pflegebedürftigen wissen, welcher Pflegebedürftige welche Intervention erhält (das ist leider oft nicht möglich).

Man unterscheidet zwischen mehreren Graden der Verblindung: einfach, doppelt und dreifach verblindet, wobei die verblindete Personengruppe dadurch nicht zwangsläufig festgelegt ist. Bei einer einfachen Verblindung ist meist nur der Pflegebedürftige verblindet, bei einer Doppelblindstudie oft der Pflegebedürftige und die Pflegekraft und bei einer dreifachen Verblindung in aller Regel Pflegebedürftiger, Pflegekraft und Wissenschaftler bzw. Auswerter. Die dreifache Verblindung ist vor allem dann sinnvoll, wenn die Untersuchung gesponsert wird und somit ein erhebliches Interesse an positiven Ergebnissen besteht – mit Hilfe einer dreifachen Verblindung können dann Vorurteile, die bei der Bewertung der Studie einfließen, ausgeräumt und die Glaubwürdigkeit der Untersuchung gesteigert werden.

Zur Verblindung benötigt man eine gute Planung und Vorbereitung sowie Kreativität, denn es gilt, eine Vielzahl von Faktoren zu berücksichtigen. Wie geht man bei der Verblindung am besten vor, wenn zwei Gruppen von Diabetikern verschiedene Insuline gespritzt werden sollen, die zu unterschiedlichen Zeiten gegeben werden müssen, zum Beispiel in der Kontrollgruppe morgens und abends (konventionelle Insulintherapie) und in der Fallgruppe morgens, mittags und abends (intensivierte konventionelle Insulintherapie)? Um Pflegebedürftige und Pflegende zu verblinden, müssen beide Gruppen drei Injektionen täglich bekommen, die Kontrollgruppe mittags allerdings ein Placebo.

Am häufigsten ist in der Praxis die doppelte Verblindung anzutreffen; man sollte sich bei der Beurteilung von Therapiestudien aber immer auch vergegenwärtigen, dass eine Verblindung manchmal nicht durchführbar ist. Ist dies der Fall, weil zum Beispiel eine Wundversorgung mit Wundauflage und eine Wundversorgung ohne Wundauflage verglichen werden, sollte man bei der Beurteilung der Studie darauf achten, wie sich der verfälschende Einfluss schlimmstenfalls auswirken kann und ob die Ergebnisse dann noch signifikant sind.

Ferner sollte man nach Hinweisen suchen, ob versucht wurde, die nicht mögliche Verblindung durch andere Maßnahmen zur Reduktion eines Bias auszugleichen. In einer Studie zum Vergleich zwischen Wundauflage und keiner Wundauflage können zwar weder die Pflegebedürftigen noch die Pflegenden verblindet werden, dafür aber die Personen, die die Wunde begutachten und somit das

Ergebnis auswerten. Eine fehlende Verblindung führt im Durchschnitt zu einer Überschätzung des Therapieeffektes um 17%.

4.4.8 Protokollverletzungen

Unter Protokollverletzungen fasst man alle Abweichungen vom Studienprotokoll zusammen; dies können insbesondere sein:

- Wechsel von Teilnehmern zur anderen Intervention(sgruppe)
- Ausstieg von Teilnehmern aus der Studie
- geringe Kooperationsbereitschaft und Compliance der Teilnehmer, zum Beispiel werden Medikamente nicht vorschriftsmäßig eingenommen oder Untersuchungstermine nicht wahrgenommen.

Da diese Protokollverletzungen meist nicht zufällig auftreten, sondern oft mit der Intervention zusammenhängen, muss ihnen in der Auswertung der Studienergebnisse Rechnung getragen werden. Wichtig ist vor allem, dass alle Protokollverletzungen genannt werden. In Abbildung 4.14 auf der nächsten Seite sind die verschiedenen Möglichkeiten der Auswertung bei Protokollverletzungen dargestellt.

Bei der **Intention-to-Treat-Analyse** werden alle in die Studie eingeschlossenen und randomisierten Pflegebedürftigen in der Gruppe ausgewertet, der sie anfangs per Randomisierung zugeteilt wurden, unabhängig davon, ob sie die Gruppe gewechselt oder die Studie abgebrochen haben. Dieses auf den ersten Blick eher befremdlich wirkende Vorgehen führt zum einen dazu, dass die Vorteile der Randomisierung nicht unterlaufen werden und zum anderen erhält man einen relativ unverzerrten Effekt der Intervention, denn bei der Intention-to-Treat-Analyse erhält man eine gute Aussage über die *Effectiveness*, während die *Efficacy* eher unterschätzt wird (☞ Abbildung 4.10 auf Seite 148. Bei Empfehlungen für die alltägliche Praxis ist die Intention-to-Treat-Analyse ein wichtiges Prinzip zur Auswertung von Studien.

Erfolgt die Auswertung **Per-Protocol**, erhält man eine Aussage über die *Efficacy*, also die biologische Wirksamkeit unter Laborbedingungen, und hat somit möglicherweise verzerrte Ergebnisse im Hinblick auf den klinischen Alltag. Bei der **As-Treated**-Auswertung liegt der Fokus auf der Sicherheit der Wirkung, was zum Beispiel bei der Verträglichkeit von Medikamenten wichtig sein kann.

Zu beachten ist, dass sich die Signifikanz der Ergebnisse je nach Auswertungsmethode verändert. So hat die European Coronary Surgery Group (1979) bei der Intention-to-Treat-Auswertung nicht-signifikante Ergebnisse (p=0,17), bei der Per-Protocol-Auswertung signifikante Ergebnisse (p=0,02) und bei der Auswertung As-Treated hoch signifikante Ergebnisse (p=0,003) für die gleiche Studie gefunden.

4.4 Interventionsstudien

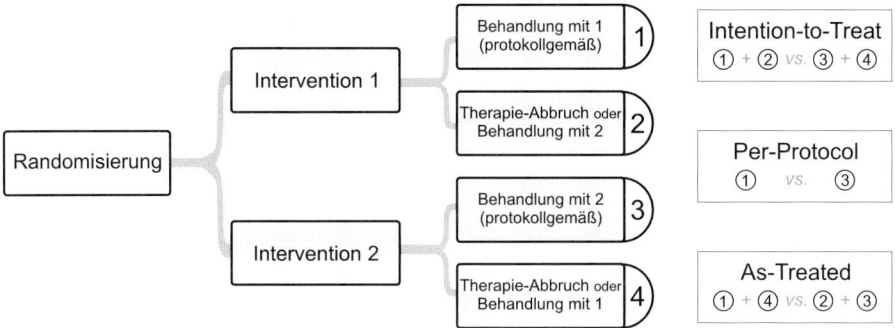

Abbildung 4.14: Möglichkeiten der Auswertung bei Protokollverletzungen

Häufig wird die Methode der Auswertung jedoch nicht angegeben; dann kann man sich bei der Beurteilung der Studie entweder am *Follow-up*-Wert orientieren, oder man berechnet selbst die Ergebnisse mit verschiedenen Auswertungsmethoden. Das *Follow-up* berechnet man, indem man die Anzahl der Teilnehmer, die am Ende ausgewertet wurden, durch die Anzahl der Teilnehmer, die anfangs randomisiert wurden, dividiert; ist das Ergebnis größer als 80%, spricht das tendenziell gegen verfälschende Einflüsse durch Protokollverletzungen, sofern nicht Teilnehmer die Gruppen gewechselt haben.

4.4.9 Statistik in Interventionsstudien verstehen

Um die Ergebnisse einer Interventionsstudie verstehen und interpretieren zu können sollte man sich zunächst mit den gängigsten Begriffen und Maßzahlen befassen, mit denen Therapieeffekte ausgedrückt werden können.

Bei stetigen (metrischen) Zielgrößen wie Senkung des Blutdrucks oder Behandlungstage im Krankenhaus verwendet man absolute Zahlen, gibt also als Therapieeffekte zum Beispiel Mittelwerte oder Mediane mit ihrer Varianz bzw. Standardabweichung an.

Der Mittelwert berechnet sich aus der Summe der einzelnen Messwerte geteilt durch ihre Anzahl, während der Median der mittlere Wert in der geordneten Reihe der Messwerte ist. Der Vorteil des Medians gegenüber dem Mittelwert ist, dass er gegen Ausreißer stabil ist, das heißt er verändert sich nicht, wenn einzelne extreme Messwerte vorkommen.

Als Maß für die Streubreite von stetigen Therapieeffekten bietet sich zum einen die Varianz als die mittlere quadratische Abweichung der Einzelwerte von ihrem Mittelwert sowie die Standardabweichung (Wurzel aus der Varianz) an. Häufig werden die Therapieeffekte bei stetigen Zielgrößen in der Form »mittlere Aufenthaltsdauer 8,2 ± 1,2 Tage« angegeben, was nichts anderes heißt als dass die durchschnittliche Aufenthaltsdauer 8,2 Tage betrug und die Einzelwerte im Mittel um 1,2 Tage um diesen Durchschnitt von 8,2 Tagen schwankten.

Stetige Zielgrößen können in diskrete Zielgrößen umgewandelt werden, indem man zum Beispiel definiert, dass ein systolischer Blutdruck über 140 mmHG eine Hypertonie ist und entsprechend »Hypertonie *vs.* keine Hypertonie« als (dann dichotome) Zielgröße annimmt.

Für diskrete (dichotome) Zielgrößen wie »krank *vs.* gesund« bieten sich an:

- Relatives Risiko (RR)
- Absolute Risiko-Reduktion (ARR) = Risikodifferenz (RD)
- Relative Risiko-Reduktion (RRR)
- Number-Needed-To-Treat (NNT)

Zum besseren Verständnis der Maßzahlen ist vielleicht ein Beispiel ganz hilfreich: Sie arbeiten in der Praxis eines Kinderarztes, und Ihnen fällt bei der Routine-Impfung Ihrer kleinen Patienten auf, dass lokale Hautreaktionen anscheinend öfters auftreten, wenn Sie eine kürzere Kanüle zur Injektion verwenden. Nach einer Suche in Medline finden Sie eine geeignete Studie (Diggle & Deeks, 2000):

> Ziel der Studie war es, die Häufigkeit lokaler Hautreaktionen bei der Verwendung von unterschiedlich langen Injektionskanülen zur Impfung von Kindern zu vergleichen. Dafür wurden 119 gesunde Kinder, die im Alter von 16 Wochen ihre dritte Schutzimpung bekommen, in einer Randomisierten kontrollierten Studie untersucht, wobei 61 Kinder mit einer orangen Kanüle (25 G, 16 mm) und 58 Kinder mit einer blauen Kanüle (23 G, 25 mm) geimpft wurden. Von den 61 Kindern in der »orangen« Gruppe schieden 4 Kinder aus, aus der »blauen« Gruppe 5 Kinder. Die Eltern der Kinder beobachteten drei Tage lang die Haut auf lokale Irritationen (Rötung, Schwellung, Empfindlichkeit), ohne zu wissen, mit welcher Kanüle ihre Kinder gestochen worden waren.
>
> Nach 3 Tagen war die Häufigkeit der Hautrötungen in der Gruppe mit der längeren Nadel nur 1/7 der Häufigkeit in der Gruppe mit der kürzeren Nadel (RR = 13%, $CI_{95\%}$ 3% − 56%, p = 0,0006) und die Schwellungen in der Gruppe mit der längeren Nadel nur 1/3 der Häufigkeit von Schwellungen in der Gruppe mit der kürzeren Nadel (RR = 33%, $CI_{95\%}$ 15% − 70%, p = 0,001). Insgesamt gesehen betrug die Häufigkeit von lokalen Hautreaktionen in der Gruppe der Kinder, die mit einer langen Nadel geimpft wurden, 3/4 der Häufigkeit von Hautreaktionen bei Kindern, die mit einer kürzeren Nadel gestochen wurden (RR = 74%, $CI_{95\%}$ 58% − 94%, p = 0,009).
>
> Aus den Ergebnissen der Studie kann man schließen, dass sich die Häufigkeit von lokalen Hautreaktionen bei der Impfung von 16 Wochen alten Kindern durch die Verwendung von 25 mm langen Kanülen anstelle von 16 mm langen Kanülen signifikant reduzieren lässt.

Zunächst greifen wir uns ein Ergebnis detailliert heraus: 33 von 53 Kindern (= 62%) hatten nach drei Tagen irgendeine lokale Reaktion bei der Impfung mit einer 25 mm langen Kanüle, 48 von 57 Kindern (= 84%) bekamen lokale Reaktionen bei einer Kanüle mit 16 mm Länge.

Daraus lassen sich folgende Aussagen ableiten:

4.4 Interventionsstudien

- Das Risiko einer lokalen Reaktion nach drei Tagen konnte durch eine längere Kanüle auf drei Viertel des Risikos gesenkt werden, das bei der Verwendung einer kürzeren Kanüle besteht. Dies ist das »Relative Risiko«, weil es eine relative Angabe ist, wie das neue Risiko sich zum Ausgangsrisiko verhält (☞ Seite 159).

- Das Risiko einer lokalen Reaktion nach drei Tagen konnte durch eine längere Kanüle um ein Fünftel reduziert werden. Wir sagen dazu »Absolute Risiko-Reduktion«, weil es eine absolute (und keine relative) Angabe ist, wie stark das Risiko gesenkt wurde (☞ Absolute Risikodifferenz auf Seite 160).

- Das Risiko, mit einer langen Kanüle eine lokalen Reaktion nach drei Tagen zu bekommen, ist ein Viertel weniger als das Risiko bei Verwendung einer kürzeren Kanüle. Der Statistiker nennt das die »Relative Risiko-Reduktion«, weil es die relative Senkung des Ausgangsrisikos beschreibt (☞ Seite 161).

- Es müssen fünf Kinder mit einer langen anstelle einer kurzen Kanüle geimpft werden, um bei einem weiteren Kind eine lokale Reaktion zu vermeiden. Dieser Wert wird als »Number-Needed-To-Treat« bezeichnet (☞ Seite 161).

4.4.9.1 Ereignisraten

Um die Häufigkeit eines Ereignisses auszudrücken, werden aus absoluten Zahlen in der Studie prozentuale Angaben berechnet, das heißt man berechnet zum Beispiel die relative Häufigkeit des Ereignisses in der Kontrollgruppe (= CER, *Control Event Rate*), indem man die Anzahl Teilnehmer mit Ereignis in der Kontrollgruppe durch die Gesamtzahl der Teilnehmer der Kontrollgruppe dividiert; die relative Häufigkeit des Ereignisses in der Interventionsgruppe (= EER, *Experimental Event Rate*) berechnet sich analog. Für unser Beispiel ergibt sich also:

$$\text{CER} = \frac{48}{57} = 0{,}842 \sim 84\% \quad \text{sowie} \quad \text{EER} = \frac{33}{53} = 0{,}622 \sim 62\%$$

4.4.9.2 Relatives Risiko

Das *Relative Risiko* (RR) ist das Verhältnis der Inzidenz in der Interventionsgruppe zur Inzidenz in der Kontrollgruppe und berechnet sich demnach folgendermaßen:

$$\text{RR} = \frac{\text{EER}}{\text{CER}}$$

Und auf das Beispiel bezogen:

$$RR = \frac{62\%}{84\%} = 0{,}738 \sim 74\%$$

In diesem Beispiel konnte also das Vorkommen des Ergebnismaßes durch die neue Intervention auf drei Viertel der Häufigkeit in der Kontrollgruppe gesenkt werden.

Das Relative Risiko ist ein multiplikativer Faktor, um den sich das Risiko in der Interventionsgruppe erhöht, wenn er größer als 1 ist, und verringert, wenn er kleiner als 1 ist. Ist das Relative Risiko genau 1, so sind beide Behandlungen gleich wirksam.

4.4.9.3 Absolute Risikodifferenz

Eine *absolute Differenz* ist die Differenz zwischen den Ereignisraten in der Interventionsgruppe und der Kontrollgruppe. Sie kann in vier verschiedenen Arten ausgedrückt werden, je nachdem, was gemessen wurde – eine Verbesserung oder eine Verschlechterung für den Pflegebedürftigen – und ob die Ereignisraten in den beiden Gruppen gestiegen oder gesunken sind.

Die *Absolute Risikoreduktion (ARR)* wird berechnet, wenn das Risiko eines schlechten Ergebnisses (zum Beispiel Tod, Sturz, Schmerzen) in der Fallgruppe, verglichen mit dem Risiko in der Kontrollgruppe, durch die Pflegemaßnahme gesenkt werden konnte.

$$ARR = CER - EER$$

Und auf das Beispiel bezogen:

$$ARR = 84\% - 62\% = 22\%$$

Die Häufigkeit des Ergebnismaßes konnte in der Interventionsgruppe also um 22% gesenkt werden.

Die *Absolute Risikoreduktion* ist ein absoluter Wert, um den sich das Risiko (unter neuer Therapie) verringert, wenn die ARR größer als 0 ist, und erhöht, wenn sie kleiner als 0 ist. Eine ARR von 0 bedeutet, dass beide Behandlungen gleich wirksam sind.

Da es sich um eine absolute Angabe handelt, ist zu beachten, dass die Interpretation stark vom »Ausgangsrisiko« abhängig ist: Haben wir eine ARR von -0,5% errechnet, so kann dies einen starken Therapieeffekt bedeuten, wenn EER 0,7% und CER 0,2% sind. Auf der anderen Seite kann es sich aber auch um einen sehr schwachen Therapieeffekt handeln, wenn die EER 49% und die CER 48,5% war.

Die *Absolute Nutzenzunahme* (= engl. *absolute benefit increase, ABI*) wird verwendet, um das »Risiko« eines guten Ereignisses (zum Beispiel eingestellter

4.4 Interventionsstudien

Diabetes mellitus, gesenkter Blutdruck bei Hypertonie, Zufriedenheit des Pflegebedürftigen) in der Kontrollgruppe im Vergleich zur Kontrollgruppe zu erhöhen.

Seltener findet man die *Absolute Risikozunahme* und die *Absolute Nutzenreduktion*: Die *Absolute Risikozunahme* (= engl. absolute risk increase, ARI) taucht auf, wenn das Risiko eines schlechten Ergebnisses (zum Beispiel Einnahme von Aspirin®, um einer Apoplexie vorzubeugen, führt zur Bildung eines Magengeschwüres) in der Interventionsgruppe im Vergleich zur Kontrollgruppe erhöht ist; die *Absolute Nutzenreduktion* (engl. absolute benefit reduction, ABR) wird angegeben, wenn die Vorteile eines guten Ereignisses (zum Beispiel wenn die Einführung von Bezugspflege zu unzufriedenem Personal und Pflegebedürftigen führen würde) in der Interventionsgruppe unter denen in der Kontrollgruppe liegen.

4.4.9.4 Relative Risikodifferenz

Eine *relative Differenz* ist die proportionale Differenz zwischen der Ereignisrate in der Kontrollgruppe und der Ereignisrate in der Interventionsgruppe, bezogen auf die Ereignisse in der Kontrollgruppe. Relative Differenzen können analog zu den absoluten Differenzen ausgedrückt werden als *Relative Risikoreduktion* (RRR), *Relative Nutzenzunahme* (RBI), *Relative Risikozunahme* (RRI) und *Relative Nutzenreduktion* (RBR).

$$RRR = \frac{CER - EER}{CER} \equiv 1 - RR \equiv \frac{ARR}{CER}$$

Das heißt für das Beispiel:

$$RRR = \frac{22\%}{84\%} = 0{,}261 \sim 26\%$$

4.4.9.5 *Number Needed-To-Treat*

Unter der *Number Needed-To-Treat* (NNT) versteht man die Anzahl an Pflegebedürftigen, die eine Pflegemaßnahme erhalten müssen, um einen weiteren Pflegebedürftigen mit dem gewünschten (positiven) Ergebnis zu bekommen.

Eine NNT von 2 bei einer Studie über die Wirkung einer Einreibung mit Japanischem Heilpflanzenöl zur Pneumonieprophylaxe würde bedeuten, dass zwei Pflegebedürftige eingerieben werden müssen, um einen weiteren Pflegebedürftigen vor einer Pneumonie zu schützen. Eine Behandlung ist generell umso effektiver, je kleiner die *Number Needed-To-Treat* ist. Die *Number Needed-To-Treat* wird wie folgt berechnet:

$$NNT = \frac{1}{ARR}$$

Bezogen auf das Beispiel erhalten wir folgende NNT:

$$\text{NNT} = \frac{1}{0{,}22} = 4{,}55 \quad \rightarrow \text{aufgerundet 5}$$

Bei der Berechnung der *Number Needed-To-Treat* wird das Ergebnis auf die nächsthöhere ganze Zahl aufgerundet, bei NNT = 13,2 würde man also eine NNT von 14 angeben. Bei Studien mit positiven Ergebnissen spricht man von »*Number Needed-To-Treat*« und bei Studien mit negativen Ergebnissen von »*Number Needed-To-Harm*« (NNH). Eine NNH von zum Beispiel 27 bedeutet entsprechend, dass von 27 Pflegebedürftigen, die mit Japanischem Heilpflanzenöl zur Pneumonieprophylaxe eingerieben werden, ein Pflegebedürftiger eine allergische Reaktion bekommen würde.

Die *Number Needed-To-Treat* kann verwendet werden, um eine Kosten-Nutzen-Rechnung zu überschlagen: Nehmen wir an, die Behandlung eines Dekubitus 2. Grades inklusive Krankenhausaufenthalt kostet 3 000 EUR in der Woche und die vierstündliche Umlagerung von Risikopatienten mit bestehendem Dekubitus 1. Grades in einem Krankenhaus kostet 80 EUR am Tag zusätzlich; wenn die NNT 4 ist, so ergibt sich bei einem einwöchigen Krankenhausaufenthalt folgende Rechnung:

$$80 \tfrac{\text{EUR}}{\text{Tag}} \times 7 \tfrac{\text{Tage}}{\text{Woche}} = 560 \tfrac{\text{EUR}}{\text{Woche}} \quad \rightarrow \quad 560 \tfrac{\text{EUR}}{\text{Woche}} \times 4 = 2\,240 \tfrac{\text{EUR}}{\text{Woche}}$$

Den Folgekosten in Höhe von 3 000 EUR stehen also Präventionskosten in Höhe von 2 240 EUR gegenüber, rein finanziell gesehen wird man sich also für die Prävention entscheiden (sofern man selbst für Präventions- und Behandlungskosten aufkommen muss, etwa als Krankenkasse).

4.4.9.6 Konfidenzintervall

Das Konfidenzintervall gibt eine Vorstellung darüber, mit welcher Wahrscheinlichkeit ein Ergebnis richtig geschätzt wurde. Dazu muss man sich zunächst vor Augen führen, dass die Teilnehmer einer Studie eine Stichprobe aus der Gesamtbevölkerung oder aller Pflegebedürftigen mit einer Krankheit darstellen und das Ergebnis der Studie daher nur eine Schätzung sein kann, wie wahrscheinlich es ist, dass die Ergebnisse von der Stichprobe der Pflegebedürftigen in der Studie auf die eigenen Pflegebedürftigen übertragen werden können.

Ein Konfidenzintervall von 95% ($CI_{95\%}$) bedeutet also, dass mit 95-prozentiger Wahrscheinlichkeit der wahre Wert innerhalb dieses Intervalls liegt; anders ausgedrückt: Eine Studie über die Wirksamkeit eines Diätnahrungsmittels ergibt, dass die Probanden in einer Woche durchschnittlich 5 kg abgenommen haben, wobei ein $CI_{95\%} = (2{,}4; 7{,}6)$ errechnet wurde. Dies besagt, dass bei einer hundertfachen

Wiederholung der Studie die mittlere Gewichtszunahme bei 95% der Durchführungen zwischen 2,4 kg und 7,6 kg liegen würde.

Es gilt zu bedenken, dass aus einem $CI_{95\%} = (2,4;7,6)$ selbstverständlich nicht mit Sicherheit geschlossen werden kann, dass einzelne Personen leicht – zum Beispiel Sie – außerhalb dieses Bereiches liegen.

4.4.10 Berechnungen

Um für die bis jetzt genannten Kenngrößen einer Interventionsstudie ein besseres Gespür zu entwickeln, kann es hilfreich sein, die Werte einmal selbst auszurechnen, wenn sie nicht gegeben sind, und eine Übersicht zu erstellen.

Zum besseren Verständnis sind in Tabelle 4.2 die Reaktionen der beschriebenen Kenngrößen auf eine Veränderung der Ereignisraten dargestellt.

Tabelle 4.2: Reaktion der Kenngrößen auf Veränderungen der Ereignisraten

n_1/N_1	n_2/N_2	CER	EER	ARR	RRR	NNT
84/100	62/100	84%	62%	22%	26%	5
84/1 000	62/1 000	8,4%	6,2%	2,2%	26%	50
84/10 000	62/10 000	0,84%	0,62%	0,22%	26%	500
84/100 000	62/100 000	0,084%	0,062%	0,022%	26%	5 000

In Tabelle 4.2 kann man deutlich erkennen, dass die *Relative Risikoreduktion* bei allen Ereignisraten konstant bei (beachtlichen?) 26% bleibt, während die *Absolute Risikoreduktion* von beeindruckenden 22% bis auf belanglose 0,022% sinkt; ebenso verhält es sich mit der *Number Needed-To-Treat*, die von überzeugenden 5 auf vernachlässigbare 5 000 Pflegebedürftige steigt, die behandelt werden müssen um ein positives Ergebnis zu erhalten. Da die *Relative Risikoreduktion* also selbst bei unbedeutenden (absoluten) Effekten noch beeindruckend klingende Werte liefert, ist sie gut geeignet, um andere Personen von der eigenen Idee zu überzeugen – sie wird daher auch als »Marketingzahl« bezeichnet, während die *Absolute Risikoreduktion* eher den »wirklichen Effekt« und die *Number Needed-To-Treat* die »klinische Zahl« repräsentiert (vgl. Kunz et al., 2001, S. 129).

4.4.11 Beurteilung einer Interventionsstudie

Bei der kritischen Beurteilung von Studien ist unter Umständen eine Lesehilfe geeignet, um sicherzustellen, dass alle Studien nach den gleichen Gesichtspunkten betrachtet und keine wichtigen Aspekte außer Acht gelassen werden. Hierzu wurden bereits Bewertungsbögen entwickelt (vgl. Guyatt et al., 1993, 1994; Brown,

1999; Sackett et al., 2000; Cullum, 2000), die teilweise als Basis für die hier verwendeten Vorschläge dienten. Eine Vorlage zur Beurteilung von Interventionsstudien finden Sie im Internet.[4]

Wie wurden die Teilnehmer rekrutiert und den Untersuchungsgruppen zugeteilt? Die Randomisierung wurde bereits in Kapitel 4.4.5 auf Seite 153 diskutiert; wichtig für die Bewertung einer Studie ist sie deshalb, weil nur durch eine sichere Zufallsverteilung alle bekannten und unbekannten Einflüsse gleich auf die beiden Untersuchungsgruppen verteilt werden und somit das Ergebnis der Untersuchung mit einer hohen Wahrscheinlichkeit wirklich auf die Intervention zurückzuführen ist. Ist eine Interventionsstudie nicht randomisiert, muss man davon ausgehen, dass – bewusst oder unbewusst – andere Faktoren bei der Zuteilung der Pflegebedürftigen zu den Untersuchungsgruppen einen Einfluss hatten und überlegen, ob man seine bisherige Pflegepraxis wirklich aufgrund von Erkenntnissen, die auf einer Untersuchung mit solch geringer Glaubwürdigkeit beruhen, ändern sollte. Wurden die Teilnehmer randomisiert zugeteilt, ist noch die Art der Zuteilung von Interesse, um Einflüsse auf die Zuteilung erkennen zu können (☞ Kapitel 4.4.6 auf Seite 154).

Wie viele Pflegebedürftige, die anfangs in die Studie aufgenommen wurden, waren am Ende noch dabei (*Follow-up*)? Ergänzend zu den Erläuterungen in Kapitel 4.4.8 auf Seite 156 ist die *Follow-up*-Rate bei der Beurteilung von Interventionsstudien von großer Bedeutung für die Glaubwürdigkeit einer Untersuchung, denn je geringer die Anzahl derer, die die Studie komplett abschließen, um so mehr Teilnehmer müssen ausgeschieden sein – und das vielleicht aus gutem Grund wie zum Beispiel starken Nebenwirkungen, weil sie verstarben oder die Intervention zu aufwendig ist, oder weil die Intervention sofort geholfen hat und sie keine weitere Veranlassung sahen, weiterhin an der Studie teilzunehmen. Wie auch immer, diese Teilnehmer beeinflussen das Ergebnis einer Studie hinsichtlich ihrer allgemeinen Glaubwürdigkeit. Die Zeitschrift *Evidence-based Nursing* fordert zum Beispiel als Kriterium für die Publikation einer quantitativen Studie ein *Follow-up* > 80%.

Was soll man tun, wenn dieser Wert nicht erreicht wird? Dann kann man zumindest vom *Worst-Case*- und *Best-Case*-Szenario ausgehen, indem man alle Aussteiger aus der Interventionsgruppe zu den »schlechten« und alle Aussteiger aus der Kontrollgruppe zu den »guten« Ergebnissen zählt und die Ergebniswerte neu berechnet. Ist selbst dann noch eine statistisch signifikante Verbesserung in der Interventionsgruppe vorhanden, ist die Glaubwürdigkeit der Studie durch eine niedrige *Follow-up*-Rate nicht eingeschränkt. Ist die Verbesserung in der Interventionsgruppe dann statistisch nicht mehr signifikant, sollte man einen Blick auf die Gründe für den Ausstieg aus der Studie werfen, um die Glaubwürdigkeit der Ergebnisse besser einschätzen zu können.

---

[4]http://www.ebhc.de/praxis/intervention.pdf

Waren die Teilnehmer, das Personal und die Untersucher verblindet? In Kapitel 4.4.7 auf Seite 154 werden die verschiedenen Arten der Verblindung diskutiert, und auch für die Beurteilung einer Studie ist eine korrekte und so umfangreich wie möglich konzipierte Verblindung ein Indikator für eine Studie mit geringem *Bias* und somit hoher Glaubwürdigkeit. Nun ist es aber nicht immer möglich, eine Verblindung durchzuführen, sei es aus ethischen oder praktischen Gründen – dann sollten aber wenigstens die Untersucher des Ergebniszustandes verblindet worden sein.

Waren die Untersuchungsgruppen zu Beginn der Studie ähnlich? Obwohl durch die Randomisierung – statistisch gesehen und bei sehr großen Populationen – eine Gleichverteilung von Merkmalen zustande kommt, ist dies gerade bei kleineren Studienpopulationen manchmal nicht der Fall; daher sollte man immer einen Blick auf die Charakteristika der Pflegebedürftigen in der Interventions- und in der Kontrollgruppe werfen und vergleichen, ob die Merkmale ungefähr gleich verteilt sind (hier sind p-Werte als objektives Kriterium unter Umständen sehr hilfreich). Ist dies nicht der Fall, wird häufig eine statistische Korrektur vorgenommen, um sicherzugehen, dass die Ergebnisse wirklich auf die Intervention zurückzuführen sind und nicht auf die bei Studienbeginn bestehenden Unterschiede zwischen der Interventions- und der Kontrollgruppe.

Wurden die Untersuchungsgruppen – abgesehen von der Intervention – gleich behandelt? Um die Ergebnisse wirklich auf die Intervention zurückführen zu können, muss man natürlich sicher sein, dass keine anderen Maßnahmen durchgeführt wurden, die diese Ergebnisse hätten beeinflussen können. Diese anderen Behandlungen können zum Beispiel schon aus häufigeren Besuchen der Pflegenden in der Ambulanten Pflege bestehen, wodurch ein Zuwachs an Zuwendung einen positiven Einfluss auf die Ergebnisse haben kann.

Wurden alle Teilnehmer in der per Randomisierung zugeteilten Gruppe bewertet? Auch wenn die Frage abwegig zu sein scheint: Was würden Sie tun, wenn Pflegebedürftige, die per Zufallsauswahl der Interventionsgruppe zugeordnet worden waren, die Intervention von Anfang an verweigern? Sie in der Kontrollgruppe auswerten, damit die Ausfallrate gering bleibt? Oder sie ganz aus der Studie nehmen? Nun, damit würden die Ergebnisse verfälscht werden, denn die »Verweigerer« hatten vielleicht Gründe zum Ausstieg, zum Beispiel Nebenwirkungen oder zu viel Anstrengung. Außerdem wird durch einen Wechsel der Teilnehmer in den Gruppen die Randomisierung – und damit die Gleichverteilung bekannter und unbekannter Effekte – aufgehoben.

War die Größe der Stichprobe ausreichend gewählt, um einen Effekt nachweisen zu können (*Power*)? Bei Interventionsstudien ist es wichtig, zu wissen, ob die Größe der Studienpopulation überhaupt ausreicht, um die Effektivität einer Pflegemaßnahme mit Hilfe der verwendeten statistischen Methoden wirklich auf die Intervention zurückzuführen. Wenn die Größe der Studienpopulation nicht ausreichend dimensioniert wurde, ist die Studie nur bei ausgeprägten Effekten in der Lage, einen Unterschied zu bestätigen, der zwischen zwei Gruppen existiert. In der Regel wird vor der Durchführung der Studie die erforderliche Anzahl von Teilnehmern berechnet sowie ein Sicherheitszuschlag wegen der Aussteiger addiert. Ist die Berechnung der minimalen Studienpopulation nicht durchgeführt worden (oder wurde sie nicht genannt), kann man einen Blick auf die Konfidenzintervalle werfen, sofern sie angegeben wurden. Ist ein Ergebnis selbst dann noch statistisch signifikant, wenn es in einem sehr weiten Konfidenzintervall liegt, wurde die Studienpopulation ausreichend groß gewählt, um auch wirklich einen Effekt vorhersagen zu können.

Stehen die Ergebnisse im Einklang mit anderen Untersuchungen auf diesem Gebiet? Da man sich bei der Lösung seines Pflegeproblems intensiv mit der Thematik befasst, kann man – zum Beispiel aufgrund der bei der Literaturrecherche gefundenen Studien bzw. deren Abstracts – in etwa einschätzen, ob die Ergebnisse der vorliegenden Untersuchung grob mit den Ergebnissen anderer Studien auf diesem Gebiet übereinstimmen. Dies allein hat sicherlich nichts mit der späteren Entscheidung, seine Pflegepraxis zu ändern, zu tun, aber die Plausibilität einer Studie wird durch bestätigende Untersuchungen auf den ersten Blick erhöht. Ist bei allen anderen Studien zu diesem Thema ein gegenteiliges Ergebnis herausgekommen, sollte man sich die vorliegende Arbeit nochmals genauer anschauen – denn es ist eher unwahrscheinlich, wenn auch möglich, dass alle anderen Untersuchungen falsch sind.

Wie ausgeprägt war der Behandlungseffekt? Die Wirksamkeit einer Intervention lässt sich bei dichotomen Merkmalen mit den Therapieeffekten wie in Kapitel 4.4.9 auf Seite 157 dargestellt beschreiben; sind diese Werte nicht gegeben, kann man sie leicht selbst ausrechnen. Zum Vergleich zweier Interventionen findet man häufig das Relative Risiko, denn es drückt aus, inwieweit das Risiko eines schlechten Ereignisses durch die Intervention verringert werden konnte, dass also zum Beispiel das Thromboserisiko durch eine postoperative Frühmobilisation im Vergleich zu einer Mobilisation am 1. postoperativen Tag auf ein Drittel gesenkt werden konnte.

Sind die unterschiedlichen Ergebnisse nicht nur auf einen Zufall zurückzuführen? Hierüber gibt der p-Wert Auskunft, der bei statistisch signifikanten Ergebnissen kleiner gleich 0,05 ist (☞ Kapitel 4.4.3.1 auf Seite 151).

Wie präzise sind die Ergebnisse? Da selbst groß angelegte Studien immer nur eine Schätzung des wahren Wertes liefern können – denn sie sind ja »nur« mit einer Stichprobe durchgeführt worden – ist es von Bedeutung, wie genau diese Schätzung ist. Der Bereich, in dem der wahre Wert liegt, wird durch das Konfidenzintervall beschrieben (☞ S. 162). Wir erinnern uns: Bei einem $CI_{95\%}$ liegen nur 5% der gesuchten Werte außerhalb des Konfidenzintervalles, und je enger das Intervall ist, um so genauer ist die Schätzung (und um so größer war die Studienpopulation).

Sind die Ergebnisse auf meine Patienten und meine Organisation übertragbar? Zunächst sollte man schauen, ob die eigenen Pflegebedürftigen in etwa die Merkmale der Pflegebedürftigen in der Studie aufweisen, definiert durch die Ein- und Ausschlusskriterien und erkennbar an den Charakteristika der einzelnen Gruppen. Unterscheiden sich die eigenen Pflegebedürftigen sehr stark von den Pflegebedürftigen in der Studie, sollte die Erwartung, ähnliche Ergebnisse auch in der eigenen Anwendung zu erhalten, nicht zu hoch sein; sprechen offensichtlich keine Gründe gegen die Anwendbarkeit der Ergebnisse auf die eigene Situation, sind sie wahrscheinlich übertragbar. Weiterhin sollte man einen Blick auf die Umgebungsbedingungen werfen (Fachgebiet, Pflegesystem, Ressourcen) und sich Gedanken machen, ob hier wichtige Unterschiede, die einen Einfluss auf die Ergebnisse haben könnten, bestehen.

Wurden alle für mich wichtigen Ergebnisse betrachtet? Es stellt sich nicht nur die Frage, ob die Ergebnisse überhaupt wichtig und relevant sind, sondern auch, ob bei einer Untersuchung wirklich alle wichtigen Aspekte berücksichtigt wurden. Dies können zum Beispiel starke Nebenwirkungen oder die Akzeptanz durch den Pflegebedürftigen sein. Was nutzt mir eine Studie über die Auswirkungen einer postoperativen Massage mit ätherischen Ölen auf die Ängstlichkeit des Pflegebedürftigen, in der nicht untersucht wurde, ob Allergien auftraten oder nur die gesteigerte Aufmerksamkeit angstlösend wirkte? Die klinische Relevanz ist manchmal bei der kritischen Beurteilung von Studien unter Umständen wichtiger als die statistische Signifikanz.

Ist der Nutzen die möglichen Risiken und Kosten wert? In sehr vielen Studien ist keine Kostenanalyse durchgeführt worden; trotzdem kann man für sich – wenn die Ergebnisse übertragbar sind – anhand der *Number Needed-To-Treat* (☞ S. 161) entscheiden, ob die Risiken und Kosten den Nutzen wert sind. Zur Erinnerung: Je niedriger die NNT, um so weniger Pflegebedürftige muss ich behandeln, um ein gewünschtes Ergebnis zu bekommen, und um so geringer sind die Kosten pro gewünschtem Ergebnis.

Gesamturteil der Glaubwürdigkeit. Zum Abschluss der Beurteilung empfiehlt es sich, unter Berücksichtigung aller bewerteten Punkte eine Gesamtnote festzulegen. Dies kann ruhig »aus dem Bauch heraus« geschehen, denn es geht nur darum, den Gesamteindruck, den die Studie hinterlassen hat, zum Vergleich mit anderen Studien und zur Erinnerung für später in eine Zahl zu fassen.

Wir hatten Ihnen, auf Empfehlungen von Fletcher et al. (1999) und dem Europarat (2002) fußend und anknüpfend an Evans (2003), bereits geraten, keinesfalls RCTs für den einzigen Goldstandard für Therapiestudien zu halten, sondern sich stattdessen zu vergegenwärtigen, welche Gefahren der Selbsttäuschung (Bias) am besten mit RCTs, welche mit Beobachtungsstudien und welche mit interpretativ-hermeneutischen Studien bewältigt werden können.

4.4.12 Suche nach Interventionsstudien in Medline

Es gibt verschiedene Möglichkeiten, um in Medline gezielt nach Interventionsstudien zu suchen. PubMed bietet zum Beispiel die Möglichkeit, automatisch verschiedene Filter einzusetzen: die ClinicalQueries (☞ Kapitel 3.5.2 auf Seite 97).

Als beste kurze Suchabfrage, die in PubMed am wenigsten irrelevante Treffer liefert, wird

```
clinical trial[pt]
```

empfohlen (vgl. McKibbon et al., 1999, S. 53). Um in einer ausführlicheren Abfrage keine Studie zu übersehen, dafür aber irrelevante Ergebnisse in Kauf zu nehmen, eignet sich für Interventionsstudien

```
"randomized controlled trial"[PTYP] OR "drug therapy"[SH]
OR "therapeutic use"[SH:NOEXP] OR "random*"[WORD]
```

mit einer Sensitivität von 99% und einer Spezifität von 74%. Liegt der Fokus mehr auf passenden Treffern und ist es nicht so wichtig, wenn ein paar relevante Studien nicht gefunden werden, sollte man die Suche um

```
(double[WORD] AND blind*[WORD]) OR placebo[WORD]
```

ergänzen; hier erhält man eine Sensitivität von 57% bei einer Spezifität von 97% (National Library of Medicine, 2001). Die Berechnung von Sensitivität und Spezifität wird in Kapitel 4.5.2.1 auf Seite 171 erläutert, nur soviel sei vorweggenommen: Zur Erstellung der ClinicalQueries wurde die manuelle Durchsicht der Ergebnisse anhand definierter Kriterien (Test 1) mit den eingegebenen Suchbegriffen und den dazugehörigen Trefferquoten (Test 2) verglichen (Haynes et al., 1994).

4.5 Diagnosestudien

Die häufigsten wissenschaftlichen Publikationen im Gesundheitsbereich sind Interventionsstudien, gefolgt von Studien über Diagnosefindung, und zwar sowohl bei bestehenden Symptomen (Diagnostik) als auch bei asymptomatischen Erkrankungen (Screening). Ein diagnostischer Test sollte genau, schnell, billig, sicher und leicht durchzuführen sein. Obwohl in der Pflege noch wenig mit Diagnosen gearbeitet wird, ist zu erwarten, dass sich durch die Einführung der DRGs (Diagnosis Related Groups) auch die Verwendung von Pflegediagnosen verstärken wird.

Um einen diagnostischen Test zu evaluieren, nimmt man eine Gruppe von Pflegebedürftigen, die das Merkmal, das mit dem Test erfasst werden soll, in unterschiedlichen Schweregraden aufweisen, und führt bei *jeder* Testperson sowohl den neuen Test als auch den als am zuverlässigsten geltenden Test (Goldstandard)

4.5 Diagnosestudien

zum Vergleich durch. Die Ergebnisse der beiden Tests sollten unabhängig voneinander ausgewertet werden. Bei einem guten Test bekommt man positive Ergebnisse bei Vorhandensein eines Merkmales *und* negative Ergebnisse, wenn das Merkmal nicht vorhanden ist.

Doch nehmen wir zunächst wieder ein Beispiel, das zwar schon etwas älter ist, aber nicht minder interessant (Roberts et al., 1988); wie bereits erwähnt, sind Diagnosestudien in der Pflege noch eher selten anzutreffen.

> Fieber wurde lange Zeit als Indikator für eine postoperative Erkrankung der Atemwege angesehen, so dass Roberts und Kollegen die Notwendigkeit sahen, die Genauigkeit dieses Indikators einmal unter die Lupe zu nehmen. So wurden bei 270 Patienten nach einer intra-abdominellen Operation der Temperaturverlauf sowie Röntgenaufnahmen des Thorax verwendet, um eine Korrelation festzustellen. Bei 154 Patienten zeigten die Röntgenaufnahmen das Vorhandensein von Atelektasen, wobei 72 dieser Patienten eine Temperatur über 38 °C hatten. 116 Patienten hatten laut Röntgenbefund keine Atelektasen, von diesen Patienten hatten 79 auch kein Fieber. Es stellte sich heraus, dass nur bei 56% der Patienten Fieber als Indikator für Atelektasen angeschlagen hatte und man somit weder bei vorhandenem noch bei fehlendem postoperativem Fieber sicher auf Komplikationen wie Atelektasen schließen kann.

Zunächst ist es hilfreich, sich einige Kenngrößen von diagnostischen Tests auszurechnen; das Ergebnis ist in Abbildung 4.15 auf der nächsten Seite dargestellt.

Die im Beispiel genannten Zahlen sind für sich genommen recht wenig aussagekräftig; erst wenn man sie richtig in die Vierfeldertafel einträgt und anschließend die fehlenden Angaben ausrechnet, hat man eine Grundlage für die Berechnung der Kenngrößen von Diagnosestudien.

Welche Aussagen lassen sich aus den einzelnen Kenngrößen ableiten?

- 47% aller Patienten mit Atelektasen hatten auch Fieber (☞ Sensitivität).

- 68% der Patienten ohne Atelektasen hatten auch kein Fieber (☞ Spezifität).

- 49% aller Patienten mit Fieber hatten wirklich Atelektasen (☞ negativer Vorhersagewert).

- 66% der Patienten ohne Fieber hatten auch keine Atelektasen (☞ positiver Vorhersagewert).

- 56% der Patienten wurden richtig diagnostiziert (☞ Genauigkeit).

- 57% aller untersuchten Patienten hatten Atelektasen (☞ Prävalenz).

Im Folgenden werden die einzelnen Begriffe aus dem Beispiel näher erläutert.

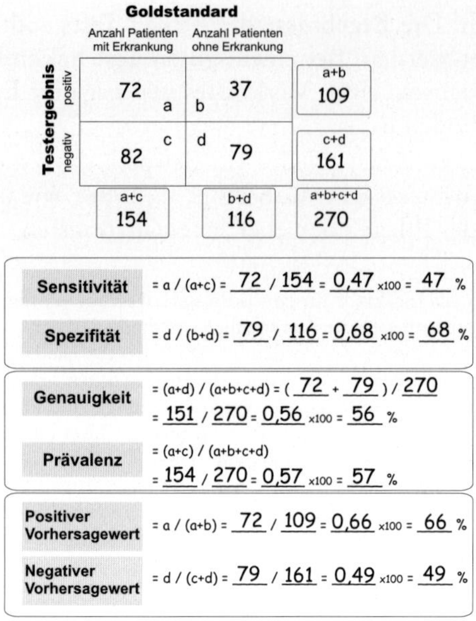

	Goldstandard		
	Anzahl Patienten mit Erkrankung	Anzahl Patienten ohne Erkrankung	
Testergebnis positiv	72 (a)	37 (b)	a+b = 109
Testergebnis negativ	82 (c)	79 (d)	c+d = 161
	a+c = 154	b+d = 116	a+b+c+d = 270

Sensitivität = a / (a+c) = 72 / 154 = 0,47 ×100 = 47 %

Spezifität = d / (b+d) = 79 / 116 = 0,68 ×100 = 68 %

Genauigkeit = (a+d) / (a+b+c+d) = (72 + 79) / 270
= 151 / 270 = 0,56 ×100 = 56 %

Prävalenz = (a+c) / (a+b+c+d)
= 154 / 270 = 0,57 ×100 = 57 %

Positiver Vorhersagewert = a / (a+b) = 72 / 109 = 0,66 ×100 = 66 %

Negativer Vorhersagewert = d / (c+d) = 79 / 161 = 0,49 ×100 = 49 %

Abbildung 4.15: Beispiel für berechnete Kenngrößen von Diagnosestudien

4.5.1 Die Vierfeldertafel

Um die Daten zur Bewertung von diagnostischen Tests darzustellen, werden meist Vierfeldertafeln verwendet, in denen in den Spalten die Werte für die Ergebnisse, die mit dem Goldstandard ermittelt wurden und die als »wahr« anzusehen sind, dargestellt und in den Reihen die Resultate des neuen Tests eingetragen werden. Daraus ergeben sich vier Zellen, die auch mit *a*, *b*, *c* und *d* benannt werden. Zelle *a* enthält zum Beispiel die Anzahl der Patienten, die ein positives Ergebnis bei der Verwendung des Goldstandards *und* ein positives Ergebnis bei der Verwendung des neuen Tests hatten; sie können auch als »richtig positiv« bezeichnet werden. In Zelle *b* stehen dann die Patienten, die »falsch positiv« getestet wurden, in Zelle *c* die »falsch negativen« und in Zelle *d* die »richtig negativen«.

Fügt man zusätzlich noch die Anzahl derjenigen, die wirklich die Krankheit haben (a+c), derjenigen, die die Krankheit nicht haben (b+d), der Patienten mit positivem Test (a+b) und mit negativem Test (c+d) sowie die Gesamtzahl aller Patienten (n = a+b+c+d) zu der Vierfeldertafel hinzu, hat man nicht nur eine strukturierte Übersicht, sondern man kann anschließend sehr schnell die noch fehlenden Kenngrößen der Diagnosestudie berechnen.

4.5.2 Statistik in Diagnosestudien verstehen

Die Vierfeldertafel allein reicht nicht aus, um Aussagen wie die vorher für das Beispiel angeführten zu machen; zur Beurteilung von diagnostischen Tests haben sich Kenngrößen bewährt, die meist direkt bei der Studie mit angegeben werden. Dennoch sind nicht immer alle Werte angegeben, so dass man mit Hilfe der Vierfeldertafel die fehlenden Größen selbst ausrechnen sollte (☞ Abbildung 4.15 auf der vorherigen Seite).

4.5.2.1 Sensitivität und Spezifität

Um Diagnosestudien zu bewerten, wurden einige neue Begriffe geprägt. Man vergleicht in der Regel die – positiven wie negativen – Ergebnisse eines häufig genutzten Tests mit den positiven und negativen Ergebnissen eines neuen Testverfahrens, um sicher zu gehen, dass der neue Test so häufig wie möglich korrekte Ergebnisse liefert, das heisst positive Ergebnisse, wenn sie positiv sein sollten, *und* negative Ergebnisse, wenn sie negativ sein sollten.

Die beiden am meisten genutzten Maßzahlen hierfür sind die Sensitivität und die Spezifität. Die Sensitivität misst die Häufigkeit der Pflegebedürftigen, die wirklich krank sind und ein positives Testergebnis haben. Die Spezifität eines Tests drückt aus, wie viele der Pflegebedürftigen ohne die Erkrankung ein negatives Testergebnis haben.

In der Praxis ist ein Test mit möglichst hoher Sensitivität *und* Spezifität sehr nützlich, wobei beide Werte mindestens 80% betragen sollten. Bei Tests, bei denen das Übersehen einer Krankheit schwerwiegende Folgen hat, ist eine Sensitivität von möglichst 100% erwünscht, damit man wirklich alle Personen findet, die die Erkrankung haben könnten. Möchte man zum Beispiel Blutkonserven in einer Blutbank auf Verunreinigungen hin untersuchen, ist ein Test, der verunreinigte Konserven erkennt, mit maximaler Sensitivität sinnvoll, damit man auch wirklich alle Konserven findet, die verunreinigt sein könnten, und diese dann nicht verwendet. Hingegen wird man einen Test mit hoher Spezifität nutzen, um bei positiven Testergebnissen Diagnosen zu bestätigen.

Es gibt keinen Test, der eine Sensitivität *und* eine Spezifität von 100% aufweist; oft sinkt bei einem Test, der auf eine größtmögliche Sensitivität konzipiert wird, bei höheren Raten für die Sensitivität die Spezifität – und umgekehrt. Bei kontinuierlichen Skalen ist es daher wichtig, zum einen einen Schwellenwert festzulegen, ab dem das Testergebnis als »positiv« gewertet wird, und zum anderen sich je nach Ziel für eine höhere Sensitivität oder eine höhere Spezifität zu entscheiden.

4.5.2.2 ROC-Kurven

Eine ROC[5]-Kurve ist die grafische Darstellung eines mehrstufigen diagnostischen Tests, dessen Ergebnisse verschiedene Werte für die Sensitivität und die Spezifität annehmen können, zum Beispiel verschieden hohe Blutzuckerwerte bei Pflegebedürftigen, bei denen ein Verdacht auf Diabetes mellitus besteht.

Bei der ROC-Kurve wird auf der Ordinate die Sensitivität und auf der horizontalen Achse die Falsch-positiv-Rate (1−Spezifität) aufgetragen. Die Fläche unter der Kurve (= ROC-Wert) sollte bei einem guten Test über 80% liegen; im genannten Beispiel ist sie für den oberen Test 0,897 und für den unteren Test 0,815.

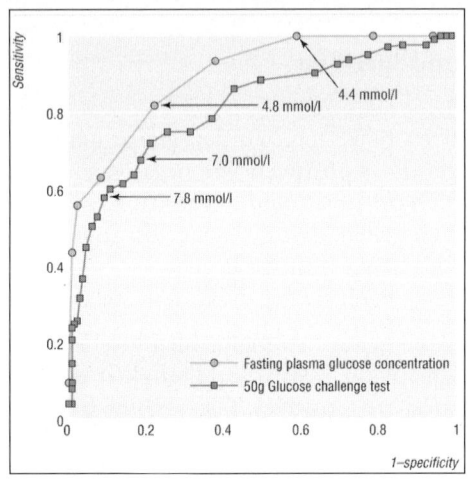

Abbildung 4.16: Beispiel für eine ROC-Kurve (Perucchini et al., 1999)

In Abbildung 4.16 ist die ROC-Kurve für zwei verschiedene Screening-Tests für Schwangerschaftsdiabetes abgebildet. Man kann zum Beispiel erkennen, dass bei einem Schwellenwert von 4,8 mmol/l der obere Test eine Sensitivität von 81% bei einer Spezifität von 76% erreicht. Legt man den Schwellenwert bei 4,4 mmol/l, übersieht man keine einzige Diabetikerin, denn die Sensitivität ist 100% und die Spezifität 39%, wobei man allerdings eine Rate von falsch positiven Ergebnissen von 55% in Kauf nehmen muss. Den »besten« Schwellenwert findet man an der »Schulter« der ROC-Kurve.

4.5.2.3 Genauigkeit und Prävalenz

Die Genauigkeit gibt – wie der Name schon sagt – an, wie viel Prozent der Personen von dem Test richtig als krank und richtig als gesund diagnostiziert wurden.

---

[5] *Receiver Operating Characteristic*

Eine Genauigkeit von 50% ist dem Werfen einer Münze gleichzusetzen, und je höher die Genauigkeit steigt, um so zuverlässiger ist der Test.

Die Prävalenz zeigt an, wie häufig eine Erkrankung zu einem bestimmten Zeitpunkt war, und hat keinen direkten Einfluss auf die Bewertung eines diagnostischen Tests; manchmal wird die Prävalenz auch als »Pretest-Wahrscheinlichkeit« bezeichnet.

4.5.2.4 Positiver und negativer Vorhersagewert

Andere Kennzahlen für die Bewertung von diagnostischen Tests sind der positive Vorhersagewert und der negative Vorhersagewert. Der positive Vorhersagewert gibt an, wie viel Prozent der Pflegebedürftigen mit einem positiven Testergebnis wirklich krank sind, und der negative Vorhersagewert macht eine Aussage über den Anteil der Personen mit negativem Testergebnis, die wirklich gesund sind.

Der positive und der negative Vorhersagewert sind von der Prävalenz des zu bestimmenden Zustands abhängig und somit nicht auf Stichproben mit anderen Prävalenzen übertragbar, sondern für jede Population separat zu berechnen.

4.5.2.5 *Likelihood Ratio*

Die *Likelihood Ratio* ist das Verhältnis der Wahrscheinlichkeit, dass ein positives (oder negatives) Testergebnis bei einer Person mit der Erkrankung auftritt, zu der Wahrscheinlichkeit, dass das positive (oder negative) Ergebnis bei einer Person ohne diese Erkrankung auftritt. Ein Test mit einer positiven *Likelihood Ratio* (LR^+) von 14 bedeutet, dass ein positives Testergebnis 14mal wahrscheinlicher von einer Person kommt, die wirklich krank ist, als von einer Person ohne Erkrankung. Die *Likelihood Ratio* lässt sich mit Hilfe einer Vierfeldertafel oder Angaben über Sensitivität und Spezifität ausrechnen:

$$LR^+ = \frac{\text{Sensitivität}}{1 - \text{Spezifität}} \qquad LR^- = \frac{1 - \text{Sensitivität}}{\text{Spezifität}}$$

Allgemein kann man sagen, dass bei einer positiven *Likelihood Ratio* über 10 ein positives Testergebnis bei einer Person nahezu sicher für das Vorliegen der Erkrankung bei dieser Person spricht, bei einer positiven *Likelihood Ratio* über 5 relativ sicher und bei einer positiven *Likelihood Ratio* über 2 ein positives Testergebnis wahrscheinlich für das Vorliegen einer Erkrankung spricht. Eine positive *Likelihood Ratio* unter 2 verändert die Einschätzung der Nachtest-Wahrscheinlichkeit in einem klinisch kaum relevanten Ausmaß.

Demgegenüber kann man bei einer negativen *Likelihood Ratio* unter 0,1 bei einem negativen Testergebnis nahezu sicher davon ausgehen, dass die getestete Person nicht erkrankt ist, bei einer negativen *Likelihood Ratio* unter 0,2 relativ sicher und bei einer negativen *Likelihood Ratio* unter 0,5 kann man wahrscheinlich von einer Nicht-Erkrankung ausgehen. Bei einer negativen *Likelihood Ratio* über 0,5 sind Aussagen über die Nachtest-Wahrscheinlichkeit wiederum in kaum relevanter Weise machbar.

Im Gegensatz zum positiven und negativen Vorhersagewert sind die positive und negative *Likelihood Ratio* prävalenzunabhängig.

4.5.3 Beurteilung von Studien über diagnostische Tests

Als Grundlage für die folgenden Aspekte der Beurteilung von diagnostischen Tests dienten bereits entwickelte Bewertungshilfen (vgl. Jaeschke et al., 1994a,b; Brown, 1999; Sackett et al., 2000), die modifiziert und angepasst wurden. Ein Arbeitsblatt zur Beurteilung von diagnostischen Tests finden Sie im Internet.[6]

Wurde der neue Test mit einem validierten Goldstandard verglichen? Es ist sehr wichtig, einen neuen Test mit dem als am zuverlässigsten geltenden Instrument auf seine Gültigkeit hin zu überprüfen: Die Aussagekraft einer Untersuchung eines neuen Tests, der mit einem anderen, nicht validierten Test verglichen wird, geht gegen null, und darauf sollte man sich nicht verlassen.

Waren die Teilnehmer, das Personal und die Untersucher verblindet? Wird der neue Test mit einem validierten Standardinstrument verglichen, taucht als nächstes die Frage auf, ob die beiden Tests unabhängig voneinander und blind durchgeführt wurden, ob also die Untersucher von den Ergebnissen des anderen Tests wussten, als sie die Tests durchführten. Das ist wichtig, damit die Untersucher nicht – mit dem Wissen über das Ergebnis mit dem Goldstandard – den neuen Test durchführen und unbewusst die Ergebnisse anders interpretieren. Natürlich ist eine Verblindung nicht immer möglich, so dass die Beantwortung dieser Frage immer unter dem Aspekt der Durchführbarkeit erfolgen sollte.

Waren die untersuchten Pflegebedürftigen beispielhaft für die Pflegebedürftigen, auf die der Test später angewendet werden soll? Je breiter das Spektrum der Pflegebedürftigen gestreut ist, um so eher lassen sich die Testergebnisse in die Praxis übertragen; dies betrifft nicht nur die unterschiedlichen Schweregrade einer Erkrankung, sondern auch eine vielleicht schon erfolgte Behandlung oder häufig vorkommende andere Krankheiten wie etwa Hypertonie oder Diabetes mellitus. Bestand die Studienpopulation zum Beispiel nur in Schwerkranken und Gesunden, so ist die Validität des neuen Tests nur bei dieser Patientenklientel gegeben – eine Tatsache, die sich in der Praxis als sehr hinderlich herausstellen kann, denn die »guten« Testeigenschaften sind vielleicht nicht mehr gegeben (»Spektrum-Bias«).

Hatte das Ergebnis des neuen Tests einen Einfluss auf die Entscheidung, den Goldstandard zum Vergleich durchzuführen? Bei der Durchführung von Untersuchungen zum Vergleich zweier Tests ist es nicht selten, dass der zweite Test, meist der Goldstandard, nicht mehr durchgeführt wird, wenn der erste Test negativ war (»Verification Bias«). Dies wird häufig dann getan, wenn der Goldstan-

---

[6] http://www.ebhc.de/praxis/diagnose.pdf

dard mit Risiken und Nebenwirkungen behaftet oder aber sehr kostenintensiv ist. Wie auch immer, die Aussagekraft einer solchen Studie kann sehr eingeschränkt sein, weil mehr Möglichkeiten eines Bias vorhanden sind, und alternativ sollte zumindest ein Langzeit-Follow-up der nicht getesteten Personen zur Korrektur dieses Bias erfolgt sein.

Sind die Testmethoden ausreichend genau beschrieben worden, um den Test in der Praxis zu wiederholen? Ein weiterer wichtiger Aspekt eines neuen Tests ist die klare Beschreibung der Durchführung, angefangen von der Vorbereitung des Pflegebedürftigen über den eigentlichen Test bis hin zur Auswertung, denn erst eine detaillierte Beschreibung ermöglicht eine Reproduzierbarkeit.

Wurde genau und sinnvoll definiert, was »normal« ist und was krankhaft? Zur Interpretation der Testergebnisse ist es elementar, vorher zu definieren, was man als »normal« wertet bzw. ab wann ein Test dann positiv ist. Diesen Schwellenwert kann man zum Beispiel mit Hilfe einer ROC-Kurve ermitteln (☞ Abbildung 4.16 auf Seite 172).

Sind alle nötigen Kenngrößen genannt oder Angaben gemacht worden, um sie selbst auszurechnen? Die bereits vorgestellten Kenngrößen von diagnostischen Tests helfen bei der Einschätzung der Aussagekraft, denn sie sind ein Maß für die Eigenschaften des Tests. Je nach Anwendungsbereich sind andere Werte für Sensitivität und Spezifität erforderlich, generell kann man allerdings sagen, dass der Wert für die Genauigkeit sowie der positive und der negative Vorhersagewert so hoch wie möglich sein sollten.

Ist der Test überhaupt für mich durchführbar? Nur, wenn die nötigen Ressourcen zur Verfügung stehen, kann ein Test auch angewendet werden. Mögliche Kriterien hierbei sind zum Beispiel eine vorherige Schulung des Personals zur Durchführung und Interpretation der Testergebnisse, eine umfangreiche Aufklärung der Pflegebedürftigen oder ausreichende Räumlichkeiten.

Sind die Ergebnisse auf meine Pflegebedürftigen übertragbar? Wenn die Pflegebedürftigen in der Studie ähnlich den Pflegebedürftigen sind, die getestet werden sollen, und auch noch in einer ähnlichen Umgebung, ist davon auszugehen, dass der Test genauso zuverlässig ist wie in der Studie beschrieben. Falls nicht, muss man sich – ähnlich wie bei Interventionsstudien – fragen, ob gewichtige Gründe gegen eine Anwendung sprechen, und wie sich diese auf die Testergebnisse bzw. Testeigenschaften auswirken könnten.

Ist der Nutzen die möglichen Risiken und Kosten wert? Bei der Auswahl eines geeigneten Tests kann man die Kenngrößen einzelner Tests vergleichen, am besten, wenn ein einheitlicher Goldstandard verwendet wurde oder mittels eines Vergleichs der Flächeninhalte der ROC-Kurven, allerdings nur, wenn sich die verschiedenen Tests auf vergleichbare Stichproben beziehen. Bei minimalen Abweichungen wird man den günstigeren Test vorziehen, bei größeren Abweichungen sind vielleicht zusätzliche Tests notwendig, die eine vermeintliche finanzielle Einsparung schnell zunichte machen. Generell sind diagnostische Tests nur dann sinnvoll, wenn sie auch eine Veränderung der Behandlung nach sich ziehen – warum sollte man eine seltene Pflegediagnose sicher stellen können, wenn noch keine passende Intervention existiert?

4.5.4 Suche nach Diagnosestudien in Medline

Wie bereits in Kapitel 4.4.12 auf Seite 168 beschrieben, kann man in PubMed mit Hilfe der ClinicalQueries (☞ Abbildung 3.11 auf Seite 98) mit verschiedenen Filtern nach Diagnosestudien suchen.

Um alle relevanten, aber auch ein paar irrelevante Ergebnisse zu erhalten, wird die Ergänzung der Suchabfrage um

```
"sensitivity and specificity" [MESH] OR "sensitivity"
[WORD] OR "diagnosis" [SH] OR "diagnostic use" [SH] OR
"specificity" [WORD]
```

empfohlen; man geht von einer Sensitivität von 92% und einer Spezifität von 73% aus. Um nur die relevantesten Ergebnisse zu bekommen, dafür aber ein paar relevante Treffer zu übersehen, sollte man – bei einer Sensitivität von 55% und einer Spezifität von 98% – folgende Ergänzung zur Suchabfrage verwenden:

```
"sensitivity and specificity" [MESH] OR ("predictive"
[WORD] AND "value*" [WORD])
```

Da die Untersuchungen zur Ermittlung der Sensitivität und der Spezifität der einzelnen Suchabfragen nur für medizinische Themen ermittelt wurden und pflegerelevante diagnostische Tests sicherlich einen anderen Schwerpunkt haben, empfiehlt sich in Ermangelung einer besseren Lösung die Verwendung dieser Begriffe als Ergänzung zu der Suchabfrage.

Problematisch ist auch, dass die methodologischen Filter von PubMed sehr medizinisch ausgerichtet sind, weshalb sie von Berg & Fleischer (2003) für pflegerische Suchstrategien modifiziert, erweitert und anschließend validiert wurden.

4.6 Studien über Ursachen und Nebenwirkungen

Eine weitere Gruppe von Studien befasst sich mit der Ätiologie, also der Ursache von etwas, im medizinischen Kontext meist die Ursache einer Krankheit oder von Leid; hiermit sind auch Nebenwirkungen von Interventionen gemeint. Die Beurteilung der Ätiologie einer Erkrankung oder eines unerwünschten Ereignisses wird im Kontext verschiedener pflegerischer Entscheidungen wichtig, die mit Nebenwirkungen behaftet sind und bei denen man zwischen Risiko und Nutzen abwägen muss – ein Beispiel aus der Pflege wäre der Zusammenhang zwischen Super-Weichlagerung und dem Auftreten von Symptomen der Desorientierung.

4.6 Studien über Ursachen und Nebenwirkungen

Bei Ursachenstudien ist zu bedenken, dass zwei Ereignisse, die sich zur gleichen Zeit ereignen, zwar in Beziehung zueinander stehen, das eine Ereignis aber nicht notwendigerweise das andere Ereignis verursacht haben muss (☞ Kapitel 4.3.7 auf Seite 140). So ist bei vielen Menschen Stress der Auslöser eines *Herpes labialis*, und bei Stress ist in der Regel auch die Pulsfrequenz erhöht; zwischen erhöhter Pulsfrequenz und *Herpes labialis* besteht also ein zeitlicher Zusammenhang, wohingegen man einen ursächlichen Zusammenhang wohl kaum vermuten würde. Daher sollte man Ursachenstudien mit Bedacht beurteilen und deren Ergebnisse mit Überlegung in der Praxis einsetzen.

4.6.1 Häufige Designs bei Ursachenstudien

Allgemein gesagt wird bei einer Ursachenstudie nach einem Zusammenhang zwischen einem Ergebnis und einer Exposition geschaut, zum Beispiel ob das Risiko, an Lungenkrebs zu erkranken, durch Rauchen erhöht wird oder ob das Risiko, an einem Kolonkarzinom zu erkranken, durch ballaststoffreiche Ernährung gesenkt werden kann. Man kann Ursachenstudien also in Ätiologiestudien (= Risiko wird erhöht) und in Präventionsstudien (= Risiko wird gesenkt) einteilen.

Ursachenstudien lassen sich mit mindestens vier verschiedenen Studiendesigns konzipieren: RCTs, Kohortenstudien, Fall-Kontroll-Studien und Querschnittsstudien. Diese Designs unterscheiden sich in vielen Dingen, vor allem aber in ihrer Qualität (☞ Stärke der *Evidence*, Tabelle 4.1 auf Seite 108) und der Häufigkeit, in der sie anzutreffen sind (☞ Publikationspyramide, Abbildung 3.1 auf Seite 77).

Zum besseren Verständnis soll ein Beispiel helfen: Es wird die Vermutung geäußert, dass Betten, die insgesamt nicht höhenverstellbar sind, bei Pflegenden zu chronischen Rückenschmerzen führen.

Eine **Randomisierte kontrollierte Studie** (☞ Kapitel 4.3.1 auf Seite 135), das stärkste Design, würde Pflegende randomisiert in zwei Gruppen einteilen: eine Gruppe mit höhenverstellbaren Betten, die andere Gruppe mit nicht höhenverstellbaren Betten. Nach ein paar Jahren würde man die Pflegende in den beiden Gruppen untersuchen und beurteilen, bei wie vielen Personen Rückenschmerzen auftreten. Wie bei Interventionsstudien würde die Häufigkeit von chronischen Rückenschmerzen in der einen Gruppe mit der Häufigkeit in der anderen Gruppe verglichen und Schlüsse daraus gezogen. Die RCT wäre zwar ethisch vertretbar, aber finanziell wegen des langen Zeitraums zu aufwendig, so dass man besser ein anderes Design nehmen würde. Die Ergebnisse einer RCT über Ursachen würden als *Relatives Risiko*, umgeben von einem *Konfidenzintervall*, präsentiert: eine statistische Schätzung des Risikos, bei nicht höhenverstellbaren Betten chronische Rückenschmerzen zu entwickeln. Das *Relative Risiko* wird berechnet, indem man die Häufigkeit einer Erkrankung in der Gruppe mit Exposition (= nicht höhenverstellbare Betten) durch die Häufigkeit in der Gruppe ohne Exposition (= höhenverstellbare Betten) dividiert.

Die **Kontrollierte klinische Studie** (☞ Kapitel 4.3.2 auf Seite 136) ist das nächste starke Design für eine Ursachenstudie; hier würden Pflegende ohne bestehende chronische Rückenschmerzen beobachtet werden, die mit höhenverstellbaren Betten arbeiten und solche ohne chronische Rückenschmerzen, die mit Betten arbeiten, die nicht höhenverstellbar sind. Wenn die Pflegenden in beiden Gruppen vergleichbar sind hinsichtlich Alter, Geschlecht, Arbeitszeit und Aufgabenspektrum beobachtet man sie über einen Zeitraum hinweg, um herauszufinden, in welcher Gruppe mehr Pflegende über chronische Rückenschmerzen klagen. Auch diese Studie würde wahrscheinlich mehrere Jahre dauern, da es Zeit braucht, bis die Rückenschmerzen als chronisch erkennbar sind. Die Analyse würde sich schwierig gestalten, weil über diesen langen Zeitraum *Confounder* auftreten können, zum Beispiel in Form von Kinästhetik-Training oder Stellenabbau, der mit einer (körperlichen) Mehrbelastung einzelner Pflegender einhergeht. Die Ergebnisse würden auch hier als *Relatives Risiko* angegeben werden.

Eine **Fall-Kontroll-Studie** (☞ Kapitel 4.3.3 auf Seite 137) ist ein weniger erklärungskräftiges Design als eine RCT oder eine Kohortenstudie. Hier wird retrospektiv geschaut, welche Pflegenden unter chronischen Rückenschmerzen leiden, und jedem dieser Pflegenden wird ein ähnlicher Pflegender (in Bezug auf Alter, Geschlecht, Arbeitszeit, Aufgabenspektrum, *Confounder*) ohne chronische Rückenschmerzen zugeteilt. Danach würde man schauen, welche Pflegenden in welcher Gruppe höhenverstellbare Betten verwendeten. Würden mehr Pflegende mit chronischen Rückenschmerzen mit nicht höhenverstellbaren Betten arbeiten, würde man daraus eine Beziehung ableiten und die Ergebnisse als *Odds ratio* (☞ Glossar, Seite 245) darstellen und so sagen können, wie groß die Wahrscheinlichkeit ist, bei nicht höhenverstellbaren Betten chronische Rückenschmerzen zu bekommen. Ein Nachteil dieses Designs ist, dass die Datensammlung retrospektiv erfolgt und man auf die Erinnerungen der Pflegenden angewiesen ist – demgegenüber liegt im vorliegenden Fall dort auch der Vorteil: die relativ kurze Studiendauer.

Mit **Querschnittsstudien** mit statistisch korrigierten Gruppen (☞ Kapitel 4.3.5 auf Seite 139) lassen sich ebenso zwei Gruppen vergleichen und Rückschlüsse über Ursachen ziehen. Hierbei würde eine Gruppe von Pflegenden mit chronischen Rückenschmerzen und eine Gruppe Pflegende ohne chronische Rückenschmerzen untersucht und die Häufigkeit der Pflegenden, die höhenverstellbare Betten benutzen, in jeder Gruppe errechnet und die Werte verglichen. Durch statistische Verfahren würde dann versucht werden, die Ergebnisse von Fehlern zu bereinigen, zum Beispiel durch Korrekturen von *Confoundern*. Das größte Problem bei Querschnittsstudien ist aber meist, dass die Exposition und das Ergebnis zum selben Zeitpunkt erhoben werden und niemand sicher sagen kann, was zuerst war; mit einer Querschnittsstudie könnte man nicht feststellen, ob Menschen durch bestehendes Übergewicht Depressionen bekommen oder erst durch Depressionen Übergewicht entwickeln, denn man könnte nur die Häufigkeiten von Übergewicht und von Depressionen erheben und vergleichen.

Da Pflegende sich wahrscheinlich sehr gut daran erinnern können, ob sie mit höhenverstellbaren Betten gearbeitet haben oder nicht, wäre bei diesem Beispiel eine Fall-Kontroll-Studie wohl das Design der Wahl, denn es wäre ein Mittelweg zwischen hohen Kosten und starkem Design. Zur vollständigen Beantwortung der Frage würde eine Fall-Kontroll-Studie allerdings nicht ausreichen.

4.6.2 Vergleich der Designs

Zur besseren Übersicht sollen nochmals die einzelnen in Frage kommenden Designs für Ursachenstudien verglichen werden. Querschnittsstudien sind am einfachsten durchzuführen und sicherlich der schnellste Weg, sich einen ersten, wenn auch womöglich trügerischen Eindruck zu verschaffen. Meist werden diese Studien aber nicht als valide genug angesehen, um Entscheidungen auf ihrer Grundlage zu treffen, zumal wenn Studien mit stärkerem Design vorhanden sind. Daher werden Querschnittsstudien oftmals angewendet, wenn es um eine erste schnelle Einschätzung einer Vermutung geht.

Fall-Kontroll-Studien sind etwas schwieriger durchzuführen als Querschnittsstudien, und sie benötigen auch mehr Zeit – dafür ist ihre Validität größer. Sie finden – trotz der immer noch relativ schwachen Validität – Anwendung, wenn seltene Nebenwirkungen untersucht werden sollen, weil nicht sehr viele Teilnehmer benötigt werden. Dadurch, dass die Teilnehmer eine Krankheit oder eine bestimmte Pflegebedürftigkeit schon haben und diese sich nicht erst (wie bei Designs mit stärkerer Validität) entwickelt, hat man einen zeitlichen Vorteil, der dazu führen kann, dass Leiden gemindert und Leben gerettet werden kann.

Kohortenstudien sind da schon schwieriger durchzuführen und brauchen auch bedeutend länger, denn sie sind prospektiv und die Krankheit entwickelt sich erst noch; ihr Design ist aber stärker. Am stärksten sind RCTs, allerdings auch am schwierigsten oder teilweise sogar unmöglich durchzuführen, wenn es um die Ermittlung einer Ursache für eine Erkrankung geht.

4.6.3 Beurteilung von Ursachenstudien

Die folgenden Fragen zur Beurteilung von Ursachenstudien basieren auf verschiedenen vorhandenen Bewertungshilfen (vgl. Levine et al., 1994; Brown, 1999; Sackett et al., 2000), die modifiziert und angepasst wurden. Ein Arbeitsblatt zur Beurteilung von Ursachenstudien finden Sie im Internet.[7]

Wurde die Vergleichsgruppe klar beschrieben und war sie der Interventionsgruppe ähnlich? Die Wahl der Vergleichsgruppe hat einen enormen Einfluss auf

---

[7] http://www.ebhc.de/praxis/ursache.pdf

die Glaubwürdigkeit der Ergebnisse, daher sollte sie zum einen klar beschrieben sein und zum anderen darf sie sich – abgesehen von der Zielgröße – nicht wesentlich von der Interventionsgruppe unterscheiden, damit andere Einflüsse auf das Ergebnis (außer der Zielgröße) weitgehend ausgeschlossen werden können. Die Ähnlichkeit der Gruppen ist auch vom Design abhängig: Wurde eine RCT durchgeführt, ist es sehr wahrscheinlich, dass sowohl die bekannten als auch die unbekannten Merkmale der Teilnehmer in beiden Gruppen gleich verteilt sind; bei Kohortenstudien achtet man darauf, möglichst ähnliche Teilnehmer für die Kontrollgruppe auszuwählen. Durch die retrospektive Sicht bei Fall-Kontroll-Studien wird es schwieriger, ähnliche Teilnehmer zu finden.

Wurden die Exposition und die Ergebnisse in beiden Gruppen gleich gemessen? Es spricht für die Glaubwürdigkeit einer Studie, wenn validierte und reliable Instrumente eingesetzt wurden, um die Exposition und die Ergebnisse zu messen. Bei RCTs und bei Kohortenstudien sind die Ergebnisse besonders wichtig, weil hier mit einem *Beobachtungsbias* zu rechnen ist: Da man die Gruppe, die einer Exposition ausgesetzt ist, besser beobachtet, weil man ja nach einem Ergebnis sucht, werden leichter bzw. früher Ergebnisse entdeckt, die in der Kontrollgruppe vielleicht übersehen worden wären. Bei Fall-Kontroll-Studien sollte man eher auf die Expositionen schauen, weil hier der *Erinnerungsbias* einen Einfluss haben könnte: Teilnehmer, die erkrankt sind, werden sich besser erinnern können bzw. mehr anstrengen, mögliche Ursachen zu nennen, als Teilnehmer in der Kontrollgruppe. Hinzu kommt ein möglicher *Interviewerbias*, da die Untersucher Teilnehmer, die schon erkrankt sind, sicherlich ausführlicher nach Expositionen befragen werden als Teilnehmer, die nicht erkrankt sind.

Waren die Untersucher verblindet? Die Verblindung ist – besonders bei schwachen Designs wie Fall-Kontroll-Studien und Querschnittsstudien mit statistisch korrigierten Gruppen – ein wichtiges Merkmal, wenn die Ergebnisse nicht objektiv messbar sind. Das Ergebnis »Tod« ist sicherlich objektiv, aber wenn man die Desorientierung eines Pflegebedürftigen beurteilen möchte, wird es schon schwierig. Dann sollte der Untersucher, der die Exposition beurteilt, gegenüber den Ergebnissen verblindet sein *und* der Untersucher, der die Ergebnisse beurteilt, sollte nicht wissen, ob der jeweilige Teilnehmer exponiert war oder nicht.

Ist die Stichprobe groß genug, um eine Beziehung zu entdecken? Je größer die Studienpopulation, um so eher kann man auch kleinere Effekte nachweisen; bei Ursachenstudien, wo man aufgrund seltener Ereignisse manchmal nur kleinere Gruppen bilden kann, muss man oft Abstriche machen. Trotzdem darf man sich freuen, wenn die erforderliche Stichprobengröße berechnet wurde und groß genug war, um eine vermeintliche Beziehung zwischen Exposition und Ergebnis aufzudecken.

War das *Follow-up* ausreichend? Vor allem bei RCTs und Kohortenstudien sollten die Teilnehmer ausreichend lange in der Studie verblieben sein, damit Beziehungen nachgewiesen werden können. Hier ist zu bedenken, dass die Anzahl

4.6 Studien über Ursachen und Nebenwirkungen

der Teilnehmer, die noch an der Studie teilnehmen, mit der Länge der Studie abnehmen wird; man kann nicht erwarten, dass nach Jahrzehnten noch viele Teilnehmer in der Studie verblieben sind. Trotzdem gilt, dass die Validität der Studie um so geringer ist, je kleiner das *Follow-up* ist.

Wurde begründet, warum die Merkmale in Beziehung stehen könnten? Wie eingangs schon angesprochen ist es nicht immer gegeben, dass Merkmale, die in einer zeitlichen Beziehung zueinander stehen, auch in einer ursächlichen Beziehung stehen. Hier kann es helfen, sich die zeitliche Beziehung genauer anzuschauen: War es überhaupt möglich, dass das eine Merkmal die Ursache für das andere Merkmal ist? Die ursächliche Beziehung zwischen zwei Merkmalen wird noch glaubwürdiger, wenn das eine Merkmal durch die Verstärkung des anderen Merkmales ebenfalls häufiger auftritt, wenn also (fiktiv) der Genuss von einer Flasche Rotwein pro Tag bei 20% der Teilnehmer nach einem Jahr zu einer Leberzirrhose führt und beim Konsum von zwei Flachen Rotwein pro Tag 30% der Teilnehmer nach einem Jahr eine Leberzirrhose entwickeln.

Stehen die Ergebnisse im Einklang mit anderen Untersuchungen auf diesem Gebiet? Weil die Beurteilung von Ursachenstudien nicht ganz einfach ist, kann es eine Hilfe sein, wenn auch andere Studien ein ähnliches Ergebnis hervorgebracht haben und die vorliegende Studie somit stützen. Natürlich hat dieses Kriterium keinen großen Einfluss auf die Qualität einer Studie, und es ist auch nicht vergleichbar mit »harten« Kriterien wie Konfidenzintervallen oder *Follow-ups*, aber es kann helfen, den tatsächlichen Einfluss eines möglichen *Bias* einzuschätzen.

Wie stark waren die statistisch signifikanten Beziehungen zwischen Exposition und Ergebnis? Im Allgemeinen wird eine Beziehung zwischen einer Exposition und einem Ergebnis durch das *Relative Risiko* ausgedrückt, wobei gilt:

$$Relatives\ Risiko = \frac{Ereignisrate\ Interventionsgruppe}{Ereignisrate\ Kontrollgruppe}$$

Daher kann bei RR > 1 von einer Erhöhung des Risikos durch die Exposition und bei RR < 1 von einer Senkung des Risikos durch die Exposition ausgegangen werden. Ein RR = 7,2 bedeutet, dass das Ereignis mehr als sieben Mal häufiger in der Interventionsgruppe aufgetreten ist. Zur Berechnung des *Relativen Risikos* benötigt man eine Interventions- und eine Kontrollgruppe, bei denen die Häufigkeit des Ergebnisses in jeder Gruppe angegeben werden kann, weshalb man das *Relative Risiko* nicht bei Fall-Kontroll-Studien anwenden kann, da dort die Anzahl der Teilnehmer mit Ergebnis (und somit die Häufigkeit des Ergebnisses in der Interventionsgruppe, nämlich 100%) vom Untersucher gewählt wird. Bei Fall-Kontroll-Studien muss man daher die Beziehung zwischen Exposition und Ergebnis mit Hilfe der *Odds ratio* ausdrücken, also die *Odds* eines exponierten Pflegebedürftigen in der Interventionsgruppe geteilt durch die *Odds* (Chance) eines exponierten Pflegebedürftigen in der Kontrollgruppe. Da bei Fall-Kontroll-Studien die Ereignisse meist selten sind – weshalb man sich in der Regel überhaupt für dieses Design entscheidet – ist die *Odds ratio* eine gute Schätzung des

Relativen Risikos. Bei einer RCT oder Kohortenstudie kann zusätzlich noch berechnet werden, wie viele Personen einer Exposition ausgesetzt werden müssen, um ein weiteres (negatives) Ergebnis zu erhalten. Hierzu wird – analog zur *Number Needed-To-Treat* – die inverse *Absolute Risiko-Reduktion* ausgerechnet und das Ergebnis der Rechnung aufgerundet; bei einer ARR = 5% würde das heißen, dass $\frac{1}{0,05}$ = 20 Pflegebedürftige einer Exposition ausgesetzt werden müssen, um bei einem weiteren Pflegebedürftigen das negative Ereignis hervorzurufen.

Wie genau ist die Schätzung des Risikos? Zur Einschätzung der Ergebnisse sollte man sein Augenmerk auf die Konfidenzintervalle lenken; umschließt das Konfidenzintervall des *Relativen Risikos* die 1, muss man davon ausgehen, dass der wahre Wert auch 1 sein könnte und dass somit keine ursächliche Beziehung zwischen Exposition und Ergebnis bestehen kann bzw. die Beziehung nicht signifikant nachgewiesen werden konnte.

Wenn mehrere Beziehungen untersucht wurden: Wurde eine Korrektur durchgeführt, um zufällig signifikante Ergebnisse zu unterbinden? Wenn man nur genügend viele Beziehungen untersucht, wird man allein durch Zufall signifikante Korrelationen entdecken. Um dieses Phänomen auszugleichen, gibt es statistische Korrekturverfahren, die dafür sorgen, dass trotz sehr vieler Merkmale keine zufälligen Ergebnisse entstehen.

Sind die Ergebnisse auf meine Pflegebedürftigen übertragbar? Falls der eigene Pflegebedürftige hinsichtlich Alter, Geschlecht, Erkrankung(en) oder anderer relevanter Merkmale mit den Teilnehmern der Studie vergleichbar ist, ist die Wahrscheinlichkeit ziemlich groß, dass bei ihm auch die gleichen Ergebnisse auftreten werden, wie sie in der Studie beschrieben wurden.

Sollte die Ursache besser beseitigt werden? Falls die Studie wirklich einen ursächlichen Zusammenhang zwischen einer Exposition und einem schädlichen Ereignis nachweisen konnte, stellt sich für den Praktiker natürlich die Frage, ob er seine Pflegebedürftigen weiterhin dieser Exposition aussetzen sollte. Hierzu ist zunächst die Häufigkeit des Auftretens (= inverse *Absolute Risiko-Reduktion*) zu betrachten und dann zu überlegen, welchen Schaden der Pflegebedürftige erleidet, wenn er weiterhin der Exposition ausgesetzt ist, oder ob vielleicht sogar harmlosere Alternativen bestehen.

4.6.4 Suche nach Ursachenstudien in Medline

Für die Suche nach Ursachenstudien kann man die Studiendesigns zusätzlich zu den Suchbegriffen eingeben, also zum Beispiel:

```
case-control study OR cohort study OR cross-sectional study
```

oder/und Charakteristika der Designs wie

```
etiology OR causation OR harm OR prevention OR risk
```

Oder man verwendet die methodologischen Filter von PubMed (☞ Kapitel 4.4.12 auf Seite 168), zum Beispiel für eine Sensitivität von 82% bei einer Spezifität von 70%:

```
"cohort studies"[MESH] OR "risk"[MESH] OR ("odds"[WORD] AND
"ratio*"[WORD]) OR ("relative"[WORD] AND "risk"[WORD]) OR
"case control*"[WORD] OR case-control studies [MESH]
```

Für eine maximal spezifische Suche (Sensitivität 40%, Spezifität 98%) hingegen sollte man seine Suchanfrage um die Begriffe

```
"case-control studies"[MH:NOEXP] OR
"cohort studies"[MH:NOEXP]
```

ergänzen.

4.7 Prognosestudien

Bei Prognosestudien wird der Verlauf einer behandelten Krankheit am besten mit Hilfe einer Kohortenstudie untersucht; eine Gruppe von erkrankten Personen wird eine Zeit lang beobachtet, um das Voranschreiten der Krankheit aufzuzeichnen, wobei die Teilnehmer meist frisch diagnostiziert sind oder sich in einem frühen Stadium der Krankheit befinden. Prognosestudien dienen vor allem dazu, die Behandlung zu planen oder unter mehreren Alternativen die für den Pflegebedürftigen in seinem Stadium der Krankheit beste Therapie zu wählen; zudem erhält der Pflegebedürftige eine validere Aufklärung. Eine Prognosestudie war zum Beispiel die Beurteilung des Verlaufs eines Deliriums bei Bewohnern eines Pflegeheims, die aus medizinischen Gründen in ein Krankenhaus eingewiesen wurden; die Mortalität war sehr hoch, anfangs im Krankenhaus bei 18% und nach drei Monaten bei 47% (Kelly et al., 2001).

Ein wichtiger Punkt bei der Durchführung einer Prognosestudie ist, dass die Teilnehmer ein repräsentatives Beispiel der Pflegebedürftigen mit der untersuchten Krankheit darstellen und dass sie sich in einem frühen Stadium der Krankheit befinden. Gerade bei Krankheiten, die plötzlich bedrohlich werden können wie zum Beispiel eine Apoplexie, ist es enorm wichtig, die Betroffenen so früh wie möglich nach dem bedrohlichen Ereignis (Anfall) in die Studie aufzunehmen, um in Zukunft auch für andere Pflegebedürftige in diesem Stadium Aussagen treffen zu können.

Interventionsstudien wie RCTs können auch als Grundlage einer Prognose herangezogen werden; sie beziehen sich dann eben nur auf die Prognose bei einer speziellen Intervention sowie bei dieser Kontrollgruppe, liefern aber trotzdem Überlebensraten für die gesamte Studienpopulation. Außerdem sind noch Fall-Kontroll-Studien möglich, wobei in der Fallgruppe Teilnehmer sind, die schon erkrankt sind (zum Beispiel Apoplektiker), und in der Kontrollgruppe möglichst ähnliche Teilnehmer sind, die keine Apoplexie hatten. Anschließend beurteilt man (retrospektiv!) die Häufigkeit verschiedener prognostischer Faktoren und kann so eine Aussage über das Auftreten einer Apoplexie bei Personen treffen, bei denen diese Faktoren ebenfalls vorliegen. Durch den stärkeren *Bias* sind Fall-Kontroll-Studien nicht so aussagekräftig wie Kohortenstudien, aber oftmals das Design der Wahl, wenn die Ereignisse selten sind oder eine sehr lange Zeit bis zu ihrer Entwicklung brauchen.

4.7.1 Prognostische Faktoren

Merkmale, die einen Einfluss auf den Krankheitsverlauf haben, nennt man »prognostische Faktoren«; im genannten Beispiel (Kelly et al., 2001) wäre der prognostische Faktor die Verlegung vom Pflegeheim in das Krankenhaus. Die prognostischen Faktoren dienen dazu, den möglichen Verlauf einer Erkrankung genauer einzuschätzen; hierbei kann es sich um Angaben wie Alter, Geschlecht, Stadium der Erkrankung, Begleiterkrankungen oder Symptome handeln, wobei prognostische Faktoren nicht die Ursache eines Ergebnisses sein müssen, sondern nur mit diesem in Beziehung stehen.

4.7.2 *Follow-up*

Wiederum ist ein möglichst hoher *Follow-up* enorm wichtig, da die fehlenden Personen die Prognose verschleiern können; ein *Follow-up* > 80% spricht für eine gute Qualität, Werte darüber sind wünschenswert, Werte darunter inakzeptabel. Würden bei einem Schlaganfall alle sehr leichten Formen aus der Studie fallen, weil sie nicht behandelt werden, so würde die geschätzte Morbidität dadurch fälschlich in die Höhe getrieben werden. Auf der anderen Seite sollten natürlich auch die Pflegebedürftigen aufgenommen werden, bei denen die Apoplexie tödlich verlief, um eine möglichst realistische Prognose abgeben zu können.

4.7.3 Beurteilung von Prognosestudien

Die folgenden Fragen zur Beurteilung von Prognosestudien basieren auf verschiedenen vorhandenen Bewertungshilfen (vgl. Laupacis et al., 1994; Sackett et al., 2000), die modifiziert und angepasst wurden. Ein Arbeitsblatt zur Beurteilung von Prognosestudien finden Sie im Internet.[8]

Wie wurden die Teilnehmer rekrutiert? Es ist wichtig, dass die Teilnehmer eine repräsentative Stichprobe aus der Menge aller Personen bilden, für die eine Prognose abgegeben werden soll. Hierbei sind klar definierte Ein- und Ausschlusskriterien nötig, wobei auch verschiedene Umgebungen (Krankenhaus,

---

[8] http://www.ebhc.de/praxis/prognose.pdf

4.7 Prognosestudien

Pflegeheim, Ambulante Pflege) berücksichtigt werden sollten, um eine möglichst breite Verallgemeinerung zu ermöglichen.

Waren alle Pflegebedürftigen in einem ähnlichen Krankheitsstadium? Es sollte klar beschrieben sein, in welchem Stadium der Krankheit sich die einzelnen Pflegebedürftigen zum Zeitpunkt der Studie befunden haben, denn nur dann kann man auch eine halbwegs zuverlässige Prognose für die eigenen Pflegebedürftigen (im äquivalenten Krankheitsstadium) abgeben; die Prognose bei einer Erkrankung ist eben sehr stark vom bisherigen Verlauf bzw. Stadium der Krankheit abhängig. Hierbei ist es zwar wichtig, dass ein möglichst frühes Stadium vorliegt; darüber hinaus sollten sich aber alle Teilnehmer in einem ähnlichen Stadium befinden.

Wurde die Vergleichsgruppe klar beschrieben und war sie der Interventionsgruppe ähnlich? Da die Kontrollgruppe meist »von Hand« ausgewählt wird, weil eine Randomisierung selten möglich ist und man daher eine Kohortenstudie oder gar eine Fall-Kontroll-Studie plant, sollte man bei der Beurteilung der Studie darauf achten, dass die beiden Gruppen wirklich vergleichbar waren – hierzu müssen sie zum einen genau beschrieben und zum anderen in wichtigen Charakteristika wie Alter, Geschlecht, Umgebung usw. möglichst ähnlich sein.

War das *Follow-up* ausreichend? Damit der Zusammenhang zwischen prognostischen Faktoren und Ereignis auch nachgewiesen werden kann, müssen die Teilnehmer genügend lange beobachtet werden, und es sollten so viele Teilnehmer wie möglich am Ende der Studie beurteilt werden. Gerade der letzte Punkt, das *Follow-up*, gestaltet sich meist problematisch, da Teilnehmer, die zum Beispiel keine Beschwerden mehr haben, sehr motiviert sein müssen, um weiterhin an der Studie teilzunehmen; auf der anderen Seite sind Teilnehmer mit starken Beschwerden vielleicht auch nicht mehr interessiert, länger teilzunehmen, weil sie nunmehr andere Prioritäten setzen. Für die Beurteilung einer Prognosestudie ist es wichtig, einzuschätzen, ob die Pflegebedürftigen wegen Beschwerden oder aus anderen Gründen aus der Studie ausgestiegen sind. Zudem sollten die Ausfälle begründet sein, so dass man in der Lage ist, grob einzuschätzen, ob die Ausfälle in einem ursächlichen Zusammenhang mit den prognostischen Faktoren bzw. der Erkrankung stehen oder nicht. Bestenfalls sind die Ausfälle unabhängig von der Erkrankung und über die beiden Gruppen in etwa gleich verteilt.

Wurden die Ergebnisse in beiden Gruppen gleich gemessen? Selbstverständlich ist nur eine sinnvolle Aussage über den Zusammenhang zwischen prognostischen Faktoren und einer Erkrankung möglich, wenn die Messungen objektiv und in beiden Gruppen mit den gleichen Instrumenten durchgeführt wurden; zur objektiven Messung zählt auch eine Verblindung der Untersucher über die prognostischen Faktoren.

Wurden wichtige prognostische Faktoren für beide Gruppen korrigiert? Beim Vergleich zweier Gruppen sollte man darauf achten, dass die beiden Gruppen möglichst ähnlich sind und bei Bedarf eine statistische Korrektur für wichtige Faktoren (zum Beispiel Alter, Geschlecht, prognostische Faktoren, Behandlung) durchführen, um die Gruppen anzugleichen. Wird dies versäumt, können die Ergebnisse der Studie stark verfälscht sein (falls sich die Gruppen in der Tat unterscheiden).

Wie hoch ist die Wahrscheinlichkeit, dass ein Ereignis nach einer bestimmten Zeit eintritt? Diese Wahrscheinlichkeit kann in Prozent oder als Chance (Odds) angegeben werden: zum Beispiel dass nach 3 Jahren die Hälfte aller Teilnehmer (= 50%) der Studie verstorben waren, wobei die Chance 1 : 1 steht, nach 3 Jahren noch am Leben zu sein. Zusätzlich kann man noch die prognostischen Faktoren einbeziehen: Je leichter die Form eines prognostischen Faktors (zum Beispiel Pflegebedürftiger ist jünger, Blutdruck niedriger, geringes Übergewicht), umso höher ist die Wahrscheinlichkeit, dass der Pflegebedürftige nach 3 Jahren noch am Leben ist; Prozentzahlen kann man hierzu allerdings nicht angeben. Weiterhin kann es noch eine Rolle spielen, wie viel Zeit nach einem Ereignis vergangen ist, zum Beispiel nach einem Myokardinfarkt, da die Wahrscheinlichkeit, direkt nach dem Infarkt zu versterben, viel höher ist, als zum Beispiel 12 Monate nach dem Infarkt.

Wie präzise ist die Schätzung der Wahrscheinlichkeit? Auch hier geben die Konfidenzintervalle um das Risiko eine Auskunft über die Genauigkeit der Schätzung. Bei Prognosestudien ist zu beachten, dass sich die Genauigkeit mit der Zeit verschlechtern wird, da die Teilnehmer in der Regel versterben und somit die Stichprobengröße verringert wird (und die Konfidenzintervalle weiter werden). Ferner ist auch hier darauf zu achten, dass das Konfidenzintervall um das *Relative Risiko* die 1 nicht einschließt, da sonst die Möglichkeit besteht, dass kein Unterschied zwischen Interventions- und Kontrollgruppe vorhanden ist.

Sind die Ergebnisse auf meine Pflegebedürftigen übertragbar? Zur Beantwortung dieser Frage muss man sich die Basischarakteristika der Studienpopulation genauer ansehen: Alter, Geschlecht, Umgebung, Erkrankungen und prognostische Faktoren. Je mehr diese Merkmale mit denen der eigenen Pflegebedürftigen übereinstimmen, um so sicherer kann man die Ergebnisse der Studie übertragen.

Beeinflussen die Ergebnisse meine therapeutischen Entscheidungen? Da die Prognose für einen Pflegebedürftigen einen wesentlichen Einfluss auf seine Therapie hat, muss man sich entscheiden, ob die Studie ausreichend glaubwürdig, aussagekräftig und übertragbar ist, um die Therapie zu verändern.

Kann ich mit Hilfe der Ergebnisse meine Pflegebedürftigen besser beraten? Selbst wenn die Prognose keinen entscheidenden Einfluss auf die Behandlung hatte, kann sie dazu herangezogen werden, um den Pflegebedürftigen und seine Angehörigen zu beruhigen oder auf einer besseren Grundlage als vorher aufklären und beraten zu können, auch wenn eine Wahrscheinlichkeitsaussage für den Einzelfall weniger aussagt als für die Gruppe.

4.7.4 Suche nach Prognosestudien in Medline

In Medline gibt es entweder die methodologischen Filter für Prognosestudien, oder man ergänzt die Suchabfrage um folgende Begriffe:

```
cohort study AND (prognosis OR morbidity OR mortality)
```

Medline ergänzt die Suche bei einer gewünschten hohen Sensitivität (92%, Spezifität 73%) um die Begriffe

```
"incidence"[MESH] OR "mortality"[MESH] OR "follow-up
studies"[MESH] OR "mortality"[SH] OR prognos* [WORD] OR
predict* [WORD] OR course [WORD]
```

sowie bei einer Suche mit hoher Spezifität (49%, Sensitivität 97%) um die Begriffe

```
prognosis [MH:NOEXP] OR "survival analysis"[MH:NOEXP]
```

4.8 Wirtschaftlichkeitsstudien

Aufgrund der Knappheit der Mittel sind auch Pflegende gezwungen, mit den vorgegebenen finanziellen Mitteln das beste Ergebnis für den Pflegebedürftigen zu erzielen, indem sie effizient arbeiten, also mit einer konstanten Menge an Ressourcen einen maximalen Nutzen für den Pflegebedürftigen oder denselben Nutzen wie bisher mit weniger Ressourcen erwirken. Hierbei kann eine Wirtschaftlichkeitsstudie, in der nach formalen Kriterien verschiedene Interventionen bezüglich ihrer benötigten Ressourcen und ihrer Ergebnisse verglichen werden, einzelne Entscheidungen unterstützen.

In Wirtschaftlichkeitsstudien werden verschiedene Alternativen der Behandlung, Diagnose, Qualitätssicherung oder Prophylaxe miteinander verglichen, wobei auch die Kosten sowie der Nutzen berücksichtigt werden. Werden nur Kosten verglichen – also eine reine »Kostenanalyse« – kann man nicht beurteilen, ob die Intervention auch effizient ist; hierzu muss auch der Nutzen berücksichtigt werden. Hinzu kommt, dass immer ein bestimmter Blickwinkel zugrunde liegt: die Sicht des Pflegebedürftigen, der Pflegenden, des Geldgebers oder der Gesellschaft – und jede dieser Perspektiven unterscheidet sich von der anderen. Aus der Sicht des Pflegebedürftigen sind die Kosten für die Therapie seiner Krankheit egal, er möchte die beste Behandlung bekommen; die Pflegenden versuchen, mit den vorhandenen Mitteln die beste Therapie für den Pflegebedürftigen zu wählen; die Gemeinschaft der Versicherten (Krankenkassen) ist daran interessiert, dass der Pflegebedürftige die Pflege bekommt, die ihm hilft und mit möglichst wenig Leistungen verbunden ist, die von der Kasse vergütet werden.

Wirtschaftlichkeitsstudien sollten als RCTs oder zumindest kontrollierte Studien, Systematische Übersichtsarbeiten oder mit Hilfe einer nachträglichen Kalkulation einer bereits durchgeführten, qualitativ hochwertigen Studie erstellt werden. Dabei wird man häufig auf bereits durchgeführte Interventionsstudien zurückgreifen und die Kosten nachträglich nach eigenen Maßstäben berechnen.

4.8.1 Verschiedene Methoden von Wirtschaftlichkeitsanalysen

Wie bereits erwähnt kann man allgemein zwischen einer reinen Kostenanalyse und einer Wirtschaftlichkeitsanalyse im Sinne einer ökonomischen Evaluation unterscheiden, wobei letztere nochmals unterteilt wird in eine Kosten-Nutzen-Analyse, eine Kosten-Effektivitäts-Analyse und eine Kosten-Nutzwert-Analyse. Da neue Therapien häufig effektiver *und* teurer sind, erscheint es aussagekräftiger, nicht nur die (zusätzlichen) Kosten, sondern auch den damit gewonnenen (zusätzlichen) medizinischen Benefit (= Outcome) zu berücksichtigen. Das Ergebnis gesundheitsökonomischer Evaluationsstudien wird dabei in der Kosten-Outcome-Relation, also den Kosten pro Outcome-Einheit ausgedrückt. Beispiele hierfür sind die Kosten pro gewonnenem Lebensjahr oder die Kosten pro verhinderter Komplikation.

4.8.1.1 Kostenanalyse

Bei einer reinen Kostenanalyse – häufig auch als Krankheitskostenstudie bezeichnet – werden lediglich die anfallenden Kosten einer Intervention oder Erkrankung untersucht. Ein direkter Nutzen für die Praxis ist nur gegeben, wenn die untersuchten Interventionen belegbar ähnlich wirksam sind oder eine Intervention in einer vorangegangenen Studie ihre Überlegenheit zeigen konnte und – was leider nur selten der Fall ist – auch mit geringeren Kosten verbunden ist. Die Kostenanalyse ist eines der grundlegenden Instrumente im Managementbereich.

So wurde zum Beispiel mittels einer RCT untersucht, ob sich die Schlafqualität von Pflegebedürftigen mit nichtorganischen und nichtpsychiatrischen Insomnien durch die Einnahme von Baldrian im Vergleich zu Oxazepam verbessern würde (Dorn, 2000). Es stellte sich heraus, dass kein signifikanter Unterschied in der Schlafqualität entdeckt werden konnte. Mittels einer Kostenanalyse kann man nun im Nachhinein berechnen, dass die Behandlung mit 600 mg Baldrian wesentlich teurer ist als die Behandlung mit 10 mg Oxazepam:[9]

100 Tbl. Sedonium® 300 mg	kosten	23,95 EUR
50 Tbl. Oxazepam ratiopharm® 10 mg	kosten	3,54 EUR

Daraus berechnen sich folgende Kosten für eine Behandlung:

2 Tbl. Sedonium® kosten	2 Tbl. * 23,95 EUR ÷ 100 Tbl.	= 0,48 EUR
1 Tbl. Oxazepam® kostet	3,54 EUR ÷ 50 Tbl.	= 0,07 EUR

---

[9] Quelle: Rote Liste® 2003, Stand: Juni 2003

Rein finanziell gesehen spricht also nichts dagegen, den Pflegebedürftigen Oxazepam anstelle von Baldrian zu geben, da Baldrian mehr als sechsmal so teuer ist als Oxazepam.

4.8.1.2 Kosten-Nutzen-Analyse

Bei einer Kosten-Nutzen-Analyse (engl. *cost-benefit analysis*, CBA) werden die Kosten für eine Intervention mit den wirtschaftlichen Vorteilen der Intervention verglichen, wobei jeweils in Geldwerten gerechnet wird – jeder Veränderung des Gesundheitszustandes wird dabei ein Geldwert zugeordnet.

Man kann zum einen den Netto-Nutzen ausrechnen: die Differenz zwischen dem Nutzen und den Kosten, also

$$\text{Nettonutzen} = \Sigma \, \text{Nutzen[EUR]} - \Sigma \, \text{Kosten[EUR]}$$

Je größer die Differenz ist, um so günstiger ist die Intervention aus wirtschaftlicher Sicht; negative Werte bedeuten einen finanziellen Verlust. Zum anderen kann man die Ergebnisse einer Kosten-Nutzen-Analyse auch in einem Nutzen-Kosten-Verhältnis angeben:

$$\text{CBA} = \frac{\Sigma \, \text{Nutzen[EUR]}}{\Sigma \, \text{Kosten[EUR]}}$$

Werte > 1 sind hier aus wirtschaftlicher Sicht zu begrüßen, Werte < 1 bedeuten einen finanziellen Verlust. Bei der Netto-Nutzen-Rechnung kann man auf einen Blick erkennen, wie viel Geld pro Intervention gespart oder zusätzlich ausgegeben werden muss (= absolute Angabe), während das Kosten-Nutzen-Verhältnis eine relative Angabe darstellt.

Kostet eine Vorsorgeuntersuchung und eine damit verbundene Verhütung von Krankheit X zum Beispiel 300 EUR pro Jahr und die Behandlung der ausgebrochenen Krankheit X kostet 1 800 EUR pro Jahr, und die Vorsorgeuntersuchung würde die Krankheit zu 100% erkennen, so ergibt sich ein Nettonutzen von 1 800 EUR − 300 EUR = 1 500 EUR sowie ein Kosten-Nutzen-Verhältnis von 1 800 EUR : 300 EUR = 6 : 1.

Ergebnisse im Gesundheitsbereich lassen sich allerdings nur bedingt in Geldwerten ausdrücken – daher findet man häufiger Kosten-Effektivitäts-Analysen und Kosten-Nutzwert-Analysen, in denen auch Nutzen und Kosten analysiert werden, allerdings ohne den Nutzen in Geldwert umzurechnen. Ob man sich dann für eine Kosten-Effektivitäts-Analyse oder eine Kosten-Nutzwert-Analyse entscheidet, hängt von den interessierenden Ergebnissen ab.

4.8.1.3 Kosten-Effektivitäts-Analyse

Bei einer Kosten-Effektivitäts-Analyse, häufig auch Kosten-Wirksamkeits-Analyse (engl. *cost-effectiveness analysis*, CEA) werden Interventionen, die alternativ angewendet werden können, in »Kosten pro Ergebnis« verglichen. Hiermit wird gezeigt, wie hoch die Mehrkosten für eine zusätzliche Verbesserung des Gesundheitszustandes sind, wenn man eine alternative Intervention anwendet.

$$\text{CEA} = \frac{\Sigma\ \text{Kosten[EUR]}}{\text{Ergebnis}}$$

Die Kosten-Effektivitäts-Analyse ist angebracht, wenn man über ein festes Budget verfügt und sich zwischen zwei Maßnahmen, die eine ähnliche Wirkung haben, entscheiden muss.

Man kann zum Beispiel ein spezielles Training mit Bewohnern eines Altenheims durchführen, das die Rate an Oberschenkelhalsbrüchen um 100% senkt; dann kann man die Kosten des Trainings berechnen, vielleicht 400 EUR pro Jahr, und so zu der Aussage kommen, dass man 400 EUR pro vermiedenem Oberschenkelhalsbruch im Jahr ausgeben muss. Jetzt erfahren Sie von neu entwickelten Hüftprotektoren, die vielleicht einmalig 200 EUR kosten und die Rate an Oberschenkelhalsbrüchen ebenfalls um 100% senken; natürlich würden Sie (wirtschaftlich betrachtet) die Hüftprotektoren dem Training vorziehen, denn sie müssten nur 200 EUR pro vermiedenem Oberschenkelhalsbruch im Jahr ausgeben.

Im vorangegangenen Beispiel wird einerseits deutlich, dass sich der Vergleich auf Maßnahmen zur Verhinderung von Oberschenkelhalsbruch beschränken muss, jedoch aus Sicht der Institution auch andere medizinische Ziele relevant sind, und andererseits, dass Interventionen (einmaliges Training versus täglich zu tragender Hüftprotektoren) die Lebensqualität genauso wie die Gesundheit beeinflussen können. Durch die unterschiedlichen Auswirkungen einer Intervention auf vielen verschiedenen Gebieten (Gesundheit, Bequemlichkeit, Kommunikation etc.) und die Beschränkung auf ein gewähltes Effektmaß ist eine Kosten-Effektivitäts-Analyse oftmals weniger aussagekräftig, weshalb man eine Kosten-Nutzwert-Analyse in Betracht ziehen sollte. Hier bestätigt sich die im Grundlagenkapitel vertretene Ansicht, dass die Wahl der Ergebnismaße von entscheidendem Einfluss ist.

4.8.1.4 Kosten-Nutzwert-Analyse

Bei der Kosten-Nutzwert-Analyse (engl. *cost-utility analysis*, CUA) werden auch die persönlichen Präferenzen der Pflegebedürftigen für die verschiedenen Interventionen, die verglichen werden, berücksichtigt. Neben anderen, weniger verbreiteten Ansätzen wird am häufigsten das QALY-Konzept verwendet. Hierbei wird die Anzahl der Lebensjahre unter Einbeziehung der Auswirkungen einer Krankheit auf die Lebensqualität des Pflegebedürftigen (engl. *quality adjusted life year*, QALY) zugrunde gelegt. Zur Berechnung der QALYs werden alle Auswirkungen einer Intervention wie Lebensverlängerung, Änderungen des Gesundheitszustandes oder Sozialisation gewichtet und in einem Index zusammengefasst; allerdings unterliegen die Definitionen von QALYs Setzungen, die mit den Bedürfnissen der von Ihnen unterstützten Pflegebedürftigen keineswegs übereinstimmen müssen. Insbesondere beim Vergleich akuter und chronischer Erkrankungen ist das QALY-Konzept problematisch. Sehen Sie sich daher die QALY-Definitionen genau an und vergleichen Sie die darin verborgenen Chancen und Risiken (vgl. Wasem et al., 2001).

$$CUA = \frac{\Sigma\ Kosten[EUR]}{QALY}$$

4.8.1.5 Zusammenfassung der Methoden

Die verschiedenen Möglichkeiten der Durchführung gesundheitsökonomischer Studien sind die Kostenanalyse (es werden nur die Kosten betrachtet), die Kosten-Nutzen-Analyse (Kosten und Nutzen einer Intervention werden in Geldwert gemessen), die Kosten-Effektivitäts-Analyse (die Kosten einer weiteren gesundheitlichen Verbesserung oder Verschlechterung werden kalkuliert) und die Kosten-Nutzwert-Analyse (die Lebensqualität der Pflegebedürftigen wird nach standardisierten, im Einzelfall durch Sie zu überprüfenden Annahmen in die Überlegungen einbezogen). Die Wahl der Methode richtet sich nach der Fragestellung der Studie.

4.8.2 Kostenarten

Mit einer Intervention sind verschiedene Arten oder auch Komponenten von Kosten verbunden, die man zum Beispiel in *direkte* und *indirekte* Kosten aufteilen kann. Unter direkten Kosten versteht man Kosten, die direkt der Intervention zugeordnet werden können, also Verbrauchsmaterial (zum Beispiel Verbandsmaterial), Lohnkosten (zum Beispiel des medizinischen Personals) oder Unterbringungskosten (zum Beispiel für Verpflegung). Indirekte Kosten umschreiben den Produktivitätsausfall des Pflegebedürftigen in Form von Arbeitsunfähigkeit, vorzeitiger Berentung und vorzeitiger Mortalität. In Wirtschaftlichkeitsstudien werden die verwendeten Kostenarten und wie sie erhoben wurden in der Regel genau beschrieben. Der Ein- bzw. Ausschluss bestimmter Kostenkomponenten kann einen wesentlichen Einfluss auf das Ergebnis der Studie haben.

4.8.3 Beurteilung von Wirtschaftlichkeitsstudien

Die folgenden Fragen zur Beurteilung von Wirtschaftlichkeitsstudien basieren auf verschiedenen vorhandenen Bewertungshilfen (vgl. Drummond et al., 1997; O'Brien et al., 1997; Sackett et al., 2000), die modifiziert und angepasst wurden. Ein Arbeitsblatt zur Beurteilung von Wirtschaftlichkeitsstudien finden Sie im Internet.[10]

Wurde ein kompletter wirtschaftlicher Vergleich verschiedener Interventionen durchgeführt? Wie bereits beschrieben werden in Wirtschaftlichkeitsstudien zwei oder mehr Interventionen gegenübergestellt. Werden nur die Kosten ver-

---
[10] http://www.ebhc.de/praxis/wirtschaftlichkeit.pdf

glichen, handelt es sich um eine Kostenanalyse oder auch Kosten-Kosten-Studie – hierbei fehlt das Einbeziehen der Wirksamkeit.

Unter welchem Blickwinkel erfolgte die Untersuchung? Je nach Perspektive stehen unterschiedliche Schwerpunkte im Vordergrund einer Wirtschaftlichkeitsstudie: die Kosten für den Pflegebedürftigen, für das Krankenhaus, für die Krankenkasse oder für die Gesellschaft. Je breiter der Blickwinkel, umso mehr Faktoren wurden in der Regel berücksichtigt und umso allgemeiner ist die Studie anwendbar bzw. umso weniger auf den individuellen Blickwinkel überprüfbar.

Wurden alle relevanten Behandlungsmethoden verglichen? Häufig werden weniger wirksame Therapien nicht berücksichtigt ohne daran zu denken, dass diese Alternativen auch nur teilweise verwendet werden könnten – und das, obwohl es gerade im Gesundheitsbereich möglich ist, eine Intervention routinemäßig oder nur bei Versagen anderer Interventionen anzuwenden. Ein Problem in diesem Kontext ist, dass bei Wirtschaftlichkeitsstudien oftmals eine Vergleichsintervention fehlt, da die neue Medikation mit Placebo verglichen wurde. Zum Vergleich mit einem anderen Medikament müsste dieses dann mit einem identischen Studiendesign getestet worden sein.

Wurden die Kosten und die Ergebnisse angemessen erhoben und gewertet? Selbstverständlich schaut man auch bei Wirtschaftlichkeitsanalysen darauf, ob die verglichenen Interventionen sinnvoll sind und ihre Wirksamkeit belegt wurde, also ein möglichst starkes, aussagekräftiges Studiendesign wie etwa eine Systematische Übersichtsarbeit verwendet wurde. Auf der anderen Seite sind Systematische Übersichtsarbeiten zwar stärker zu verallgemeinern, aber dafür nicht so sehr auf die konkrete Praxis anwendbar; sie haben meist eher den Charakter einer Empfehlung, so dass eine RCT, die in dieser Hinsicht »praxisnäher« ist, unter Umständen besser zu verwerten sein wird. Bei den Kosten ist es von Vorteil, wenn die verwendeten Ressourcen mit ihrem Geldwert angegeben werden, damit die Berechnung nachvollziehbar ist und bei Bedarf auf die eigene Situation angepasst werden kann.

Wurde ein angemessener Aufschlag für Unsicherheiten in der Analyse gemacht? Unsicherheiten können entstehen, wenn Schätzungen zum Beispiel aufgrund schlechter Datenlage nicht sehr genau gemacht werden oder wenn Schwächen im Design oder der Durchführung vorliegen; hier würde man eine Sensitivitätsanalyse durchführen, in der untersucht wird, welchen Einfluss wichtige Merkmale bzw. Faktoren auf das Ergebnis haben, und zusätzlich noch die statistische Signifikanz der Ergebnisse testen. Sind diese Berechnungen nicht aufgeführt, kann die Diskussion der Ergebnisse vielleicht einen Hinweis liefern, inwieweit Unsicherheiten berücksichtigt oder die Ergebnisse bereinigt wurden.

Stehen die Schätzungen der Kosten und der Ergebnisse in Beziehung zu dem ursprünglichen Risiko in der Interventionsgruppe? Bei Wirtschaftlichkeitsanalysen sollte berücksichtigt werden, dass sowohl die Kosten als auch die Ergebnisse einer Behandlung in Beziehung zu dem ursprünglichen Risiko der

Interventionsgruppe, also dem Risiko ohne Intervention, stehen, wobei Faktoren wie Alter, Geschlecht, Begleiterkrankungen und Krankheitsverlauf eine Rolle spielen: Je höher das Risiko der Pflegebedürftigen ist, umso niedriger sind die Kosten für ein definiertes Maß an Nutzen. Hierbei spielen weniger die Behandlungskosten als vielmehr der Mehrwert für den Pflegebedürftigen eine Rolle, so zum Beispiel das Alter: Jüngere Pflegebedürftige haben einen höheren Arbeitszeitausfall, wodurch bei erfolgreicher Behandlung der Geldwert des Nutzens der Behandlung höher ist als bei älteren Pflegebedürftigen, wenn der Produktivitätsausfall bzw. die Arbeitsunfähigkeit das entsprechende Zielkriterium ist.

Wie hoch waren die Mehrkosten und was waren die Ergebnisse der verschiedenen Behandlungen? Die Kosten einer Intervention werden berechnet, indem man die Menge mit dem Stückpreis multipliziert, wobei sowohl Personalkosten als auch Sachkosten für die momentane und die zukünftige Behandlung berücksichtigt werden sollten. Die Mehrkosten ergeben sich aus der Differenz der Kosten der Intervention und der Kosten der Vergleichsintervention, wobei bei unterschiedlicher Behandlungsdauer oder Lebenserwartung die Zeit mit eingerechnet werden muss. Schwieriger wird es, wenn Interventionen unterschiedliche Nebenwirkungen haben: Wie ist eine erhöhte Sicherheit bei der Kontrazeption mit einem gesteigerten Thromboserisiko zu verrechnen? Sicherlich nur durch eine Gewichtung der verschiedenen Faktoren, die in der Studie schlüssig begründet werden sollte – ein häufig verwendeter Index sind hier die QALYs (*quality-adjusted life-years*, qualitäts-bereinigte Lebensjahre), deren Verwendung unter anderem den Vorteil hat, dass die Ergebnisse von unterschiedlichen Studien verglichen werden können, wenn Sie die Annahmen der QALYs akzeptieren.

Unterscheiden sich die Mehrkosten und die Ergebnisse in den Untergruppen? Wie bereits angeschnitten unterscheiden sich die Mehrkosten und evtl. auch die Ergebnisse manchmal bei verschiedenen Untergruppen, je nach Merkmalen der Teilnehmer – das muss aber nicht sein. Falls es jedoch logisch erscheint, sollte eine wirtschaftliche Analyse auch nach Untergruppen unterteilt durchgeführt worden sein.

Wie stark beeinflusst der Aufschlag für Unsicherheiten in der Analyse die Ergebnisse? Zur Beantwortung dieser Frage sollte man sich die Sensitivitätsanalyse genauer anschauen und betrachten, inwieweit Veränderungen im Effektivitätsmaß eine Auswirkung auf die Schätzungen der Kosten haben. Wird die Effektivität durch eine valide Studie bestätigt, kann man beruhigt das Konfidenzintervall als Spannbreite für die Berechnungen nehmen.

Ist der Nutzen der Behandlung die Risiken und Kosten wert? Eine Hilfe bei der Beurteilung dieser Fragestellung ist eine *Portfolio-Analyse*, wie sie in Abbildung 4.17 auf der nächsten Seite dargestellt ist: Je effektiver die Intervention im Vergleich zur Kontrollintervention ist, umso mehr rechts auf der Abbildung ist sie anzusiedeln; je höher die Zusatzkosten für die neue Intervention sind, umso weiter oben sollte sie aufgetragen werden. Liegt der eingetragene Wert nahe der

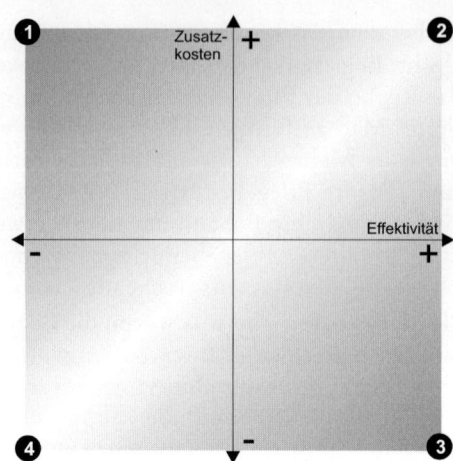

Abbildung 4.17: Vergleich der neuen Intervention mit der Kontrollintervention

❶, sollte man die neue Intervention ablehnen: Sie ist teurer, nicht effektiver und somit weniger effizient. Liegt sie in der Nähe der ❸, sollte man sich für die neue Intervention entscheiden: Hier liegt die optimale Lösung, denn man hat zwar dieselben Kosten, aber durch eine effektivere Lösung eine erhöhte Effizienz. Liegt die neue Intervention auf einer Linie zwischen der ❷ und der ❹, muss man anhand der eigenen Prioritäten abwägen, ob man seine Praxis verändert.

Sind die Ergebnisse auf meine Pflegebedürftigen übertragbar? Bei der Beurteilung der Übertragbarkeit sind zwei Aspekte zu berücksichtigen: die eigenen Pflegebedürftigen und die eigenen gesundheitspolitisch-ökonomischen Verhältnisse. Wenn die eigenen Pflegebedürftigen hinsichtlich Alter, Geschlecht, Erkrankung und Krankheitsverlauf ähnlich der Studienpopulation sind, dürfte ziemlich wenig dagegen sprechen, die Intervention auch im eigenen Umfeld anzuwenden. Zudem muss man bei gesundheitsökonomischen Analysen aber noch beurteilen, ob die Kostenanalyse im eigenen finanziellen Umfeld – angefangen vom Gesundheitssystem über den Arbeitgeber bis hin zum eigenen Budget – ähnlich ausfallen würde oder ob man besser mit eigenen Zahlen, so sie denn vorliegen, eine angepasste Kalkulation vornimmt.

Kann ich ähnliche Kosten erwarten? Gerade die Kosten unterscheiden sich sehr häufig je nach Umgebungsbedingungen, weil die Kosten sich je nach dem Ort und Setting der Behandlung für die gleiche Intervention stark unterscheiden können: Personal ist – genauso wie Verbrauchsmaterial – wahrscheinlich unterschiedlich teuer und ggf. in unterschiedlichem Umfang notwendig. Falls die Angaben für die benötigten Ressourcen und die zugehörigen Preise in der Wirtschaftlichkeitsstudie separat aufgeführt sind, sollte eine eigene Kalkulation für die Anwendbarkeit nicht allzu schwierig werden.

4.8.4 Suche nach Wirtschaftlichkeitsstudien in Medline

Medline hat keine spezielle Suchroutine für Wirtschaftlichkeitsstudien, so dass man die interessierenden Themengebiete ergänzen kann um

```
cost OR cost analysis OR economic
```

oder gezielt um MeSH-Terms wie

```
"costs and cost analysis"[MESH]
```

oder

```
"cost-benefit analysis"[MESH]
```

Speziell für pflegerelevante Fragestellungen sei als weiterführende Lektüre Berg & Fleischer (2003, S. 63) empfohlen.

4.9 Systematische Übersichtsarbeiten und Meta-Analysen

Systematische Übersichtsarbeiten und Meta-Analysen gehören wie Leitlinien und manche Wirtschaftlichkeitsstudien in die Gruppe der sekundären Publikationen, weil sie Daten von bereits fertig gestellten Studien übernehmen, zusammenfassen und die Ergebnisse kombinieren, analysieren und daraus neue Ergebnisse ableiten. Durch die Synthese von Studien mit möglichst ähnlichen Patienten, Interventionen und Umgebungsbedingungen wird der Bias minimiert und die Aussagekraft und Genauigkeit – vor allem durch die gewachsene Stichprobengröße – gesteigert.

Doch zuerst noch etwas zu den Begriffen: eine *Übersichtsarbeit* oder *Review* beinhaltet den Stand der Forschung auf einem speziellen Gebiet, zum Beispiel der Dekubitusprophylaxe, ohne dass Ein- und Ausschlusskriterien festgelegt wurden. Sie gibt somit einen allgemeinen Überblick und kann auch Meinungen enthalten; oftmals sind Kapitel in Büchern Übersichtsarbeiten. Davon abzugrenzen ist die *Systematische Übersichtsarbeit*, in der streng nach vorher festgelegten Methoden Beiträge ausgewählt und diese Methoden auch ausführlich beschrieben werden.

Da in die Systematischen Übersichtsarbeiten also nur Studien bestimmter Qualität eingeschlossen werden, empfiehlt es sich, zuerst nach einer Übersichtsarbeit zu suchen, denn dadurch wird der Schritt der Suche und Beurteilung der einzelnen Studien verkürzt. Das Design wurde bereits in Kapitel 4.3.8 auf Seite 147 beschrieben.

So wurde zum Beispiel eine Systematische Übersichtsarbeit und Meta-Analyse durchgeführt, die die konkrete Frage untersuchte, welche Kompressionsbehandlung bei Ulcus cruris die besten Ergebnisse hervorbringt (Fletcher et al., 1997).

> Ziel der Systematischen Übersichtsarbeit war es, einzuschätzen, wie die praktische und finanzielle Effektivität von Kompressionssystemen bei der Behandlung des Ulcus cruris ist. Hierzu wurden 19 elektronische Datenbanken durchsucht, relevante Fachzeitschriften und Konferenzbände per Hand gesichtet und Experten befragt. Es wurden Randomisierte kontrollierte Studien, die eine Kompressionsbehandlung von venösen Unterschenkelgeschwüren untersuchten, einbezogen. 24 Studien wurden in die Systematische Übersichtsarbeit aufgenommen, die aber alle relativ schwach waren: Bei vielen war die Studienpopulation zu gering oder waren methodische Schwächen vorhanden. Das Ergebnis: Kompression scheint die Heilungsrate zu verbessern, wobei verschiedene Systeme mit hoher Kompression effektiver sind als Systeme mit geringer Kompression.

Um sich einen Eindruck von der methodologischen Qualität einer Systematischen Übersichtsarbeit bzw. Meta-Analyse machen zu können, werden im Folgenden zunächst die Schritte bei der Erstellung einer Systematischen Übersichtsarbeit vorgestellt, um im Anschluss näher auf die Beurteilung dieser Studiendesigns einzugehen.

4.9.1 Schritte bei der Erstellung einer Systematischen Übersichtsarbeit

Im Folgenden werden zur Veranschaulichung die Schritte zur Erstellung einer Systematischen Übersichtsarbeit vorgestellt (vgl. Clarke & Oxman, 1999).

4.9.1.1 Formulieren des Problems

Hierbei ist es für interpretativ-hermeneutische wie für statistische Studien wichtig, eine präzise Frage zu formulieren, die die Intervention, die Studienpopulation, die Umgebungsbedingungen und die Ergebnismaße umfasst. Ist die Frage nicht klar formuliert, wird man Probleme bei der Entscheidung bekommen, welche Studien ein- bzw. ausgeschlossen werden sollen und wie man diese zusammenfassen kann.

4.9.1.2 Auffinden und Auswählen von Studien

Dieser elementare Schritt beim Erstellen einer Systematischen Übersichtsarbeit nimmt sehr viel Zeit in Anspruch, denn man versucht, zunächst wirklich alle Literatur auf einem Gebiet zu finden, um dann die beste für die Arbeit zu verwenden. Hierbei sucht man in allgemeinen und speziellen Datenbanken mit komplexen Suchstrategien, in denen auch andere Schreibweisen und Synonyme berücksichtigt werden. Die Literaturverzeichnisse der gefundenen Ergebnisse werden ebenfalls nach brauchbaren Veröffentlichungen durchforstet, ebenso führt man eine

Handsuche in speziellen Zeitschriften, Büchern, Leitlinien, Diplomarbeiten, Dissertationen, Tagungsbänden und greifbaren Konferenzprotokollen durch. Weiter werden Autoren sowie andere Experten auf dem Forschungsgebiet persönlich kontaktiert, bei öffentlichen Stellen wie dem Gesundheitsamt wird angefragt sowie die Hersteller von Produkten, die in Zusammenhang mit dem Forschungsgebiet stehen, um Informationen gebeten.

Die so gefundenen Studien werden dann auf ihre Brauchbarkeit hin beurteilt, indem Studien, die den Einschlusskriterien und nicht den Ausschlusskriterien entsprechen, aufgenommen werden.

4.9.1.3 Beurteilen der Qualität der Studien

Als Nächstes werden die aufgenommenen Studien hinsichtlich ihrer Qualität beurteilt: Man bewertet die Gültigkeit der Studie – im Kontext einer Übersichtsarbeit ist hiermit gemeint, ob das Design und die Durchführung wahrscheinlich vor einem *Bias* schützen. Relevante *Bias* sind zum Beispiel der *Selektions-Bias* (systematische Unterschiede in den Untersuchungsgruppen), der *Performance-Bias* (systematische Unterschiede in der Behandlung, außerhalb der Intervention), der *Attrition-Bias* (systematische Unterschiede innerhalb der Teilnehmer, die aus der Untersuchung aussteigen) und der Beobachter-Bias (systematische Unterschiede in der Beurteilung der Ergebnisse) (vgl. Clarke & Oxman, 1999, S. 36). Hermeneutisch-interpretative Studien bewältigen andere Bias als RCTs und Beobachtungsstudien (☞ Kapitel 4.1 auf Seite 106).

Bias sind schwerer zu erkennen als der wichtigste Einfluss auf die Ergebnisse: die Auswahl der Fragestellungen, für die überhaupt Studien durchgeführt werden (☞ Kapitel 2.1 auf Seite 69).

Zur Beurteilung werden meist Checklisten angefertigt, um der Menge der in Frage kommenden Studien Herr werden zu können, oder es werden spezielle Computerprogramme verwendet. Wichtig ist, dass alle Studien nach den gleichen Kriterien beurteilt werden.

Eine kurze, aber treffende Bewertung von Randomisierten kontrollierten Studien hat A. Jadad entworfen (vgl. Jadad, 1998, S. 51); sie soll als Beispiel genannt werden:

Jede RCT bekommt einen errechneten Punktwert zugeordnet (= Jadad-Score), der Werte

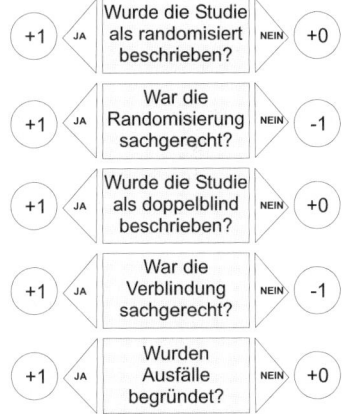

Abbildung 4.18: Berechnung des Jadad-Scores

zwischen 0 und 5 annehmen kann, und anhand dieses Wertes werden die Studien zum einen vergleichbar, zum anderen kann man vorher die eigenen Qualitätsansprüche festlegen, indem man z.B. nur Studien mit einem Score über 3 in seine Überlegungen einbezieht.

Beispiel: Eine Studie wird als randomisiert (+1) und als doppelblind (+1) im Text beschrieben, die Ausfallrate wird nicht begründet (+0). Im Text erkennt man, dass die Verblindung sicher war (+1), die Randomisierung allerdings nach dem Wochentag der Krankenhauseinweisung erfolgte (-1). Daraus errechnet sich ein Score von 2. Jadad bezeichnet Studien mit einem Score unter 3 als solche von schlechter Qualität.

Der Jadad-Score ist ein validiertes Instrument, mit dessen Hilfe die Qualität einer Studie grob und schnell eingeschätzt werden kann, wenn man von den Ergebniskriterien und der Zumutbarkeit der Prozesse überzeugt ist. Für eine vertiefende Beurteilung empfiehlt sich allerdings die Verwendung eines speziellen Beurteilungsbogens.

Um einen Bias zu vermeiden, sollte die Bewertung generell von mindestens zwei Personen unabhängig voneinander erfolgen.

4.9.1.4 Sammeln der Daten

Bei der Sammlung der Daten benutzt man entweder elektronische Medien oder herkömmliche Formulare auf Papier; der Vorteil der elektronischen Erfassung ist die mögliche Weiterverarbeitung mit einer entsprechenden Software, auf die man bei der Menge der Daten meist nicht verzichten möchte. Man erfasst die Charakteristika der Studien, also Methode, Teilnehmer, Intervention und Ergebnismaße und stellt sie in einer Tabelle zusammen.

4.9.1.5 Analysieren und Präsentieren der Ergebnisse

Als Nächstes werden die Ergebnisse der einzelnen Studien analysiert und Möglichkeiten des Vergleichs gesucht, die sich – je nach Art der Studienergebnisse – bieten. Das sind bei dichotomen Daten die *Odds ratio*, das Relative Risiko oder die Risikodifferenz und bei kontinuierlichen Daten die gewichtete oder standardisierte mittlere Abweichung; weiterhin sollte eine Auswertung von Untergruppen oder eine Testung der Heterogenität erfolgen. Anschließend werden die Daten in tabellarischer Form aufbereitet und, wenn möglich, in einer Graphik (»Forest-Plot«) dargestellt.

4.9.1.6 Interpretieren der Ergebnisse

Zum Abschluss werden die gefundenen Ergebnisse diskutiert: die Stärke ihrer Aussagekraft, ihre Anwendbarkeit in verschiedenen Umgebungen und bei verschiedenen Pflegebedürftigen mit unterschiedlichen Risiken, Nebenwirkungen der Therapie und Möglichkeiten der Implementierung, z.B. in Form von Leitlinien.

4.9.2 Statistik in Systematischen Übersichtsarbeiten und Meta-Analysen verstehen

4.9.2.1 *Odds ratio*

In Systematischen Übersichtsarbeiten werden die Ereignisraten aus statistischen Gründen meist mit Hilfe der *Odds ratio* anstatt durch die *Relative Risikoreduktion* oder die *Absolute Risikoreduktion* verglichen. In Interventionsstudien wird die Wahrscheinlichkeit eines Ereignisses meist in Relation zu einer Gesamtzahl ausgedrückt: Bekommen 12 von 100 Teilnehmern, die mit einer neuen Salbe behandelt wurden, einen Ausschlag, ist das Risiko, bei der Salbenbehandlung einen Ausschlag zu bekommen, $\frac{12}{100} = 0{,}42 = 42\%$. Die *Odds* ist dagegen die Chance der Häufigkeit eines Ereignisses in Relation zu der Häufigkeit, dass das Ereignis nicht eintritt: $\frac{12}{88} = 0{,}136$.

Zum besseren Verständnis ist es vielleicht hilfreich, selbst einmal die *Odds ratio* auszurechnen.

	Neue Salbe (Intervention)	Alte Salbe (Kontrolle)
Ausschlag (Merkmal)	12	19
Kein Ausschlag (kein Merkmal)	88	81
	100	100

Abbildung 4.19: Vierfeldertafel

Aus Abbildung 4.19 kann man folgende Berechnungen ableiten:

$$\text{Odds}_{\text{Intervention}} = \frac{12}{88} = 0{,}136 \quad \text{und} \quad \text{Odds}_{\text{Kontrolle}} = \frac{19}{81} = 0{,}235$$

Daraus ergibt sich folgende *Odds ratio*:

$$\text{OR} = \frac{\text{Odds}_{\text{Intervention}}}{\text{Odds}_{\text{Kontrolle}}} = \frac{0{,}136}{0{,}235} = 0{,}578$$

Zum Vergleich die *Absolute* und die *Relative Risikoreduktion*:

$$\text{ARR} = \text{CER} - \text{EER} = \frac{19}{100} - \frac{12}{100} = 19\% - 12\% = 7\%$$

$$\text{RRR} = \frac{\text{CER} - \text{EER}}{\text{CER}} = \frac{7\%}{19\%} = 0{,}37 = 37\%$$

Ist die *Odds ratio* in einer Meta-Analyse mit 1 angegeben, so bedeutet das, dass die Intervention im Vergleich zur Kontrollintervention keine Wirkung hat; die Chance, dass ein gewünschtes Ergebnis eintritt, ist 1 : 1.

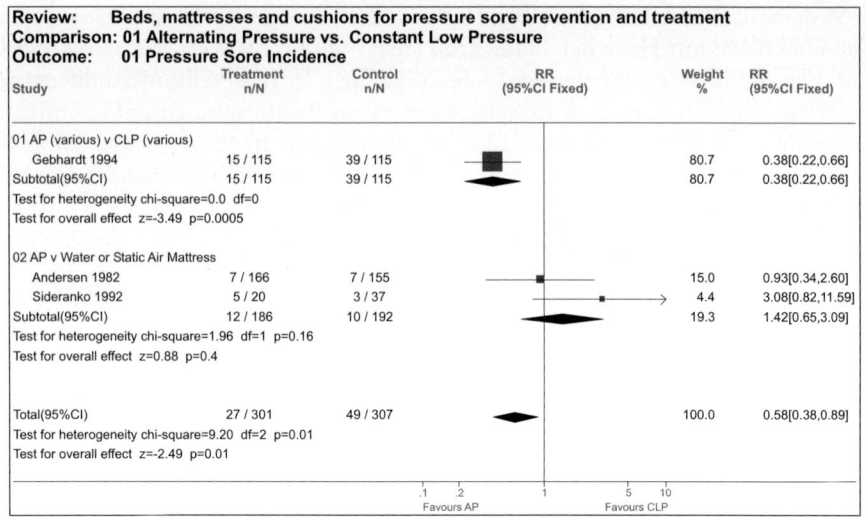

Abbildung 4.20: Darstellung der Ergebnisse einer Meta-Analyse (Fletcher et al., 1997)

Abbildung 4.20 zeigt die typische Darstellungsform der Ergebnisse einer Meta-Analyse (= »Forest plot«), und man kann Folgendes erkennen: Es wurden von drei Studien das Relative Risiko auf einer logarithmischen Skala aufgetragen, wobei das Quadrat den geschätzten Wert ausdrückt und das Intervall um die Quadrate das Konfidenzintervall darstellt. Die Raute zeigt den Wert für das gepoolte Relative Risiko, also die statistisch verrechneten Ergebnisse der einzelnen Studien.

Der senkrechte Strich (RR = 1) zeigt, ab wann die Chancen, dass Wechseldruckmatratzen die Dekubitusrate senken, gleich sind mit den Chancen, dass konstante Weichlagerung diesen Effekt hervorruft. Überlappen die Konfidenzintervalle diese Linie, kann man nicht sicher sagen, dass die Intervention ein anderes Ergebnis als die Kontrollintervention hervorbringen wird, und somit ist der Beweis der Überlegenheit nicht erbracht.

Hier kann man sehr gut den Vorteil von Meta-Analysen erkennen: Bei zwei von den drei Studien gehen die Konfidenzintervalle über RR = 1, während die Konfidenzintervalle des gepoolten Relativen Risikos aufgrund der größeren Stichprobengröße enger sind und die bessere Wirksamkeit von elastischen Wickeln belegen.

4.9.3 Beurteilung einer Systematischen Übersichtsarbeit und Meta-Analyse

Die folgenden Fragen zur Beurteilung von Systematischen Übersichtsarbeiten und Meta-Analysen basieren auf verschiedenen vorhandenen Bewertungshilfen (vgl. Oxman et al., 1994; Brown, 1999; Sackett et al., 2000), die modifiziert und angepasst wurden. Ein Arbeitsblatt zur Beurteilung von Systematischen Übersichtsarbeiten und Meta-Analysen finden Sie im Internet.[11]

Wurde eine präzise Fragestellung untersucht? Es ist für die Beurteilung einer Meta-Analyse von grundlegender Bedeutung, ob die untersuchte Frage klar formuliert war und nicht zu schwammig – sonst ist die Wahrscheinlichkeit groß, dass man auch schwammige Ergebnisse finden wird. Da Meta-Analysen zu einem Thema den Forschungsstand erfassen sollen, ist es aus praktischen Gründen unabdingbar, die Thematik einzugrenzen; wird ein weites Feld untersucht, so wurden sehr wahrscheinlich nicht alle verfügbaren Quellen einbezogen. Bei einer guten Meta-Analyse sollte die Fragestellung klar und kurz im Titel genannt werden.

Waren die Einschlusskriterien für die Auswahl der Studien angemessen? Um die Qualität der Systematischen Übersichtsarbeit einzuschätzen, sollte man sein Augenmerk auch auf die Kriterien richten, nach denen die Studien ausgewählt wurden. Zumindest sollten die Patientengruppe, die Intervention und die Ergebnismaße festgelegt sein; meist ist auch die Festlegung der Umgebung, also zum Beispiel ambulante oder stationäre Versorgung, hilfreich. Zudem sollten die methodologischen Kriterien genannt sein, also zum Beispiel nur RCTs mit einem Follow-up > 80%. Wurden die Einschlusskriterien klar beschrieben und passend zur Forschungsfrage gewählt, ist es unwahrscheinlich, dass die Untersucher einen subjektiven Einfluss auf die Auswahl hatten, der die Ergebnisse verfälschen könnte.

Ist es unwahrscheinlich, dass relevante Studien übersehen wurden? Das Prinzip einer Systematischen Übersichtsarbeit beruht ja darauf, dass zunächst versucht wird, so viele Forschungsarbeiten wie möglich – im besten Falle alle vorhandenen – auf dem interessierenden Gebiet zusammenzutragen, um anschließend stark anhand der Qualität zu sieben. Es ist daher von elementarer Bedeutung, dass versucht wurde, wirklich alle Forschungsarbeiten zu finden. Möglichkeiten hierzu sind die Suche in verschiedenen elektronischen Datenbanken, die Handsuche in relevanten Fachzeitschriften, die Sichtung von Konferenzbänden sowie die Durchsicht der Literaturhinweise von bereits gefundenen Arbeiten. Ferner sollten Experten auf dem Gebiet befragt werden, ob sie selbst gerade eine Studie durchführen oder von einer gerade laufenden Untersuchung wissen oder ob ihnen (noch) nicht publizierte Studien bekannt sind. Meist sind auch Anfragen bei Unternehmen sinnvoll, da von ihnen durchgeführte Studien oft nicht in Fachzeitschriften veröffentlicht werden.

---

[11] http://www.ebhc.de/praxis/review.pdf

Wurde die Glaubwürdigkeit der verwendeten Studien mit geeigneten Kriterien eingeschätzt? Selbst wenn die eingeschlossenen Studien alle RCTs sind, ist es wichtig zu wissen, welche Qualität diese RCTs haben; wurden nur qualitativ schwache Studien eingeschlossen, sollte man den Ergebnissen der Systematischen Übersichtsarbeit weniger Bedeutung beimessen als wenn hauptsächlich hochwertige Studien verwendet wurden. Die Validität kann auf verschiedene Art und Weise eingeschätzt werden: mit Hilfe eines Fragenkatalogs, ähnlich dem in Kapitel 4.4.11 auf Seite 163, oder mittels einiger weniger Fragen bzw. eines Punktesystems wie dem Jadad-Score (☞ Seite 197).

Ist die Beurteilung der verwendeten Studien nachvollziehbar? Zwar ist es wichtig, zu beurteilen, ob die Kriterien zur Einschätzung der verwendeten Studien passend waren – trotzdem sollte man die Beurteilung nachvollziehen können. Auch die Forscher sind nur Menschen, die sowohl Fehler machen (zufällig) als auch verfälschenden Einflüssen (systematisch, Bias) unterworfen sind. Es spricht für die Glaubwürdigkeit einer Systematischen Übersichtsarbeit, wenn die Bewertung der Studien in einer Tabelle detailliert dargestellt und somit für den Leser transparent gemacht wird.

Stimmten die Forscher bei der Bewertung der Studien überein? Um sowohl die zufälligen als auch die systematischen Fehler, die einzelnen Forschern unterlaufen können, zu reduzieren, sollten die eingeschlossenen Studien mindestens von zwei Personen unabhängig voneinander bewertet worden sein. Meist wird dabei dann so vorgegangen, dass Unstimmigkeiten durch Diskussion bis zum Konsens oder durch die Meinung eines Dritten gelöst werden, so dass man schließlich zu einer Einigung gelangt.

Waren die Studien ähnlich? Trotz strenger Einschlusskriterien ist nicht immer sicher gewährleistet, dass die Studien nicht wichtige Unterschiede hinsichtlich Pflegebedürftigen, Interventionen, Ergebnismaße oder Studiendesign aufweisen. Sind die Studien allzu unterschiedlich, macht es irgendwann keinen Sinn mehr, die Ergebnisse in einer Meta-Analyse zu kombinieren. Um dies zu testen, wird meist der χ^2-Test auf Unabhängigkeit (Heterogenitätstest) verwendet, mit dem die in den Studien enthaltenen Ergebnisse mit den Ergebnissen verglichen werden, die per Zufall erhalten werden würden. Leider kann man für den Wert, den χ^2 annehmen kann, keine allgemeinen Regeln aufstellen, da χ^2 sich je nach Anzahl der Studien und der Genauigkeit stark verändert. Das korrekte Vorgehen wäre, den Wert in einem Tafelwerk abzulesen und mit dem errechneten Wert zu vergleichen; ist der errechnete Wert kleiner als der Wert in der Tabelle, kann man die Nullhypothese beibehalten, das heißt es besteht kein signifikanter Unterschied zwischen den einzelnen Studien.

Für Abbildung 4.20 auf Seite 200 wurde im Text ein $\chi^2 = 1{,}96$ bei $df = 1$ genannt.[12] Im Tafelwerk findet man für 1 Freiheitsgrad und eine Genauigkeit von 95% ein $\chi^2 = 3{,}84$, und da dann $\chi^2_{Studie} < \chi^2_{Tabelle}$ gilt, sind die Studien nicht

---

[12] *df* steht für *Degrees of Freedom* = Freiheitsgrade, die Anzahl der Studien abzüglich 1

signifikant unterschiedlich. Hat man kein Tafelwerk zur Hand, kann man sich grob damit behelfen, dass man sich die Freiheitsgrade anschaut: Wenn χ^2 kleiner oder in der Nähe der Freiheitsgrade ist, sind die Studien wahrscheinlich nicht heterogen; bei Heterogenität erhält man häufig χ^2-Werte im zwei- oder sogar dreistelligen Bereich. Eine weitere grobe Einschätzung kann mit Hilfe des Metaview erfolgen: Überschneiden sich die Untergrenzen der Konfidenzintervalle mit den Obergrenzen (oder anders: Lässt sich ein Lineal so anlegen, dass alle Konfidenzintervalle berührt werden), dann sind die Studien wahrscheinlich nicht heterogen (vgl. Greenhalgh, 2000, S. 155 f.).

Bei Systematischen Übersichtsarbeiten und Meta-Analysen aus der Cochrane Library wird zumeist noch ein p-Wert angegeben, der die Signifikanz der Heterogenität ausdrückt; p-Werte über 0,05 stehen also für zufällig heterogene Studien, während p-Werte unter 0,05 eine signifikante Heterogenität ausdrücken (dann darf nicht mehr gepoolt werden!).

Allerdings sollte eine Systematische Übersichtsarbeit nicht gleich weggelegt werden, nur weil die Studien heterogen waren – trotzdem können die Ergebnisse klinisch relevant sein und wahrscheinlich unverzerrter (weil weniger vom Zufallsfehler beeinflusst) als Ergebnisse einzelner Studien. Man sollte sich der Schwäche nur bewusst sein.

Was sind die Ergebnisse? Einige Ergebnisse lassen sich mit einem Blick auf einen Metaview sofort erkennen: Wenn die gepoolte *Odds ratio* samt ihres Konfidenzintervalles die 1 nicht schneidet, hat die Intervention, auf deren Seite die *Odds ratio* liegt, eindeutig besser zu einem Ergebnis geführt als die andere Intervention. War ein Poolen nicht möglich, sollten die *Odds ratios* aller einzelnen Studien samt Konfidenzintervall auf einer Seite liegen und die 1 nicht schneiden. Wichtig sind im Zusammenhang mit den in der Systematischen Übersichtsarbeit angegebenen *Odds ratios* die dazu gehörigen Konfidenzintervalle: Überlappt das Intervall die 1, so ist kein statistisch signifikanter Nachweis erbracht, dass eine Intervention besser wirkt, denn die aus einer Studie berechnete *Odds ratio* ist immer nur eine Schätzung des wahren Wertes, die auf einer Stichprobe beruht. Angenehmer ist es, die NNT vorzufinden, denn sie spiegelt die klinische Relevanz der Ergebnisse wider und ist nicht nur eine abstrakte statistische Größe.

Hat man keine dichotomen Ergebnismaße (Ausschlag oder nicht), sondern ein metrisches Ergebnismaß wie etwa die Krankenhausverweildauer, wird man natürlich keine *Odds ratio* finden, sondern die durchschnittliche Abweichung der einzelnen Studie vom Mittelwert aller Studien (= WMD[13]). Die Skala in der Abbildung ist dann nicht mehr logarithmisch wie bei der *Odds ratio*, sondern hat die 0 in der Mitte und zeigt an, ob und um wie viel die Dauer in der jeweiligen Studie im Durchschnitt gesenkt oder erhöht wurde. Auch hier gilt, dass die Konfidenzintervalle der gepoolten WMD die 0 nicht schneiden dürfen, wenn das Ergebnis statistisch signifikant sein soll.

---

[13] Weighted Mean Difference

Wie präzise sind die Ergebnisse? Wie in der vorangegangenen Frage schon angeschnitten sind die Konfidenzintervalle bei Systematischen Übersichtsarbeiten und Meta-Analysen von elementarer Bedeutung: Ein Ergebnis ist erst dann aussagekräftig, wenn bei der *Odds ratio* die 1 bzw. bei der WMD die 0 nicht im Konfidenzintervall liegen. Da bei einem $CI_{95\%}$ der gesuchte wahre Wert mit 95-prozentiger Wahrscheinlichkeit in diesem Bereich liegt, kann dieser wahre Wert der *Odds ratio* eben auch 1 sein, wenn das Konfidenzintervall die 1 beinhaltet, und somit könnte kein Unterschied zwischen den beiden Interventionen bestehen. Hier erkennt man aber auch den großen Vorteil einer Meta-Analyse: Durch das Poolen der Daten und der damit verbundenen Vergrößerung des Stichprobenumfangs verkleinert sich das Konfidenzintervall.

Sind die Ergebnisse auf meine Patienten übertragbar? Im Idealfall hat man in der eigenen Praxis ähnliche Pflegebedürftige in einer vergleichbaren Umgebung wie in der Systematischen Übersichtsarbeit – dann stünde der Übertragbarkeit sicherlich nur wenig im Wege. Sind die Einschlusskriterien eher allgemein gehalten, sollte man sich einzelne Ergebnisse der Studien anschauen; vielleicht wurde auch eine Analyse innerhalb von Untergruppen gemacht? Allgemein kann man sagen, dass die Merkmale der Pflegebedürftigen sich durch den Einschluss vieler Studien eher verteilen und dadurch eine Übertragbarkeit wahrscheinlicher ist, als wenn man nur eine einzelne Studie vor sich liegen hat, deren Pflegebedürftige den eigenen Pflegebedürftigen auch nicht so ganz ähneln.

Wurden alle für mich wichtigen Ergebnisse betrachtet? Häufig werden Einzelergebnisse von Studien nicht mit in eine Systematische Übersichtsarbeit übernommen, weil sie nicht in allen eingeschlossenen Studien erhoben wurden und somit nicht zusammengefasst werden können. Zum Beispiel könnte bei einer der Studien in Abbildung 4.20 auf Seite 200 die Compliance der Pflegebedürftigen untersucht worden sein und in einer anderen dieser drei Studien wurden die Kosten genau untersucht – die daraus resultierende Unmenge an Datenmaterial könnte aber sicherlich in einer Systematischen Übersichtsarbeit nicht sinnvoll präsentiert werden, und somit beschränkt man sich darauf, vergleichbare Ergebnisse zu veröffentlichen. Trotzdem sollte man sich fragen, ob alle für die eigene Praxis relevanten Ergebnisse betrachtet wurden; falls nicht, findet man vielleicht in den Beschreibungen der eingeschlossenen Studien weitere Hinweise auf andere Ergebnisse, die mit erhoben wurden.

Ist der Nutzen die möglichen Risiken und Kosten wert? Einen Hinweis zur Beantwortung dieser Frage kann die *Number Needed-To-Treat* liefern; selbst wenn keine ökonomischen Analysen durchgeführt oder Nebenwirkungen nicht explizit aufgeführt wurden, kann man doch grob abschätzen, wie es um die Wirtschaftlichkeit oder die Risiken der Intervention bestellt ist.

Am Ende dieser langen Reihe von Bewertungshilfen noch einmal die grundlegende Voraussetzung von Meta-Analysen und deren verglichene Studien: Bei ihnen wird stillschweigend vorausgesetzt, dass das gemessene Ergebniskriterium das relevante Zielkriterium war und dass der Prozess, der zu ihm führte, zumutbar war. Relevanz prüfen Meta-Analysen nicht, sie setzen sie voraus.

4.9.4 Suche nach Systematischen Übersichtsarbeiten und Meta-Analysen in Medline

PubMed bietet die Möglichkeit, Filter zu setzen: Über Limits kann man bei PublicationTypes einen Filter auf Meta – Analysis oder auf Review setzen, wobei mit Letzterem Übersichtsarbeiten gemeint sind. Da man diese Filter nur auf Systematische Übersichtsarbeiten *oder* auf Meta-Analysen setzen kann, empfiehlt sich eher folgende Suchabfrage:
Meta-Analysis[ptyp] OR Review[ptyp]

Anschließend kann man nach seinem Themengebiet suchen und die Suchabfragen mit Hilfe der History verknüpfen. Oder man sucht gezielt nach
meta-analysis[MeSH Terms] OR meta-analysis[Text Word] OR meta-analysis[ptyp]

Hierbei übersieht man allerdings einige Meta-Analysen aufgrund der unterschiedlichen Schreibweisen: *meta-analysis*, *metaanalysis* oder *meta analysis*, so dass man alle diese Möglichkeiten, mit OR verknüpft, eingeben sollte und irgendwann eine ziemlich lange Suchabfrage erhält.

4.10 Standards und Leitlinien

Leitlinien sind »*systematisch entwickelte Entscheidungshilfen über angemessene Vorgehensweisen bei speziellen diagnostischen und therapeutischen Problemstellungen*« (Bundesärztekammer, 1998). Diese Leitlinien werden in der Regel von Fachgesellschaften und auch von staatlicher Seite verabschiedet und rangieren im Umfang von einseitigen Diagrammen über eine empfohlene Vorgehensweise, zum Beispiel zur Pflege eines Zentralen Venenkatheters, bis hin zu ganzen Abhandlungen über Prophylaxe und Therapie von Dekubitus.

Leitlinien und Standards sind Instrumente der Implementation externer *Evidence* in die Praxis. Sie umfassen daher nicht nur die Beurteilung externer *Evidence*, sondern regen an, wie die verantwortlichen einzelnen Mitglieder der Gesundheitsprofessionen externe *Evidence* für die stets zukunftsunsichere Entscheidung im Einzelfall ihres einzigartigen Klienten nutzen können. Daher sind Leitlinien und Standards auch eines der wichtigsten Instrumente des nächsten, des 5. Schrittes *Evidence*-basierter Pflege, nämlich der Implementation. Der folgende Abschnitt könnte also genauso gut unter diesem 5. Schritt behandelt werden. Da aber auch Leitlinien wie externe *Evidence* kritisch beurteilt werden müssen, stellen wir sie im Übergang vom 4. zum 5. Schritt im Kapitel 4.10 dar.

Leitlinien werden in der Regel mit dem Ziel verfasst, die Qualität der gesundheitlichen Versorgung zu verbessern und die Ergebnisse der Behandlung mit einem Optimum für den Pflegebedürftigen als Ziel zu definieren. Schädliche Interventionen sollen so aufgedeckt und vermieden werden, wodurch die gleich bleibende Qualität der Pflege gewährleistet werden soll. Außerdem können die finanziellen Mittel besser geplant werden. Aus allen diesen Gründen haben sowohl die Institutionen im Gesundheitswesen als auch die Krankenkassen und der Gesetzgeber ein reges Interesse an der Einführung von Leitlinien. Auf der anderen Seite wird aber auch die Kritik laut, dass ein standardisiertes Vorgehen bei der Pflege wenig Raum für die Individualität des Pflegebedürftigen lässt (☞ Kapitel G auf Seite 21).

Leitlinien sind vom Ansatz her vergleichbar mit Systematischen Übersichtsarbeiten, da sie das vorhandene Wissen zu einem Problem bewerten und kombinieren; sie gehen allerdings noch einen Schritt weiter, indem sie zusätzlich eine Bewertung der klinischen Relevanz und eine Empfehlung für die Praxis geben. Diese Empfehlung beruht – im Gegensatz zu Systematischen Übersichtsarbeiten – nicht nur auf wissenschaftlicher Basis, sondern auch auf einer Wertung der verschiedenen Behandlungsformen und der damit verbundenen Ergebnisse. Dass es überhaupt Leitlinien gibt, die nicht nur auf Systematischen Übersichtsarbeiten beruhen, lässt sich nur verstehen, wenn wir uns unsere im Grundlagenkapitel analysierte »Entscheidungssituation unter Ungewissheit« in Erinnerung rufen (☞ Kapitel G.1.2 auf Seite 24 und G.1.3 auf Seite 33).

Genau wie bei der Beurteilung von Studien sollte man sich auch bei Leitlinien fragen, mit welcher Methode sie entwickelt wurden, wie weit es mit ihrer Reliabilität und Validität bestellt ist, ob sie unter verschiedenen Bedingungen in der Praxis gleich angewendet werden können und – nicht zuletzt – ob sie zu dem gewünschten Ergebnis führen. In der Pflege gibt es leider noch keine Organisation, die sich zum Ziel gesetzt hat, Leitlinien zu entwickeln, zu ordnen und für ein bestimmtes Maß an Qualität zu sorgen; in der Medizin wurde hierzu die Arbeitsgemeinschaft der Wissenschaftlichen Medizinischen Fachgesellschaften (AWMF)[14] vom Sachverständigenrat für die Konzertierte Aktion im Gesundheitswesen in seinem Sondergutachten 1995 gebeten, die Entwicklung von Leitlinien voran zu treiben und zu koordinieren. Die Entwicklung von Leitlinien soll im Folgenden beispielhaft dargestellt werden.

4.10.1 Prozess der Entwicklung von Leitlinien

Die Leitlinien der AWMF werden in der Regel in einem dreistufigen Prozess entwickelt (vgl. AWMF & ÄZQ, 2000, S. 21 Tabelle 3):

1. Stufe: Expertengruppe

---
[14] http://www.uni-duesseldorf.de/WWW/AWMF/ll/index.html

4.10 Standards und Leitlinien

2. Stufe: Formale Konsensfindung

3. Stufe: Leitlinie mit allen Elementen systematischer Entwicklung

In der 1. Stufe erarbeitet eine repräsentativ zusammengesetzte Expertengruppe der Wissenschaftlichen Medizinischen Fachgesellschaften im informellen Konsens eine Leitlinie, die anschließend vom Vorstand der Fachgesellschaft verabschiedet wird. In der 2. Phase wird die vorhandene Leitlinie der Stufe 1 in einem formalen Konsensusverfahren (nominaler Gruppenprozess, Delphimethode, Konsensuskonferenz) beraten; sie enthält auch eine Diskussion der *Evidence*. In der 3. Stufe wird der formale Konsensusprozess durch weitere systematische Elemente wie eine logische Analyse, Methoden der *Evidence*-basierten Medizin, eine Entscheidungsanalyse und eine Outcomeanalyse erweitert.

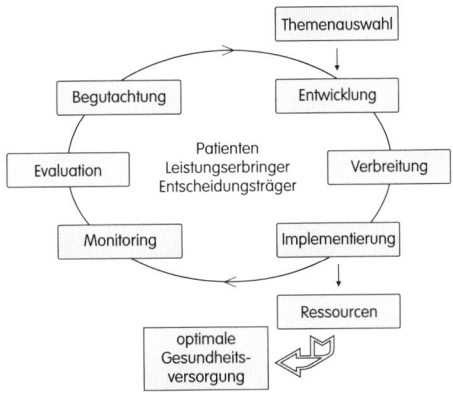

Abbildung 4.21: Erstellung von Leitlinien (vgl. Europarat, 2002, Abb. 1, S. 22)

4.10.2 Stufen der *Evidence*

Eine nach EBN-Kriterien erstellte Leitlinie sollte bei jeder Empfehlung mit angeben, wie stark die *Evidence* ist, auf der sie beruht; hierzu werden verschiedene Studienarten mit Hilfe verschiedener Studiendesigns in Klassen eingeteilt. In Tabelle 4.1 auf Seite 108 ist diese Klassifikation für Interventionsstudien dargestellt (vgl. Phillips et al., 2001).

Diese Stufenfolge setzt allerdings voraus, dass die Definition und Messung des Ergebnisses und der Intervention optimal sind. Keine noch so homogene Systematische Übersichtsarbeit kann den Mangel einer unangemessenen Ergebnisdefinition ausgleichen.

Je stärker die *Evidence* der Empfehlungen, umso mehr Vertrauen kann man in die Leitlinie stecken. Diese Empfehlungen sind das Herz einer Leitlinie, und sie sollten präzise eine Intervention in einer speziellen Umgebung beschreiben.

Dabei besteht nicht immer eine Identität zwischen der Stärke externer *Evidence* und Empfehlungsklasse einer Leitlinie. Das ergibt sich bereits aus der grundlegenden Unterscheidung zwischen externer *Evidence* und interner Evidenz, wie wir sie im Grundlagenkapitel, fußend auf Abbildung G.2 auf Seite 24, diskutierten. Auch der Europarat sieht das so in seiner Empfehlung Rec(2001) 13 (vgl. Europarat, 2002, S. 28 ff.).

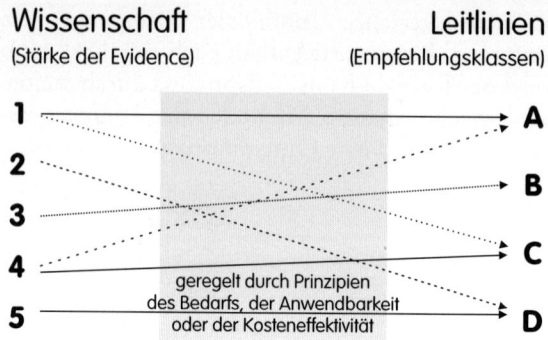

Abbildung 4.22: Beziehungen zwischen der Stärke der *Evidence* und den Empfehlungsklassen (vgl. Europarat, 2002, Abb. 3, S. 29)

Der Europarat führt beispielhaft folgende Fallgruppen auf, die – wie in unserer Abbildung 4.22 – dazu führen, dass die Empfehlungsklassen der Leitlinien nicht den *Evidence*-Stärken entsprechen:

a) »Wenn Studien beispielsweise an einer hochselektierten Patientenpopulation durchgeführt wurden, kann die Evidenz für die Anwendung der Ergebnisse auf eine allgemeine Population schwächer als sonst üblich eingestuft werden.« (Europarat, 2002, S. 28)

Diese Fallgruppe ist für unsere Argumentation besonders interessant. Die Verzerrungsgefahr einer hochselektiven Patientenpopulation ist nämlich bei quasi-experimentellen Therapiestudien wesentlich größer als bei einer für eine bekannte Bevölkerungsgruppe repräsentativen, multivariat auswertbaren Beobachtungsstudie von Therapien (vgl. Kapitel 4.3.7 auf Seite 140 sowie Evans, 2003). Daher hatten wir argumentiert, dass Beobachtungsstudien und experimentelle Therapiestudien die angemessene Antwort auf jeweils unterschiedliche Verzerrungsgefahren seien (☞ Kapitel 4.1 auf Seite 106).

Da nicht alle Verzerrungsverfahren mit einer einzigen Methode bewältigt werden können, kann es keine einlinige Studienhierarchie geben. Evans (2003) wie Behrens (2002a,b,c) schlagen daher für die verschiedenen Verzerrungsgefahren parallele Studienhierarchien vor. Da der Europarat das nicht

4.10 Standards und Leitlinien

so sieht, führt bei ihm der Auswahlfehler einer hochselektiven Patientenpopulation nicht zu einer Abgruppierung in der Skala externer *Evidence* sondern wird erst bei den Empfehlungsklassen der Leitlinien berücksichtigt. Bei Evans (2003) reduziert diese Auswahlverzerrung die *Evidence*-Stärke.

b) »Manchmal stehen zur Begründung einer wichtigen Entscheidung im Gesundheitswesen nur wenige Daten zur Verfügung. In solchen Fällen könnten sich die Experten der Leitliniengruppe für eine höhere Empfehlungsklasse entscheiden, als dies die Evidenz im Normalfall zuließe.« (Europarat, 2002, S. 28)

Da auch bei mangelnder externer *Evidence* entschieden werden muss, ist dieser Fall wahrscheinlich nicht selten. Die mangelnde externe *Evidence* sollte aber – um der Wahrheit und Klarheit der Leitlinie und damit um des Vertrauens der Pflegebedürftigen und Patienten willen – unserer Auffassung nach zugegeben und nicht hinter Aufwertungen versteckt werden.

c) »Auch größere Kostenunterschiede zwischen Interventionen (z.B. wenn Therapie A hundertmal teurer ist als Therapie B) können die Experten dazu veranlassen, die Einstufung von Leitlinienempfehlungen zu ändern.« (Europarat, 2002, S. 28)

Hier handelt es sich um – sehr gut nachvollziehbare – zusätzliche Aspekte, die auch als solche zusätzlichen Aspekte ausgewiesen werden sollten.

d) »Zur Modifikation bei der Interpretation der Evidenz kann es auch auf der Implementierungsebene kommen. Zwar sollen sich Leitlinien überwiegend auf wissenschaftliche und fachliche Überlegungen stützen, doch kann es nötig sein, die Evidenz auf lokaler Ebene je nach Werturteilen, Prioritäten und lokalen Besonderheiten anzupassen und entsprechend zu gewichten. Die Umsetzung von Leitlinien in regionalen Behandlungsprogrammen oder lokalen Praxisstrategien kann demnach auch inhaltliche Änderungen der Empfehlungen zur Folge haben.« (Europarat, 2002, S. 28)

An dieser Fallgruppe wird deutlich, wie wichtig es ist, zwischen externer *Evidence* und interner Evidenz zu unterscheiden und in Respekt vor der Autonomie der Lebenspraxis des Klienten zu beraten und zu entscheiden (☞ Kapitel G.1.2.1 auf Seite 24). Allerdings ist für uns wichtig festzuhalten, dass Werturteile, Prioritäten und Ressourcen sich nicht nur zwischen Regionen, sondern auch zwischen Individuen unterscheiden. Gesundheitsprofessionen sollen aber im Respekt vor der Autonomie der Lebenspraxis des einzelnen Klienten beraten und entscheiden. Kein »regionales Werturteil« steht über dem individuellen. Die Befragung eines repräsentativen Querschnitts der Bevölkerung in Ihrer Region ersetzt nie die Befragung Ihres individuellen Klienten.

Insgesamt zeigt die Empfehlung des Europarates, wie wichtig es für Sie und Ihre Klienten ist, nicht nur die Leitlinien selbst zur Kenntnis zu nehmen, sondern auch ihre Begründungen. Diese Begründungen und Entstehungsgründe sollten immer transparent sein.

4.10.3 Beurteilung von Leitlinien

Die folgenden Fragen zur Beurteilung von Leitlinien basieren auf verschiedenen vorhandenen Bewertungshilfen (vgl. Hayward et al., 1995; Wilson et al., 1995; Brown, 1999; Sackett et al., 2000), die modifiziert und angepasst wurden. Ein Arbeitsblatt zur Beurteilung von Leitlinien finden Sie im Internet.[15]

Ist das Thema der Leitlinie klar formuliert? Eine Leitlinie, die ein sehr weites Themengebiet umfasst, ist als konkrete Empfehlung für die Pflegepraxis eher unbrauchbar, da sie nur allgemeine Vorschläge geben kann. Man sollte sich genau anschauen, welche Themen die Leitlinie behandelt und ob diese klar formuliert und genügend eingegrenzt wurden.

Wie wurde die Leitlinie erstellt? Ähnliche Kriterien wie bei der Bewertung von Systematischen Übersichtsarbeiten (☞ Kapitel 4.9 auf Seite 195) sind auch bei der Beurteilung von Leitlinien sinnvoll: Wurden eine klare Fragestellung formuliert, angemessene Ein- und Ausschlusskriterien definiert, eine ausführliche Recherche durchgeführt und die Ergebnisse nachvollziehbar beurteilt? Ein kleiner Unterschied liegt darin, dass die Systematische Übersichtsarbeit aus RCTs bestehen sollte, und wenn keine derartigen Studien gefunden werden, bricht man den Prozess der Erstellung einer Systematischen Übersichtsarbeit ab; bei der Erstellung von Leitlinien dagegen versucht man, das qualitativ beste Wissen als Grundlage seiner Empfehlungen zu nehmen und – sofern nur schwache Studien vorhanden sind – lieber Abstriche in der Qualität zu machen als die Erstellung der Leitlinie abzubrechen. Falls keine RCTs gefunden wurden, sollte bei einer Empfehlung immer der Grad der *Evidence* (☞ Tabelle 4.1 auf Seite 108) mit angegeben werden, den die Quelle hatte, aufgrund der man zu der Empfehlung kam. Allgemein sollte man sich bei der Beurteilung einer Leitlinie fragen, wo ein *Bias* versteckt sein könnte und welchen Einfluss er auf die Empfehlungen gehabt haben könnte. Wie wir in Kapitel G.2 auf Seite 50 ausführten, ist es keineswegs zufällig, welche Handlungen einer methodisch aufwendigen Evaluation unterzogen werden.

Wurden alle wichtigen Möglichkeiten und Ergebnisse klar beschrieben und nachvollziehbar beurteilt? Es spricht für Leitlinien, wenn nicht nur die empfohlene Intervention diskutiert wird, sondern auch ihre Alternativen kritisch beleuchtet werden – das hat den Vorteil, dass man bei einem Pflegebedürftigen, bei dem die Empfehlung aus der Leitlinie wegen diverser Gründe nicht möglich ist

---

[15]http://www.ebhc.de/praxis/leitlinie.pdf

4.10 Standards und Leitlinien

(z.B. wegen Kontraindikationen oder Präferenzen des Pflegebedürftigen), die beste Alternative wählen kann. Weiterhin sollte man einen Blick darauf werfen, *wer die Leitlinien beurteilt hat* – durch den speziellen Hintergrund, zum Beispiel von Expertengruppen, werden auch Präferenzen gesetzt, die die Beurteilung und die späteren Empfehlungen in eine Richtung beeinflussen könnten.

Bezieht die Leitlinie wichtige aktuelle Entwicklungen mit ein? Da der Prozess der Entwicklung von Leitlinien einige Zeit in Anspruch nimmt und Leitlinien nicht immer regelmäßig überarbeitet werden, sollte man schauen, wie alt die Leitlinie ist (Datum der Publikation, Datum der Fertigstellung der Leitlinie, Aktualität der Quellen) und – bei Unsicherheit bezüglich der Empfehlung – eine eigene Recherche nach neueren Studien durchführen. Auch sollte eine Leitlinie immer eine Art »Verfallsdatum« aufweisen.

Wurde die Leitlinie von Experten begutachtet und getestet? Eine Leitlinie gewinnt an Glaubwürdigkeit, wenn Experten auf verschiedenen Gebieten die zugrunde liegenden Quellen begutachtet und nachvollziehbar bewertet haben und wenn Meinungsverschiedenheiten im Konsensusverfahren geklärt werden konnten. Waren die Experten glaubwürdig und sowohl Praktiker als auch Theoretiker vertreten, gewinnt die Leitlinie zusätzlich an Glaubwürdigkeit.

Wurden konkrete, für die Praxis wichtige Empfehlungen ausgesprochen? Leitlinien sollten immer eindeutige Empfehlungen geben, wenn sie nützlich für die Pflegepraxis sein sollen. Zusätzliche Angaben über die *Relative* oder *Absolute Risiko-Reduktion* bzw. die *Number Needed-To-Treat* bestätigen noch die Aussagekraft der Empfehlungen.

Wie beweiskräftig sind die Empfehlungen? Die Beweiskraft der Leitlinie wird durch verschiedene Faktoren definiert: die Qualität der Recherche, die Qualität der Studien (☞ zum Beispiel Jadad-Score auf Seite 197, Stichprobengröße, Bias), die Übereinstimmung der Ergebnisse verschiedener Studien und die Stärke der *Evidence* der einzelnen Studien. Hinzu kommen noch Überlegungen über Nebenwirkungen, Kosten oder die Durchführbarkeit der Intervention, wenn man die Stärke einer Empfehlung beurteilt.

Ist das Hauptziel der Leitlinie mit meinem Ziel und dem Ziel der von mir unterstützten Pflegebedürftigen identisch? Man sollte sich immer bewusst sein, welches Ziel die Leitlinie befolgt und ob dieses Ziel mit dem Ziel der eigenen Intervention identisch ist. So können Leitlinien Pflegende direkt in ihrer Praxis unterstützen, eine Hilfe bei der Evaluation von Pflegestandards bieten oder Pflegenden mehrere alternative Empfehlungen zur Auswahl stellen, innerhalb der sie entscheiden können.

Sind die Empfehlungen bei meinen Pflegebedürftigen und in meiner Organisation anwendbar? Sind die Pflegebedürftigen und die Umgebung, innerhalb der eine Leitlinie eine Empfehlung ausspricht, mit dem eigenen Umfeld vergleichbar, sollte der Anwendung wenig im Wege stehen; anders sieht es aus, wenn die Pflegebedürftigen in einigen Punkten nicht vergleichbar sind oder die nötigen

Ressourcen fehlen. Unterscheiden sich die eigenen Pflegebedürftigen teilweise von den in der Leitlinie beschriebenen, liegt es im eigenen Ermessen, inwieweit es wahrscheinlich ist, dass die Ergebnisse der in der Leitlinie empfohlenen Intervention auch bei den eigenen Pflegebedürftigen zu erwarten sind; fehlen die nötigen Ressourcen, sollte man sich die Wirtschaftlichkeit der Intervention anschauen. Aber: Entscheidend ist die Aufgabe der pflegerischen Arbeit, die Sie im ersten Schritt der EBN-Methode definiert haben, nicht die Ressourcenverteilung in Ihrer Organisation. Da diese Aufgabe der Sinn und Zweck Ihrer Organisation ist, steht die Aufgabe über allen Routinen und Ritualen und bricht diese.

4.10.4 Suche nach Leitlinien in Medline

In Medline bieten sich wieder zwei Strategien an: die Suchbegriffe mit

```
AND (guideline OR standard OR recommend*)
```

zu ergänzen oder einen Filter (Limit) auf PracticeGuideline zu setzen. Einen Versuch wert ist sicherlich auch die Suche im Internet mit Hilfe von Google oder einer anderen guten Suchmaschine, denn viele Leitlinien werden von Fachgesellschaften erstellt und nicht immer noch zusätzlich als Zeitschriftenartikel veröffentlicht.

5. Schritt:
Veränderung der Pflegepraxis

Als vierter Schritt des EBN-Prozesses sollte nun das beste gefundene Wissen in die eigene Praxis übertragen werden – da hierbei sehr unterschiedliche Bedingungen vorherrschen, können im Folgenden nur allgemeine Konzepte angesprochen werden. Es spielt auch eine Rolle, *wer Evidence-based Nursing* anwendet, so dass zum Abschluss einige Möglichkeiten der Implementierung der EBN-Methode vorgestellt werden.

5.1 Adaptation der Arbeitsorganisation

Adaptation ist in der Physiologie die Veränderungsanpassung eines Systems an ein anderes. Ein Teil der Welt wird damit für das System zur Umwelt, mit der es umgehen kann. Im Literaturwesen spricht man von Adaptation, wenn ein Roman in einem Drehbuch an die Bedingungen des Films angepasst wird.

Sind Ihre Arbeitsorganisationen Systeme, die sich an die bisher genannten EBN-Verfahren erst adaptieren müssen, um sie einsetzen (»applizieren«) zu können? Oder sind sie bereits hinlänglich an *Evidence-based Nursing* angepasst, um es nutzen zu können? Wenn sie sich an unsere Analyse der pflegerischen Problemlösungs- und Entscheidungssituation im Schaubild G.2 auf Seite 24 erinnern, lässt sich die Frage auch so stellen: Begünstigen die dort im rechten Kasten genannten Einflussgrößen, also Vorschriften, Faustregeln, Routinen, moralische und ökonomische Anreize, gesetzliche Regelungen insgesamt die Nutzung externer *Evidence* und interner Evidenz für die Erfüllung der individuellen Pflegebedürfnisse im Arbeitsbündnis mit dem einzelnen Pflegebedürftigen?

Es spricht einiges für die Antwort: »Ja, pflegerische Arbeitsorganisationen in der Schweiz, Österreich und Deutschland sind an *Evidence-based Nursing* adaptiert und könnten *Evidence-based Nursing* applizieren. Den entsprechenden 5. Schritt des EBN-Verfahrens kann man sich daher bei uns sparen.«

Es spricht aber auch einiges für die Antwort: »Nein, der 5. Schritt, die Adaptation der Arbeitsorganisation zur Applikation von *Evidence-based Nursing*, ist auch hierzulande nötig.«

5.1.1 Ja, Pflegeeinrichtung und EBN sind gut aneinander adaptiert

Lassen Sie uns abwägen. Für die gelungene Adaptation sprechen auf den ersten Blick gesetzliche Regelungen. Pflegerische Maßnahmen müssen dem wissenschaftlichen Wissen entsprechen. Sonst sind sie Körperverletzung. Beruflich Pflegende, die entgegen wissenschaftlichem Wissen noch Maßnahmen anwenden, zum Beispiel Fönen und Eisen bei Dekubitus, begehen Körperverletzung und machen sich strafbar. Weder religiöse Traditionen noch der Auftrag des Klienten, er möchte gern gefönt und geeist werden, entlasten den beruflich Pflegenden, der so etwas tut, vom Vorwurf der Körperverletzung.

Es gibt, das können wir an dem Beispiel erkennen, für die Pflege auch im deutschsprachigen Raum nur zwei akzeptierte Begründungssysteme. Das eine ist die Wissenschaft und das andere ist, wo er im Rahmen des wissenschaftlich Vertretbaren bleibt, der Wunsch des Pflegebedürftigen oder des Patienten. Das entspricht *Evidence-based Nursing*. Am Umgang mit Reinheitsgeboten, wie sie die meisten Religionen als Hauptteil ihrer Gebote insbesondere bei Speisen und Sexualität kennen, können Sie sich das klar machen.

Als beruflich Pflegende haben wir in Übereinstimmung mit *Evidence-based Nursing* (☞ Abbildung G.1 auf Seite 22) den Wunsch von Pflegebedürftigen, keine unreinen Speisen (also entweder Schweinefleisch oder Rindfleisch oder Unkoscheres) zu sich zu nehmen, unbedingt zu respektieren. Die nach dem Stand der Wissenschaft notwendige Nahrungsaufnahme ist immer auch mit reinen Speisen möglich. Wenn unsere Küche nicht in der Lage ist, nach den jeweils von den Pflegebedürftigen beanspruchten Reinheitsgeboten Essen zuzubereiten, müssen wir die Pflegebedürftigen an Einrichtungen verweisen, die das können. Aber, und das ist entscheidend, die Begründung dafür ist der Wunsch des einzelnen Pflegebedürftigen, nicht die Religion selber.

Wir selbst dürften nicht aus religiösen Gründen Pflegebedürftigen Speisen vorhalten, die sie wollen und gegen die wissenschaftlich nichts spricht. Aus organisatorischen Gründen kann es vernünftig sein, dass sich Einrichtungen auf bestimmte Reinheitsgebote spezialisieren und Anhänger anderer Religionen und Milieus weiter verweisen. Aber die Verweismöglichkeit, also das Vorhandensein entsprechender Einrichtungen zur Auswahl, ist entscheidend.

Dass Religion in der Regel nicht mehr beansprucht, Wissenschaft zu ersetzen oder gar zu dominieren, wird gerade an den im Gesundheitswesen zahlreichen kirchlichen Einrichtungen einschließlich der Wallfahrtsorte mit wunderheilenden Reliquien deutlich. Die meisten dieser Einrichtungen betonen, medizinwissenschaftlich oder pflegewissenschaftlich effektive Maßnahmen selber anzuwenden oder anwenden zu lassen und religiöse lediglich ergänzend, keinesfalls aber ersetzend anzuempfehlen. Angesichts der Grenzen der Wissenschaft ist es in der Tat oft sehr nachfühlbar, auf Ergänzung durch ein Wunder zu hoffen. Selbst die

Wallfahrt soll aber heute in der Regel medizinische und pflegerische Behandlung nicht ersetzen, sondern ergänzen. In exakt diesem Sinne ist der wissenschaftliche Wirkungsnachweis als Entscheidungsgrundlage inzwischen weithin unbestritten. Pflegerische Arbeitsorganisationen und EBN-Arbeitsgruppen, wie wir sie vielfach durchführten, konnten an dieses Selbstverständnis anknüpfen. Der 5. Schritt der EBN-Methode, die Adaptation der Arbeitsorganisation zur Applikation von *Evidence-based Nursing*, erschien manchmal fast überflüssig.

5.1.2 Nein, Pflegeeinrichtung und EBN sind nicht gut aneinander adaptiert

Aber sobald es konkret und praktisch wird, stellt sich ein etwas anderer Eindruck ein. Was heißt Anerkennung der Wissenschaft? Stellen Sie sich vor, Sie hätten sich durch die Schritte 1–4 Klarheit darüber verschafft, dass eine bestimmte pflegerische Handlungsweise ab sofort zu ändern sei und teilen Ihren Vorgesetzten, Ihrer Kammer, der Krankenversicherung usw. dies ultimativ mit. Wohlgemerkt teilen Sie keineswegs nur mit, dass Sie Ihre Indikationsfreiheit, sofern Sie legal oder gewohnheitsmäßig eine solche Freiheit in Anspruch nehmen können, in Zukunft anders nutzen werden. Konsequent verlangen Sie auch von allen anderen, ihre Praxis Ihren Studienergebnissen anzupassen. Schon wenn Sie diese Vorstellung gedankenexperimentell prüfen, erkennen Sie, dass es so nicht ohne weiteres geht. Eine Reihe von Zwischenschritten sind zu regeln, um eine Arbeitsorganisation verbindlich an externe *Evidence* zu adaptieren. Darüber hinaus setzt eine gelungene Adaptation voraus, dass die für Ihre Arbeiten relevanten möglichen Studien überhaupt durchgeführt wurden. Auch das verlangt eine Reihe von Regelungen, die sich keineswegs von selbst ergeben.

5.1.3 Implementierungsmodelle

Das Ja und Nein der letzten beiden Abschnitte lässt sich so zusammenfassen, dass die Berufung auf Wissenschaft eine notwendige, aber keineswegs hinreichende Bedingung dafür ist, die alltäglichen pflegerischen Entscheidungen zusammen mit den Pflegebedürftigen und in Respekt vor deren autonomer Lebenspraxis *Evidence*-basiert zu fällen.

Wie wir in Kapitel G.1 zu zeigen versuchten, geht es aber genau darum. Daher gibt es seit Mitte der 90er Jahre eine wachsende Literatur, die über die Einführung von *Evidence*-basierter Praxis diskutiert (vgl. Lomas, 1994; Haines & Jones, 1994; Kitson et al., 1998; Walshe & Rundall, 2001; Europarat, 2002).

Bei ihrer Erörterung können wir uns kurz fassen, weil wir das Implementationsproblem bereits breit im Kapitel G diskutierten und sich zeigen wird, dass die grundlegenden Schritte für die Einführung in Einrichtungen die EBN-Schritte 1 (Aufgabe klären) und 2 (Frage stellen) sind.

5.1.4 Modelle, die auf Leitlinien, Standards, Kontinuierliche Weiterbildung und Qualitätsaudits setzen

Die meisten Implementationsmodelle setzen auf den Kreislauf von Forschung, Leitlinienentwicklung, kontinuierlicher Weiterbildung des Personals und Qualitäts-Audits. Dieser Ansatz ist nicht verwunderlich. Das Instrument der Arbeitsanweisung wird seit Jahrhunderten genutzt. Seit Jahrhunderten werden immer wieder neue Praktiken eingeführt, und in der Regel benutzen sie zur Sicherung ihrer Verbindlichkeit diesen Kreislauf, wie ihn Haines & Jones (1994) für *evidence-based* Praxis zusammenfassten (☞ Abbildung 5.1). So plausibel dieses komplexe Modell von Rückkoppelungen ist, die starke Rolle, die Leitlinien in ihm spielen, wirft doch Gefahren auf, die *Evidence-based Nursing* gerade reduzieren will.

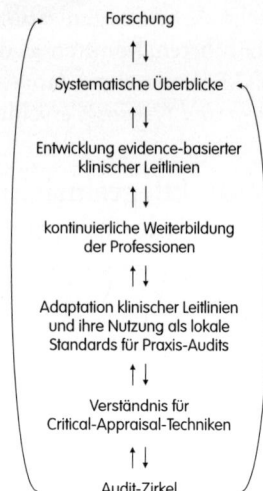

Abbildung 5.1: Implementationsmodell (eigene Darst. n. Haines & Jones, 1994)

5.1.5 Gefahren von Leitlinien und Standards

Die gefährlichen, mit den Prinzipien von *Evidence-based Nursing* unvereinbaren Nebenwirkungen von Leitlinien und erst recht Standards liegen darin, dass sie die eigenverantwortliche Beschäftigung mit den Bedürfnissen und Ressourcen des Pflegebedürftigen als weniger wichtig erscheinen lassen können als die buchstäbliche Befolgung einer Leitlinie oder eines Standards (vgl. Behrens, 1999, 1996).

Das hängt mit dem Irrtum zusammen, das Einhalten von Standards und Leitlinien sei haftungsentlastend. Nur wer sich nicht an Standards und Leitlinien halte, müsse sich verantworten. Tatsächlich muss sich, wer sich an Standards hält, genauso verantworten wie der, der sich nicht an Standards hält. Denn verantworten müssen wir uns vor den individuellen Pflegebedürftigen. Diese Auffassung ergibt sich aus den Prinzipien von *Evidence*-basierter Pflege, wie wir sie in Kapitel G.1 diskutierten. Deswegen ist dem Europarat (2002) zuzustimmen, dass das Nichteinhalten von Leitlinien keineswegs mit besonderen Sanktionen verknüpft werden sollte (vgl. Behrens, 2003). Gerade in der Pflege ist diese Einsicht gefährlicherweise noch wenig verbreitet. Wie Schlopsna (2003) zeigt, erfüllt zum Beispiel der Dekubitusstandard weder die Kriterien von *Evidence*-basierter Pflege, wie wir sie hier darstellten, noch die des Europarates (Europarat, 2002).

5.1.6 Modelle, die auf Organisationskontexte und »Facilitatoren« setzen

Die Bedenken gegenüber einer zu starken Betonung von Leitlinien und Standards, vor allem aber die Misserfolge bei Implementationsversuchen (vgl. Kitson et al., 1998) haben zum Beispiel im britischen *Royal College of Nursing* (RCN) dazu geführt, auf Konzepte der Organisationsentwicklung zurückzugreifen. Die Entstehung und Entwicklung des Neuen in Organisationen ist seit Max Webers »Wirtschaft und Gesellschaft« ein Hauptthema der Soziologie lernender Organisationen (Oevermann, 1991; Behrens, 1982).

In dem Konzept von Kitson et al. (1998) hängt die erfolgreiche Implementierung von Forschungsergebnissen (in unserer Sprachregelung also von »externer *Evidence*«) von drei unabhängig voneinander zu erhebenden Faktoren ab:

1. der Güte der *Evidence*
2. dem Organisationskontext, in den eine neue *Evidence*-basierte Praxis eingeführt werden soll
3. der Güte der »Facilitatoren«, die ihre Kollegen dabei unterstützen, ihre Arbeitsgewohnheiten und Arbeitseinstellungen zu ändern.

In Funktionsschreibweise:

$$SI = f(E, C, F)$$

wobei SI für *Successful Implementation* (also erfolgreiche Einführung) steht, E für *Evidence*, C für *Context*, F für *Facilitation* und f(x) für Funktion von x (vgl. Kitson et al., 1998, S. 150).

Jede dieser drei Dimensionen (*Evidence*, Organisations-Kontext und Facilitation), die zusammen einen Würfel ergeben, hat eine eigene Güteschätzung. Diese stellen wir in den folgenden Abbildungen 5.2 auf der nächsten Seite, 5.3 auf der nächsten Seite sowie 5.4 auf Seite 219) vor.

Da Kitson et al. (1998) gerade vier Einrichtungen als »Test-Fälle« in diesen drei Dimensionen verorten, kann offenbar von einer Testung des Modells noch keine Rede sein. Auch diskutieren Kitson et al. (1998), wie sie selber als Forschungsdesiderat angeben (Kitson et al., 1998, S. 158), nicht, wie in diesem Interpretationsrahmen die äußerst erfolgreiche Implementation von neuen Praktiken, die gerade nicht auf *Evidence* beruhen, zu verorten wäre. Von einem getesteten oder verallgemeinerbaren Modell kann also noch keine Rede sein. Dennoch halten wir es für anregend, sich die drei Dimensionen zu vergegenwärtigen, auf denen eine erfolgreiche Implementation beruhen soll.

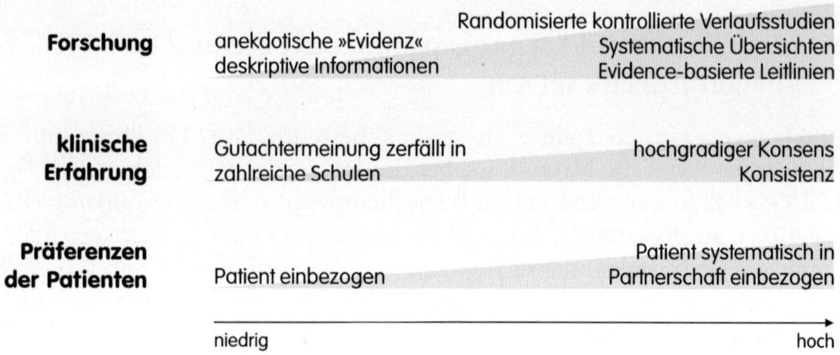

Forschung	anekdotische »Evidenz« deskriptive Informationen	Randomisierte kontrollierte Verlaufsstudien Systematische Übersichten Evidence-basierte Leitlinien
klinische Erfahrung	Gutachtermeinung zerfällt in zahlreiche Schulen	hochgradiger Konsens Konsistenz
Präferenzen der Patienten	Patient einbezogen	Patient systematisch in Partnerschaft einbezogen

niedrig → hoch

Abbildung 5.2: Dimension »Evidence«

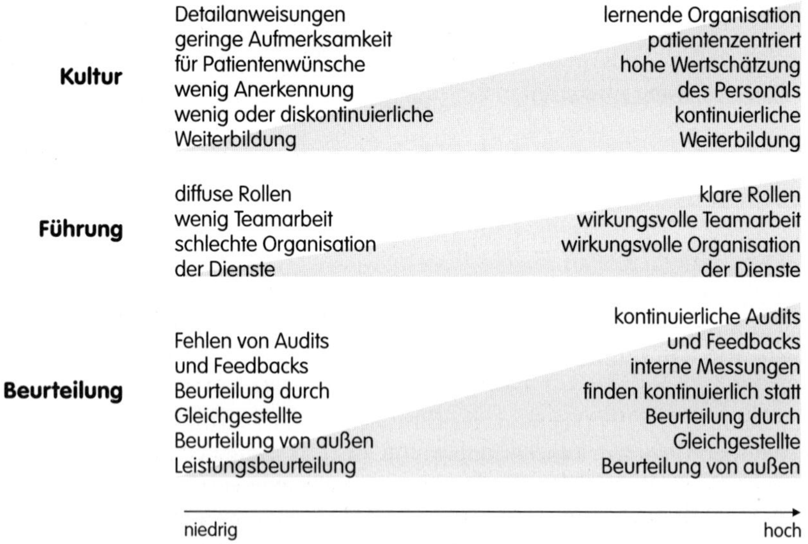

Kultur	Detailanweisungen geringe Aufmerksamkeit für Patientenwünsche wenig Anerkennung wenig oder diskontinuierliche Weiterbildung	lernende Organisation patientenzentriert hohe Wertschätzung des Personals kontinuierliche Weiterbildung
Führung	diffuse Rollen wenig Teamarbeit schlechte Organisation der Dienste	klare Rollen wirkungsvolle Teamarbeit wirkungsvolle Organisation der Dienste
Beurteilung	Fehlen von Audits und Feedbacks Beurteilung durch Gleichgestellte Beurteilung von außen Leistungsbeurteilung	kontinuierliche Audits und Feedbacks interne Messungen finden kontinuierlich statt Beurteilung durch Gleichgestellte Beurteilung von außen

niedrig → hoch

Abbildung 5.3: Dimension »(Organisations-)Kontext«

5.1 Adaptation der Arbeitsorganisation

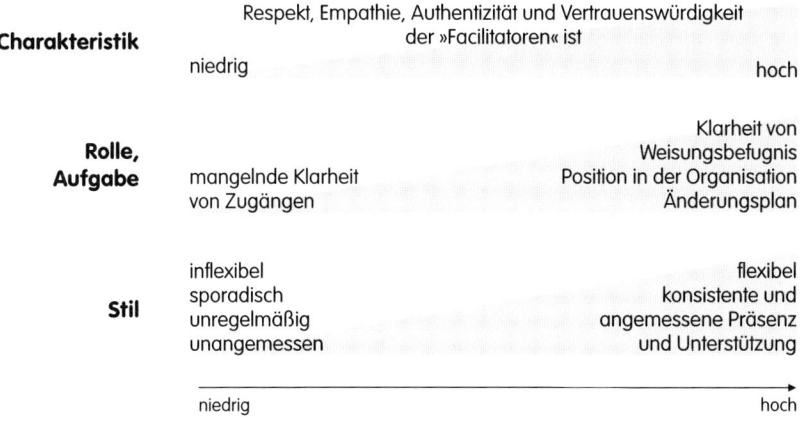

Abbildung 5.4: Dimension »Facilitation«

Der Vorzug solcher Modellierungen mit mehreren voneinander unabhängigen Dimensionen ist, dass die Dimensionen jede für sich gemessen werden und sich entwickeln können. Man kann sich zum Beispiel fragen, ob gute Facilitatoren den Einfluss schlechter organisatorischer Kontexte ausgleichen können. Für eine Antwort brauchen Sie allerdings eine hinlänglich große Zahl von Einrichtungen mit guten Facilitatoren, schlechtem Organisationskontext und umgekehrt gutem Organisationskontext und fehlender Facilitation sowie Einrichtungen, bei denen jeweils beide Dimensionen gleich gut oder gleich schlecht ausgeprägt sind. Dann können Sie eine quasi-experimentelle Interventionsstudie oder eine multivariat ausgewertete Beobachtungsstudie durchführen.

Auch Empfehlungen zur Einführung *Evidence*-basierter Pflege sollten selbstverständlich *evidence-based* sein. Sonst sähen wir den Splitter im Auge des anderen, aber den Balken im eigenen Auge sähen wir nicht. Mit vier Fallstudien ist eine Antwort, wie auch Kitson et al. (1998) schreiben, keinesfalls möglich. Um die Fallzahlen zu erhöhen, könnten die vielen Einrichtungen einbezogen werden, in denen seit Jahrhunderten immer wieder Neuerungen, seien sie *evidence-based* oder nicht, eingeführt werden.

Damit kommen wir zu den relevanten Fragen, die wir uns bei jeder Studie stellen (☞ Kapitel G.1 auf Seite 21): Sind die begründenden Ziele, die Prozessergebnisse und die Interventionen (☞ Kapitel G.1.3 auf Seite 33) so definiert und gemessen, wie es dem Konzept entspräche? Wie wird also erfolgreiche Implementation von *Evidence-based Nursing* definiert und erkannt?

Kitson et al. (1998) begreifen *Evidence* ähnlich wie wir in diesem Buch als »combination of research, clinical expertise, and patient choice« (Kitson et al., 1998, S. 150), also als Kombination von externer *Evidence*, wie wir sie aus Studien über Dritte zu erhalten hoffen, klinischer Expertise und der Vorliebe des Patienten. *Evidence* sehen sie also gerade nicht als Dominanz der externen *Evidence* über die pflegerische Entscheidung im Einzelfall in Respekt vor der Autonomie der Lebenspraxis des Patienten (vgl. Behrens, 2003).

Wir spezifizieren diese »Kombination« daher in diesem Buch als eine pflegerische Entscheidung unter Ungewissheit im Arbeitsbündnis zwischen einzigartigen Klienten und Professionen, die bei dieser Entscheidung sich der vertrauenswürdigsten verfügbaren externen *Evidence* aus Studien bedienen. Soweit das Konzept, das wir mit Kitson et al. (1998) teilen.

Wie stellen Kitson et al. (1998) fest, ob diese Entscheidungsweise erfolgreich implementiert ist? Sie stellen es, wie die über den ganzen Artikel verteilten Beispiele zeigen, daran fest, ob sich die pflegerische Praxis entsprechend der *Evidence*-basierten Leitlinie geändert hat. Das ist eine gegenüber ihrem eigenen Konzept stark verkürzte Messweise. Sie mag ihre Berechtigung haben, wo eine eindeutig und in allen Fällen schädliche Praxis trotz klarer externer *Evidence* und vorhandenen Facilitatoren nicht geändert wird (was sie in einigen ihrer Fallstudien finden). Aber diese Messweise wird ihrem Konzept *Evidence*-basierter Pflege nicht gerecht.

Allerdings ist zuzugestehen, dass dieses Konzept schwer zu messen ist. Verkürzte Messungen bergen aber die Gefahr, dass sich Gesundheitsprofessionen eher auf die Einhaltung vorgegebener Standards konzentrieren als auf *Evidence*-basierte Pflege (vgl. Behrens, 1996, 1999).

Ein ähnliches Erfassungsproblem wie bei der »erfolgreichen Einführung« ergibt sich bei der Erkenntnis der Dimension »Evidence«. Aus ihrem mit unserem übereinstimmenden Konzept, dass *Evidence* eine Kombination von externer *Evidence* (»Research«), klinischer Expertise und autonomer Vorliebe des Patienten in der individuellen pflegerischen Entscheidung ist, kommen Kitson et al. (1998) zu dem in unseren Abbildungen eben dargestellten Erfassungsvorschlag, der die Bestandteile der Kombination unabhängig voneinander und auf der Aggregationsebene der Organisation misst. Aus der klinischen Expertise im Einzelfall wird so das Vorhandensein eines breiten Konsens der Kliniker. Aus der Patientenentscheidung im Einzelfall wird das systematisch erhobene Feedback der Patienten bei der Entscheidungsfindung (vgl. Kitson et al., 1998, S. 150 f.).

Da auch diese Unter-Elemente von *Evidence* unabhängig voneinander gemessen werden, ergibt sich darüberhinaus folgender bemerkenswerte Effekt: Sicher wird sich eine Maßnahme, die dem breiten Konsens der Kliniker und den Präferenzen der Patienten entspricht, auch ohne starke externe *Evidence* leichter durchsetzen als eine pflegerische Maßnahme, für die zwar gute externe *Evidence*-Nachweise sprechen, die aber dem Konsens vieler Kliniker und den Präferenzen vieler Patienten widerspricht. Aber verfügt sie deshalb über weniger *Evidence*?

Sie sehen, wie schwer und zugleich wie nötig es ist, auch das Management von Implementationen auf *Evidence* zu gründen, wie es im Begriff des »Evidence-based Management« zum Ausdruck kommt (vgl. Walshe & Rundall, 2001). Wenn das Konzept von Kitson et al. (1998) auch, wie sie selber schreiben, über eine noch schlechte Konstrukt-Validität verfügt (vgl. Kitson et al., 1998, S. 158 f.), so stellt es doch wichtige Fragen, die in der Organisationsentwicklung breit erörtert wurden. Die Diskussion über »Facilitatoren« und organisationellen »Kontexten« bieten konzeptionell einen Anschluss zu unseren eigenen Erfahrungen, auf die wir im nächsten Kapitel zurückkommen.

5.1.7 Kliniker und Manager: integrierbar über Schritt 1 Aufgabenklärung und Schritt 2 Fragestellung

In einem berühmt gewordenen Artikel, der an Lomas (1994) anknüpft, diskutieren Walshe & Rundall (2001) *Evidence*-basiertes Management im Gesundheitswesen. Zum großen Vergnügen der Gesundheitsprofessionen stellen sie darin die unterschiedlichen alltäglichen Erfahrungswelten und Berufswege von Klinikern und Managern gegenüber und fragen, wie die Manager überhaupt ein klinisches Konzept wie *Evidence*-basierte Enscheidungsfindung verstehen und übernehmen können.

Während Kliniker täglich Entscheidungen mit ihren Pflegebedürftigen träfen und im Rückgriff auf externe *Evidence* und im Vorgriff auf die immer ungewissen Folgen rechtfertigen müssten (vgl. Kapitel G.1 auf Seite 21 Oevermann, 1991), seien Entscheidungen bei Managern seltener, ihnen gingen lange Vorbereitungs- und Bargaining-Prozesse voraus und der methodisch-kritische Rückgriff auf veröffentlichte kontrollierte externe *Evidence* sei viel weniger verbreitet (vgl. Walshe & Rundall, 2001, sie beziehen sich allerdings nur auf Manager in den englischsprachigen Ländern). Als Folge dieser alltäglichen Erfahrungen und ihrer Berufswege seien Manager weniger entscheidungs- und ergebnisorientiert als Kliniker. Für die Integration dieser beiden Welten schlagen sie unter anderem zwei Schritte als entscheidend vor, die wir Ihnen als (von uns eingeführte) erste beiden Schritte der EBN-Methode empfahlen. Manager und Kliniker sollten gemeinsam in den Schritt der Aufgabenklärung und den Schritt der Fragestellung integriert werden, dann könnten auch Manager das Ergebnis in seiner Relevanz verstehen (vgl. Walshe & Rundall, 2001). Diesen Vorschlag übernehmen wir gerne.

Wie wir in Tabelle G.1 auf Seite 43 darstellten, wäre es unserer Meinung nach allerdings naiv, von einer Identität der am Einzelfall und der an der Bevölkerung ausgerichteten Perspektiven auszugehen. Professionsethisch und für alle Pflegebedürftigen gefährlich ist aber, deshalb zuzulassen, dass unterschiedliche Perspektiven säuberlich auf zwei Gruppen, nämlich Kliniker einerseits und Manager andererseits, aufgeteilt werden. Das sehen nicht nur wir so; auch im Eid der Ärzte heißt es, dass jeder einzelne Arzt für die Gesundheit seines Patienten *und* für die Gesundheit der Bevölkerung zuständig ist.

5.2 Möglichkeiten der Implementierung durch Einzelne und kleine Gruppen

Unser Vorschlag geht nun keineswegs dahin, dass erst alle in Kapitel 5.1 auf Seite 213 genannten Zwischenschritte geregelt werden müssen, bevor Sie mit *Evidence-based Nursing* anfangen können. Vielmehr schlagen wir vor, bestehende organisatorische Anknüpfungspunkte von Neuerungen – zum Beispiel Qualitätszirkel – unter Hinweis auf den Organisationszweck mit zu nutzen (☞ Kapitel 1 ab Seite 65) und die Arbeitsorganisation solange eher allmählich zu adaptieren, bis hinreichend klar und akzeptiert ist, in welche Richtung grundlegendere Regelungen erfolgen müssen.

In den Kapiteln 4.10 auf Seite 205 und 5.1 auf Seite 213 haben wir – fußend auf den Grundlagen im Kapitel G.1 auf Seite 21 – begonnen, die Leitlinien, Arbeitsanweisungen und andere einrichtungsübergreifende sowie gesamtorganisatorische Maßnahmen zu diskutieren, die die Veränderung der Pflegepraxis begünstigen.

Im folgenden Kapitel geht es um die Frage, was Einzelne und kleine Gruppen in bestehenden Einrichtungen tun können. Sie wirken als »Facilitatoren«, die die Umstellung der Pflegepraxis erleichtern (☞ Kapitel 5.1.6 auf Seite 217). Am wichtigsten ist uns, daran zu erinnern, dass diese Einzelnen und kleinen Gruppen keinesfalls zu Personen werden dürfen, die die 6 Schritte der EBN-Methode stellvertretend für ihre Kolleginnen durchführen! Die Methode lebt davon, dass die Schritte 1 (Aufgabenklärung) und 2 (Fragestellung) von allen, die täglich pflegerische Entscheidungen treffen, durchgeführt werden, und die pflegerische Entscheidung und ihre Evaluation kann nur mit den Pflegebedürftigen zusammen getroffen werden (Schritte 4, 5 und 6). Nur technische Zwischenschritte, zum Beispiel die Literatursuche, sind delegierbar (vgl. Kapitel G.1.3 auf Seite 33). Im Folgenden werden Möglichkeiten dargestellt, wie man *Evidence-based Nursing* an einer Institution einführen kann – nicht zu verwechseln mit dem 5. Schritt der EBN-Methode! Zur besseren Übersichtlichkeit wurde eine Unterteilung in Einzelpersonen und Gruppen vorgenommen.

5.2.1 Einzelpersonen

Personen können als Promotor, Prozessbegleiter, Pflegeexperte oder Lehrer für die Implementierung von *Evidence-based Nursing* an einer Institution zuständig sein.

5.2.1.1 Promotor

Der Promotor ist Mitglied im Pflegeteam und arbeitet im »normalen« Betrieb mit, allerdings nur reduziert, mindestens mit einer halben Stelle; die andere Hälfte seiner Zeit verbringt er damit, Probleme, die das Team in der täglichen Praxis vorgefunden hat, mit Hilfe der EBN-Methode zu bearbeiten.

Der Vorteil ist, dass er direkt vor Ort ist und als Mitarbeiter auf der Station hautnah die Praxis erlebt; zudem ist er im Team integriert, so dass Änderungen von seinen Kolleginnen leichter akzeptiert werden. Ein Nachteil ist, dass er, um EBN anwenden zu können, über ein großes Zusatzwissen verfügen muss (Statistik, Sprache, Datenbanken usw.) und dieses Wissen zu aufwendig zu erwerben ist, um ihn nicht die Fragestellungen auch von Stationen bearbeiten zu lassen, in denen er nicht arbeitet. Dadurch werden »Promotoren« zu »Prozessbegleitern«.

5.2.1.2 Prozessbegleiter

Im Gegensatz zu einem Promotor ist ein interner Prozessbegleiter für die gesamte Institution zuständig: Er wird nach Bedarf in verschiedenen Bereichen eingesetzt und begleitet dort die Einführung neuer Konzepte. Diese Konzepte können zum einen von ihm mit EBN erstellte Veränderungen sein, die er nun bei der Implementierung in die Praxis begleitet (= der 5. Schritt der EBN-Methode) oder zum anderen diverse Konzepte, wobei die bei deren Umsetzung auftauchenden Probleme vom Prozessbegleiter mit EBN bearbeitet werden.

Der Vorteil ist, dass man eine geschulte Fachkraft hat, die an Brennpunkten bei Bedarf eingesetzt werden kann und die dann auch eine Zeit lang vor Ort in der Praxis mitarbeitet, um ein Gespür für die Probleme zu bekommen. Da der interne Prozessbegleiter nicht wirklich zum jeweiligen Team gehört, ist die Akzeptanz für Veränderungen von Seiten der Kollegen her sicherlich geringer als beim Promotor.

5.2.1.3 Pflegeexperte

Am weitesten von der Basis entfernt arbeitet der »Pflegeexperte«, der für die Qualität der Pflege in der gesamten Institution verantwortlich ist und sich darum bemüht, Pflegeinterventionen auf eine wissenschaftliche Basis zu stellen und die Pflegequalität somit zu sichern bzw. zu verbessern.

Der Pflegeexperte kann auch die Stelle eines Qualitätssicherungsbeauftragten innehaben oder bei größeren Kliniken für den ärztlichen Bereich mit verantwortlich sein, zum Beispiel als EBHC-Beauftragter (EBHC = *evidence-based health care*, *Evidence*-basierte Gesundheitsversorgung). Er unterstützt die AG Pflegestandards oder die AG Pflegeleitlinien sowie den Qualitätszirkel des Krankenhauses und begleitet zusätzlich am Haus laufende Forschungsprojekte. Von Vorteil ist, dass man mit einem Pflegeexperten einen Spezialisten, der idealerweise Pflegewissenschaft studiert hat, für den EBN-Bereich hat.

5.2.1.4 Lehrerinnen und Lehrer

In Österreich, Deutschland und der Schweiz entstammen die Lehrerinnen und Lehrer der Schulen für Gesundheitsfachberufe in der Regel diesen Berufen und halten verhältnismäßig engen Kontakt zu den Ausbildungseinrichtungen. Viele Lehrerinnen und Lehrer begleiten mit ihren Schülerinnen und Schülern Praxisprojekte, in denen eine Station oder ganze Einrichtung ihre Pflegepraxis neu gestaltet. In diesem Sinne ist vielen Einrichtungen die Unterstützung bei der Auswahl und Bewertung externer *Evidence* sehr willkommen, die Lehrerinnen und Lehrer von ihrer Bildung her gut leisten können.

5.2.2 Gruppen

Weiterhin kann man die EBN-Methode auch durch Gruppen einführen, wobei vorher genannte Einzelpersonen in diesen Gruppen aktiv werden können (und sollen).

5.2.2.1 Qualitätszirkel

In vielen Einrichtungen finden Sie Qualitätszirkel, die ein Problem analysieren und Lösungen erarbeiten. Diese Qualitätszirkel müssen sich schon heute, wollen sie erfolgreich sein, der Aufgaben ihrer Einrichtung bewusst werden und präzise Fragestellungen formulieren können. Es bedarf fast keiner weiteren Ausführung, dass nach Techniken wie *Brainstorming*, die die eigenen Erfahrungen und Ideen ans Licht heben, auch externe *Evidence* aus der weltweiten Literatur zu einer gegebenen Fragestellung viel beitragen kann. Die Integration der EBN-Schritte in Qualitätszirkel liegt also sehr nahe. In manchen Einrichtungen werden diese Qualitätszirkel auch als »Arbeitsgemeinschaft Pflegeforschung« betrieben.

5.2.2.2 Ausbildung

Eine große Bedeutung sollte man der Ausbildung beimessen, denn hier werden die Grundsteine für die spätere berufliche Praxis gelegt – wo ist es also sinnvoller, mit EBN zu beginnen? Eine mögliche Variante wäre, dass Auszubildende während ihres Praxiseinsatzes lernen, Probleme zu erkennen und zu formulieren. Während der Unterrichtseinheiten können sie dann – mit professioneller Unterstützung – diese Probleme bearbeiten, indem sie in Datenbanken nach möglichst gutem Wissen suchen, dieses Wissen unter fachkundiger Aufsicht beurteilen lernen und ein Konzept entwickeln, die Früchte ihrer Arbeit wieder in die Praxis zu bringen, zum Beispiel in Form von Leitlinien oder Empfehlungen an die AG Pflegestandards. Der Vorteil besteht darin, dass von der Pike auf EBN trainiert wird und die Auszubildenden hoch motiviert sind. Ein Nachteil besteht darin, dass die Akzeptanz der Empfehlungen von Seiten der erfahrenen Praktiker sicherlich eher gering sein wird.

5.2.2.3 AG Pflegeforschung

In der »AG Pflegeforschung« treffen sich Pflegende von verschiedenen Stationen und Fachbereichen regelmäßig und tragen Probleme aus der Praxis zusammen. Unter Mithilfe einer EBN-geschulten Fachkraft formulieren sie daraus Fragestellungen, recherchieren in Datenbanken und beurteilen die gefundenen relevanten Studien. Anschließend versuchen sie, ihr neu gewonnenes Wissen in die Praxis umzusetzen, entweder direkt oder in Form von Pflegestandards. Die AG Pflegeforschung eignet sich gut, um in der gesamten Institution Probleme zu erkennen und systemweit zu bearbeiten. Auch der interdisziplinäre Ansatz mag bei der Lösung von Vorteil sein. Nachteilig ist die lange Zeit, bis Lösungsansätze für Pflegeprobleme erarbeitet werden – trifft man sich monatlich, können erste Ergebnisse, wenn die Mitglieder der AG vorher noch nicht mit EBN in Berührung gekommen sind, sicherlich erst nach frühestens einem Jahr erwartet werden. Daher empfiehlt sich zur Beschleunigung, einige Zwischenschritte durch Promotoren, Prozessbegleiter, Pflegeexperten oder andere Facilitatoren machen zu lassen.

5.2.2.4 Journal Club

Im Journal Club werden Probleme von der anderen Seite her angegangen; die Mitglieder treffen sich regelmäßig und stellen den anderen interessante Forschungsarbeiten vor, die ihnen beim Durchsehen von Fachzeitschriften aufgefallen waren. Man findet also, gelenkt durch Zufall und Interesse, die Lösung für ein potentielles Problem und hat nicht erst ein Problem und sucht dann nach einer Lösung. Der Journal Club benötigt nicht soviel Zeit, bis erste Ergebnisse vorliegen, da die Teilnehmer nicht recherchieren, sondern nur die Studien kritisch beurteilen – doch auch hierbei benötigen sie eine leitende Hand, gereicht durch eine EBN-Fachkraft. Da die Auswahl der Studien sich weniger nach den Problemen richtet, kann es sein, dass drängende Fragen aus der Praxis unbeantwortet bleiben.

6. Schritt:
Evaluation von Wirkungsketten – Qualitätsmanagement und *Evidence-based Nursing*

6.1 Drei Ebenen der Evaluation

Der sechste Schritt der *Evidence*-basierten Praxis, die Evaluation, ist vielleicht der wichtigste Schritt. Zumindest ist es, wie wir im Kapitel G.1.3 auf Seite 33 sahen, der Schritt, der den Pflegeprozess dynamisch erhält.

In diesem 6. Schritt erweist sich, ob die ersten 5 Schritte wirklich an den Bedürfnissen der Pflegebedürftigen orientiert sind. Wir könnten also unter dem »6. Schritt« dieses ganze Buch noch einmal ausbreiten. Lesen Sie lieber noch einmal vom Ergebnis her das einleitende Kapitel G.

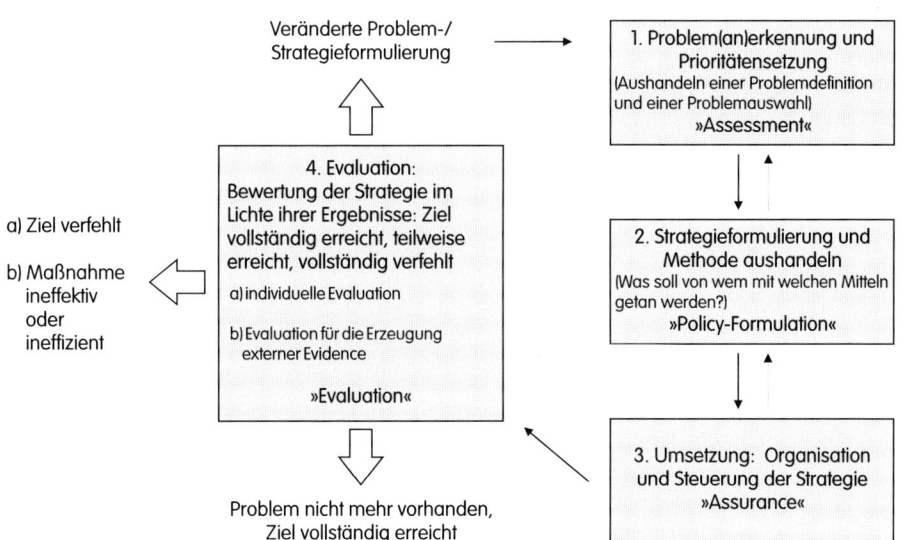

Abbildung 6.1: Problem(an)erkennung und Evaluationsspirale

Evaluation führt zu Ergebnissen auf drei Ebenen:

Ebene 1: Das Ergebnis ist (nicht) wie erwartet.
Das ist die einfachste Art der Evaluation. Jede Maßnahme beinhaltet ein gedanklich vorweggenommenes, erwartetes Ergebnis. Zum Beispiel erwarte ich bei einer fiebrigen Erkältung, dass nach drei Tagen das Fieber heruntergeht. Wenn es nach drei Tagen nicht heruntergegangen ist, frage ich mich, ob die Problemdiagnose nicht falsch war und es sich vielleicht um mehr als um eine fiebrige Erkältung handelt (☞ Kasten 1 in Abbildung 6.1 auf der vorherigen Seite). Oder die Maßnahme war bei mir nicht die richtige (Kasten 2). Oder ich habe mich gar nicht an die Maßnahme gehalten (Kasten 3). Solche Vergleiche zwischen antizipiertem Ergebnis und eingetretenem Ergebnis führen wir laufend durch. Es handelt sich um »Critical Pathways«, wie wir sie im Kapitel G.1.3 auf Seite 33 darstellten. Auf jeder Stufe wählen wir zwischen einer begrenzten Zahl von Alternativen: alternative Problemanerkennungen, alternative Maßnahmen, alternative Umsetzungen. Informationstechnik kann uns helfen, bekannte relevante Alternativen wahrzunehmen und nicht zu vergessen. Es handelt sich im Kern um Checklisten bekannter Problem-Lösungswege.

Ebene 2: Das Ergebnis ist wie erwartet, aber es entspricht inzwischen nicht mehr meinen Bedürfnissen.
Dieser Fall ist gar nicht so selten. Denn nicht nur eine Maßnahme braucht Zeit zu wirken. In dieser Zeit können sich auch die Pflegebedürftigen in ihren Vorstellungen, in ihren Leidens-Bereitschaften und ihren Zielen ändern. Nichts kann sie dazu zwingen, bei den Vorstellungen zu verharren, die sie bei der Entscheidung für eine Maßnahme hatten. Ebene 1 ist, was die Bedürfnisse und Vorstellungen der Pflegebedürftigen angeht, statisch: Zwar brauchen die Maßnahmen Zeit, aber die Pflegebedürftigen sollen ihre Vorstellungen und Ziele nicht ändern. Das ist unrealistisch. Eine gute Evaluation fragt nach diesen Änderungen, aber vermischt nicht die Evaluation der Ebene 2 mit der Evaluation der Ebene 1.

Ebene 3: Das Ergebnis ist wie erwartet, aber es wäre etwas Besseres möglich gewesen.
Dieser Fall ist hochrelevant. Stellen Sie sich vor, wie Ihre engagierten, wohlmeinenden und liebevollen Vorgänger im Pflegeberuf täglich die Ergebnisse von Fönen und Eisen bei Dekubitus evaluierten. Die furchtbaren Ergebnisse dieser brutalen Körperverletzung verunsicherten sie nicht, weil sie diese Ergebnisse aus jahrzehntelanger Erfahrung so erwarteten. Ihre Praxis wurde ihnen nicht problematisch. Die Ergebnisse des Fönens und Eisens stürzten sie nicht in eine Krise, weil sie die Ergebnisse nicht anders erwarteten.

Allgemeiner gesagt: Wir können uns nicht darauf verlassen, dass unerwartete Ergebnisse uns schon rechtzeitig in Krisen stürzen. Es bedarf der außeralltäglichen Anstrengung, jedes bewährte Verfahren so anzusehen, als wäre es in einer

Krise. Trotz Erfüllung der Erwartungen müssen wir es in eine Krise stürzen, um das Neue entdecken zu können.

Im Alltag kann man nicht permanent alles in eine Krise stürzen. Man würde sich handlungsunfähig machen (vgl Kapitel G.2 auf Seite 50). Aber es gibt eine Tätigkeit, für die die Krise der Normalfall ist. In ihr wird, um Neues zu entdecken, jedes Vorgehen so angesehen, als sei noch etwas Besseres möglich. Diese Tätigkeit ist Wissenschaft, wie wir sie im Kapitel G.2 auf Seite 50 erörterten. Als Pflegewissenschaftler evaluieren wir jeden Einzelfall unter der Frage, ob er zur externen *Evidence* für bessere pflegerische Handlungen beitragen kann.

6.2 Die Evaluation von Struktur-, Prozess-, Prozessergebnis- und Zielerreichungsqualität

In der Abbildung 6.2 finden Sie vier Ebenen aufgeführt. Sie können Sie in zwei Richtungen lesen. Von unten nach oben, also vom Struktur-Input bis zum letztlich angestrebten Ziel, verläuft die Wirkungsrichtung (Wirkungskette). Von oben nach unten, also vom Ziel zum notwendigen Struktur-Input, bildet sich unser Wissen über notwendige Strukturen und Prozesse und damit erst die Möglichkeit, eine Struktur und einen Prozess zu begründen (Begründungskette).

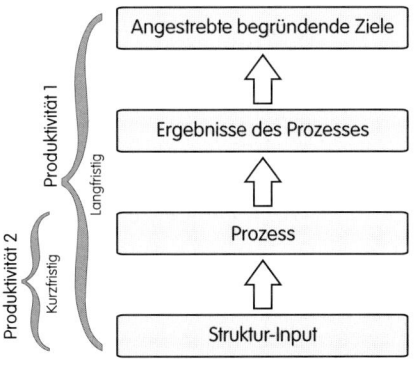

Abbildung 6.2: Ebenen der Qualität

Ein triviales Beispiel für die Begründungskette: Woher wissen wir, dass in einer Einrichtung mindestens 50% der Schwestern und Pfleger eine dreijährige Ausbildung absolviert haben müssen statt nur zum Beispiel 30% und soviel Föne wie anwesende ausgebildete Pfleger vorhanden sein müssen (also Merkmale der Strukturqualität)? Wir meinen es, weil zum Beispiel der Prozess »Fönen und Eisen bei Dekubitus« eben nicht von Hilfsschwestern durchgeführt werden könne und weil wegen der Häufigkeit des Fönens jede anwesende ausgebildete Pflegerin immer einen Fön haben müsse. Woher wissen wir, dass der Prozess »Fönen und Eisen« nötig ist? Wir denken es, weil wir zu wissen meinen, dass Fönen und Eisen Dekubitus lindert oder wenigstens seiner Verschlimmerung vorbeugt. Sobald wir erkennen, dass Fönen und Eisen im Ergebnis schadet statt nützt, bricht die Begründungskette zusammen: Weder der Prozess »Fönen und Eisen« ist mehr zu rechtfertigen noch die für ihn notwendige Struktur.

Allgemein gesprochen: Ich kann nichts über die notwendige Strukturqualität sagen, wenn ich nicht verlässlich weiß, welche Strukturen für welche Prozesse nötig sind, und ich kann nichts über Prozessqualität sagen, wenn ich nicht weiß, welche Prozesse für welche Ergebnisse nötig sind.

Ohne *Evidence* über die Wirkungen von Prozessen sind keine Aussagen über die Strukturqualität möglich. Das ist leichter gesagt als getan. Im Gesundheitswesen sind Strukturmerkmale fast immer leichter festzustellen als Prozessmerkmale und Prozessmerkmale leichter als Ergebnisse. Welche Ausbildungen das Personal hat und wie viele Föne inventarisiert sind, können Sie vergleichsweise leicht feststellen. Festzustellen, wie die KollegInnen tatsächlich arbeiten, das ist schon schwieriger. Und festzustellen, welche Wirkungen ihre Handlungen haben, das ist am schwierigsten.

Deswegen finden wir im Gesundheitswesen häufig Versuche, Strukturqualitäten zu definieren, obwohl man über die Wirkungen der Prozesshandlungen sehr wenig weiß. Möglicherweise ist die Unterscheidung von Struktur-, Prozess- und Ergebnisqualität deshalb so beliebt, weil sie das Missverständnis erleichtert, ohne Kenntnis der Ergebnisqualität könne man etwas über die Struktur- und Prozessqualität sagen. Tatsächlich geht das nicht. Jeder Aussage über einen notwendigen Prozess und die von diesem Prozess benötigte Struktur liegt tatsächlich ausgesprochen oder unausgesprochen eine Wirkungshypothese zu Grunde, die der Prüfung bedarf. Die Begründungskette ist nicht umkehrbar.

Und – allerdings selten durchgeführte – empirische Untersuchungen zum Zusammenhang von Ausbildung und tatsächlichen Handlungen im Gesundheitswesen haben schon manches Mal gezeigt, dass die gründlichere Ausbildung nicht mit selbstberichteter besserer Prozessqualität zusammenhängt (vgl. Behrens & Müller, 1993). Daher bezeichnen wir hier als Produktivität 2 das Verhältnis von Strukturkosten (zum Beispiel Personal, Ausbildung, Gebäude, Geräte) zum durchgeführten Prozess (zum Beispiel Zahl und Ausmaß pflegerischer Handlungen): Je weniger Strukturmittel für die Durchführung bestimmter pflegerischer Handlungen aufgewendet werden mussten, umso produktiver wurden diese Strukturmittel eingesetzt.

Als Produktivität 1 bezeichnen wir in Abbildung 6.2 auf der vorherigen Seite das Verhältnis von eingesetzten Mitteln zu bewirkten Ergebnissen. Es liegt auf der Hand, dass die Produktivität 1 die weitaus wichtigere ist als die Produktivität 2 und die einzige, die unsere pflegebedürftigen Klienten und die Kostenträger interessiert. Streng genommen muss ich etwas über die Produktivität 1 wissen, um die Produktivität 2 ermitteln zu können. Aber die Produktivität 2 wird viel öfter erhoben und ist für die interne Planung der Pflege durch die Pflegenden und ihre Leitungen auch unverzichtbar (☞ Kapitel 4.8 auf Seite 187).

6.3 Ergebnisse treten schon während, nicht erst nach einem Prozess auf

Sind Ergebnisse erst nach einem Prozess feststellbar? Wenn wir Sie davon überzeugen konnten, dass Sie erst die Ergebnisse kennen müssen, bevor Sie letztlich über die Qualität eines Prozesses und die Qualität einer Struktur etwas sagen können, haben Sie ein entscheidendes Kriterium der Studienbeurteilung für sich bereits gewonnen. Studien über pflegerische und andere therapeutische Interventionen sind in der Regel so aufgebaut, dass sie die Wirkungen einer pflegerischen Intervention durch den Vergleich messen, wie sich zwei Gruppen gleich Pflegebedürftiger mit und ohne diese Intervention entwickeln.

Darin lauert die Gefahr eines häufigen Missverständnisses, auf das wir Sie gleich zu Anfang hinweisen möchten. Es handelt sich um das Missverständnis, dass Ergebnisse in der Regel erst nach dem Prozess anfallen. Diese deutliche zeitliche Trennung kann vorkommen, muss es aber nicht. So messen Sie zum Beispiel die Wirkung von Wadenwickeln oder Medikamenten auf das Fieber erst einige Zeit nach Beginn dieser Maßnahme, und ob Sie Ihr Ziel, beim Katheter-Setzen eine Infektion zu vermeiden, erreicht haben, können Sie erst Stunden oder Tage nach dem Katheter-Setzen eindeutig feststellen. Noch länger werden die Zeiten, nach denen ein Schlaganfallpatient seine »schlechte Seite« nach rehabilitativer Pflege wieder bewegen kann, oder sich im FIM-, im Barthel- oder im RAP-Index Verbesserungen zeigen. Daher sind viele Untersuchungen zur Zielerreichung so aufgebaut, dass während des Pflegeprozesses nur gemessen wird, ob der Pflegeprozess vorschriftsmäßig durchgeführt wurde, und erst am nächsten Tag oder später die Ergebnisse aufgenommen werden. Üblich ist eine Trennung zwischen drei 3 Zeitpunkten: t_1 (vor der Maßnahme), t_2 (Maßnahme) und t_3 (Ergebnis nach der Maßnahme).

Aber das ist unbegründet und missverständlich. Wichtige Ergebnisse treten zeitgleich mit dem Prozess auf. Bleiben wir beim Beispiel Katheter-Setzen. Der Schmerz und die Scham beim ungeschickten und indiskreten Kathetersetzen schießt Ihnen als Pflegebedürftige sofort durch den Leib, nur die Vermeidung der Infektion ist erst später feststellbar. Wenn Sie jetzt nur Langzeitergebnisse für die Ergebnisqualität heranziehen, haben Sie sich – ohne sich darüber Rechenschaft abzulegen – für eine Rangfolge entschieden: Die Vermeidung einer Infektion sei relevant, Schmerz und Scham seien nicht so relevante Ergebnisse. Oder bei einer Geburt: Das abgenabelte Kind in seinem Bett wäre das relevante Ergebnis – wie es der Mutter und ihrem Kind bei der Geburt ginge, wäre als Ergebnis irrelevant.

Allgemein gesprochen: Prozesse haben viele Ergebnisse, gleichzeitige und spätere. Nur unsere Klienten können entscheiden, welche dieser Ergebnisse ihnen wichtiger, welche nicht so wichtig sind. Keinesfalls dürfen wir uns als Pflegende anmaßen, diese Entscheidung dauernd unseren Klienten abzunehmen.

Das ist in der Praxis der Qualitätssicherung oft nicht leicht. Die Hauptschwierigkeit dabei ist nicht, dass manche Klienten Entscheidungen gerne aus dem Wege gehen und lieber jemanden hätten, der für sie die Verantwortung übernimmt. Die Hauptschwierigkeit ist, dass wir, um die Qualität einer Einrichtung zu beurteilen und zu entwickeln, zusammenfassender Dokumente und Kenngrößen bedürfen. Zum Beispiel wollen wir vorher wissen, bevor wir uns für eine Einrichtung entscheiden, wie dort die Qualität des Katheter-Setzens ist – nicht erst, wenn wir dort schon liegen. Dazu werden Dokumentationen und Statistiken entwickelt. Nun sind die einzelnen Ergebnisdimensionen unterschiedlich einfach festzustellen und zu dokumentieren. Infektionen sind einfacher zu dokumentieren als Schmerzen und Verletzungen der Scham. Das kann dazu führen, dass Infektionsvermeidungen eine größere Bedeutung für die zusammenfassende Beurteilung einer Einrichtung gewinnen als die Vermeidung von Schmerzen und Schamverletzungen – obwohl das die Pflegebedürftigen gar nicht so entschieden. Insofern kann allein vom Dokumentationssystem ein verfälschender Einfluss ausgehen. In neueren QM-Systemen ist das zu berücksichtigen.

Damit sind wir in der Abbildung 6.2 auf Seite 229 bei der Unterscheidung von Prozessergebnissen und letztlich angestrebten Zielen, also bei der dritten und vierten Ebene. Diese Unterscheidung wird in der Literatur in der Regel nicht gemacht, auch nicht von Donabedian. Sie ist aber für die Praxis von großer Bedeutung. Prozessergebnisse sind die Ergebnisse, die wir mit pflegerischen oder anderen therapeutischen Handlungen regelmäßig erreichen können. Letztlich angestrebte Ziele dagegen sind die biographisch relevanten Teilhabeziele, derentwegen Pflegebedürftige überhaupt an den Prozessergebnissen interessiert sind, die aber allein durch den Prozess nicht verwirklicht, sondern nur unterstützt werden können.

Solch ein Ziel ist zum Beispiel, wieder mit einer geliebten Person in der vertrauten Wohnung leben zu können. Ein solches Ziel kann Pflege offenbar nicht direkt verwirklichen. Pflege kann die Rückgewinnung körperlicher, seelischer und geistiger Fähigkeiten unterstützen, die Wohnung anpassen, die Angehörigen und die Pflegebedürftigen beraten, ausgefallene Fähigkeiten ambulant kompensieren – und damit einen Beitrag zum eigentlich angestrebten biographisch relevanten Ziel leisten.

Das ist keineswegs ein Spezialproblem der Pflege, sondern gilt in vielen Bereichen des Gesundheitswesens. So ist zum Beispiel das letztlich angestrebte Ziel der meisten medizinischen Rehabilitationen die Rückkehr in die Erwerbstätigkeit. Das können eine Rehabilitations-Klinik oder eine ambulante Einrichtung aber gar nicht direkt leisten, weil sie keine Arbeitsplätze ausschreiben und auch keine Stellenbesetzungen entscheiden können. Was diese Einrichtungen als Prozessergebnisse erreichen können, sind die Motivation und die Leistungsfähigkeit der Rehabilitanden sowie die rechtzeitige Beratung mit Arbeitgebern und andere Maßnahmen.

Sollten wir nur die gut beeinflussbaren Prozessergebnisse als Ziele nennen und die letztlich angestrebten Ziele wie bisher im Dunkeln lassen? Oder sollten wir umgekehrt nur die letztlich angestrebten Ziele als relevante Ergebnisse gelten lassen und den Prozessergebnissen keine besondere Beachtung schenken? Unserer Meinung nach wäre beides falsch. Wenn wir nur die beeinflussbaren Prozessergebnisse als Ziele gelten lassen, drängt es uns zu pflegerischen und gesundheitlichen Maßnahmen, die den Teilhabe-Zielen der Klienten gar nicht entsprechen. Durch die Amputation eines »Raucherbeins« kann eine Vergiftung verhindert und der Stoffwechselprozess stabilisiert werden. Ob die Amputation mit den letztlich angestrebten Zielen des Pflegebedürftigen vereinbar ist, kann nur entscheiden, wer diese Ziele kennt. Dasselbe gilt für die oft schmerzhaften rehabilitativen Maßnahmen der Pflege. Für die Pflege, die es sehr häufig mit pflegebedürftigen Menschen mit chronischen Einschränkungen zu tun hat, ist die Unterscheidung zwischen beeinflußbaren Prozessergebnissen und angestrebten Zielen so unverzichtbar wie für die Rehabilitation.

Wenn wir dagegen nur die letztlich angestrebten Ziele und nicht auch die Prozessergebnisse als »Zwischenziele« gelten lassen, machen wir den umgekehrten Fehler. Wir können nämlich unser eigenes pflegerisches oder therapeutisches Zutun nicht mehr beurteilen. Wenn ganz ohne unser Zutun das familiäre Umfeld allein das Ziel der familiären Integration erreicht, stünden wir zu Unrecht sehr gut da. Wenn trotz aller unserer Bemühungen dieses letztlich angestrebte Ziel nicht erreicht wird, stünden wir ebenfalls zu Unrecht ganz schlecht da. Dasselbe lässt sich am Reha-Ziel »Wiederaufnahme der Erwerbstätigkeit« zeigen. Würden Rehabilitationseinrichtungen nur danach beurteilt, wie viele ihrer Klienten nach der Reha die Erwerbstätigkeit wieder aufnehmen, stünden sie je nach Arbeitsmarktlage sehr gut oder sehr schlecht da. Die Folge nur dieses einen Erfolgskriteriums wäre, dass gut Qualifizierte mit einer sicheren Tätigkeit in Einrichtungen bevorzugt aufgenommen würden, Arbeitslose hingegen weiterverwiesen würden. Daher ersetzt die Dokumentation, wieweit die letztlich angestrebten Ziele erreicht wurden, nicht die Messung, wieweit die direkt beeinflussbaren Prozessergebnisse erzielt wurden (vgl. Behrens, 1999).

In diesem Abschnitt wollten wir Sie in Wirkungsketten und Begründungsketten einführen, auf denen die Praxis des *Evidence-based Nursing* wie des Qualitätsmanagements beruht. Diese Ketten sind die Grundlage sowohl für die Methode der Verlaufsanalysen und ihrer kritischen Beurteilung als auch der Implementierung und Adaptation der *Evidence-based Nursing* in real existierenden Organisationen (Schritt 5 der EBN-Methode). Qualitätsmanagement ist ein wichtiges Einfallstor für externe *Evidence* in hierarchische Organisationen (☞ Abbildung G.2 auf Seite 24).

Aber Qualitätsmangement mit seinen im besten Fall auf externer *Evidence* basierenden Leitlinien und Standards darf nie vergessen, dass pflegerische Problem(an)erkennungen und Entscheidungen nur im Arbeitsbündnis mit dem individuellen Pflegebedürftigen – im Respekt vor der Autonomie seiner Lebenspraxis – zu erarbeiten sind. Sonst wird Qualitätsmanagement und Qualitätsevaluation zur Gefahr für Qualität.

Literaturverzeichnis

Allen, C., Glasziou, P., & Del Mar, C. (1999). Bed rest: a potentially harmful treatment needing more careful evaluation. *Lancet, 354*(Oct 9), 1229–1233.

Allerbeck, K. & Hoag, W. J. (1981). Interviewer- und Situationseffekte in Umfragen – eine log-lineare Analyse. *Zeitschrift für Soziologie, X*(4), 413–426.

AWMF & ÄZQ (2000). *Das Leitlinien-Manual.*

Behrens, J., Arrow, J.-O., Dorenburg, U., & Dreyer-Tümmel, A. (1992). Gesundheitsberichterstattung und Belegschaftsmobilität. Welchen Beitrag kann die multivariate Analyse von GKV-Daten zur Identifizierung der Bedingungen beruflicher Labilisierung leisten? In U. Laaser & F.-W. Schwartz (Eds.), *Gesundheitsberichterstattung und Public Health in Deutschland* (pp. 379–392). Berlin: Springer Verlag.

Behrens, J. & Dreyer-Tümmel, A. (1996). Abstiegskarrieren und Auffangpositionen. Zur Abbildung des sozialen Schicksals von vorübergehend Arbeitsunfähigen in GKV-Daten. In J. Behrens & W. Voges (Eds.), *Kritische Übergänge. Statuspassagen und sozialpolitische Institutionalisierung* (pp. 188–226). Frankfurt a.M., New York: Campus.

Behrens, J. & Frentzel-Beyme, R. (1997). Berufsrisikoforschung mit Daten der Gesetzlichen Krankenversicherung unter besonderer Berücksichtigung der Mißklassifikation. In L. von Ferber & J. Behrens (Eds.), *Public Health Forschung mit Gesundheits- und Sozialdaten – Stand und Perspektiven* (pp. 113–118). Sankt Augustin: Asgard Verlag.

Behrens, J. & Müller, R. (1989). Krankenhausarbeit als Gegenstand von Medizin, Soziologie und Arbeitswissenschaft. In H.-U. Deppe, H. Friedrich, & R. Müller (Eds.), *Jahrbuch Medizin und Gesellschaft, 2* (pp. 82–98). Frankfurt: Campus.

Behrens, J. & Müller, R. (1993). Supply and demand factors in occupational health. *Occupational Medicine, 43*(1), 47–49.

Behrens, J. & Rabe-Kleberg, U. (1993). Institutions and Gatekeeping in the Life Course. In W. R. Heinz (Ed.), *Gatekeeping in Life Course: A Pragmatic Proposal for Interrelating Four Gatekeeper Types* (pp. 237–260).

Behrens, J. & Rothgang, H. (2000). Hallesches Memorandum zur weitgehend ausgabenneutralen Reform der Pflegeversicherung. *Zeitschrift für Sozialreform, 46*(12).

Behrens, J. & von Ferber, L. (1997). Warum ein Memorandum zur Forschung mit Gesundheits- und Sozialdaten, den Routinedaten der Sozialleistungsträger? In L. von Ferber & J. Behrens (Eds.), *Public Health Forschung mit Gesundheits- und Sozialdaten – Stand und Perspektiven* (pp. 17–25). Sankt Augustin: Asgard.

Behrens, J. (1980). Nicht nur Katzen haben viele Leben. Arbeitsmarktstruktur, Habitus und biographische Thematisierung. In W. Schulte (Ed.), *Soziologie in der Gesellschaft. Aus den Veranstaltungen der Sektionen der Deutschen Gesellschaft für Soziologie beim 20. Deutschen Soziologentag in Bremen 1980, Bremen 1981* (pp. 640–644).

Behrens, J. (1982). Die Ausdifferenzierung der Arbeit. In K. O. Hondrich (Ed.), *Soziale Differenzierung* (pp. 129–209). Frankfurt/M., New York.

Behrens, J. (1983). »Bedürfnisse« und »Zufriedenheiten« als Statussymbole und Anrechte. Lehren aus einem Panel für Bedürfnistheorie und Planung. In K. O. Hondrich & R. Vollmer (Eds.), *Bedürfnisse im Wandel. Theorie, Zeitdiagnose, Forschungsergebnisse* (pp. 193–244). Opladen: Westdeutscher Verlag.

Behrens, J. (1994). *Anvertraute Unversehrtheit*. Bochum: DFG-Sonderforschungbereich 186.

Behrens, J. (1996). Die Freiheit der Wahl und die Sicherung der Qualität. In J. Behrens, B. Braun, J. Morone, & D. Stone (Eds.), *Gesundheitssystementwicklung in den USA und Deutschland: Wettbewerb und Markt als Ordnungselemente im Gesundheitswesen auf dem Prüfstand des Systemvergleichs* (pp. 197–214). Baden-Baden: Nomos.

Behrens, J. (1998). Evidence-Based Nursing in Rehabilitation. *DRV-Schriften*, *10*, 394–395.

Behrens, J. (1999). Evaluation of OHS as a system of incentives – a German example. In E. Menckel & P. Westerholm (Eds.), *Evaluation in Occupational Health Practice*. Oxford: Butterworth-Heinemann.

Behrens, J. (2000). Ärztliche Angst und ärztliche Eleganz. Handlungsprobleme der Kostenreduktion, der Herausbildung von Hausärzten und der optimalen Größe von Praxisnetzen im Ländervergleich. *Das Gesundheitswesen*, *62*(3), 130–137.

Behrens, J. (2001a). Evidence Based Nursing: pflegerische Entscheidungen in bestverfügbarer Kenntnis ihrer Wirkungen. In Landenberger, M. et al. (Ed.), *Pflegepfade in Europa. Neue Forschungsergebnisse und Praxisprojekte aus Pflege, Management und Gesundheitspolitik in Europa* (pp. 92–110). Frankfurt: Mabuse.

Behrens, J. (2001b). Rationierung als Ausflucht vor rationaler Allokation. Die Umdeutung von Rationierung in mangelnden Bedarf. *Zeitschrift für Sozialreform*, *47*(6), 669–699.

Behrens, J. (2002a). Einziger Goldstandard RCT? Gleiche Gütekriterien, unterschiedliche Validierungstechniken in »qualitativen« und »quantitativen« Interventions- und Evaluationsstudien. *Gesundheitswesen*, *64*, A88.

Behrens, J. (2002b). Glaubwürdigkeit versus Validität, falsifikationistisch versus nicht falsifikationsorientiert, sequenzanalytisch versus querschnittsanalytisch – unterscheidet das qualitative und quantitative Ansätze in der Gesundheitsforschung? *Gesundheitswesen*, *64*, A88.

Behrens, J. (2002c). Inklusion durch Anerkennung. *Österreichische Zeitschrift für Soziologie*, *27*(4), 23–41.

Behrens, J. (2002d). Sinn machen »quantitative« Untersuchungen nur als Teile »qualitativer« Studien. Zur Indikation von Interviews zur Erzeugung externer Evidence – ein Überblick. *Hallesche Beiträge zu den Gesundheits- und Pflegewissenschaften*, *1*(1).

Behrens, J. (2003). Vertrauensbildende Entzauberung: Evidence- und Eminenz-basierte professionelle Praxis. Eine Entgegnung auf den Beitrag von Werner Vogd »Professionalisierungsschub oder Auflösung ärztlicher Autonomie«. *Zeitschrift für Soziologie*, *32*(3), 262–269.

Benner, P. (1984). *From Novice to Expert: Excellence and power in clinical nursing practice*. Menlo Park, CA: Addison-Wesley.

Bergmann, J. R. (1991). »Studies of Work« – Ethnomethodologie. In U. Flick, E. von Kardorff, H. Keupp, L. von Rosenstiel, & S. Wolff (Eds.), *Handbuch qualitative Sozialforschung* (pp. 269–272). München: Psychologie Verlags Union.

Berg, A. & Fleischer, S. (2003). *Pflegediagnosen im Kontext einer Evidence-based Practice. Entwicklung und Umsetzung einer konzeptionellen Synthese durch die Konstruktion von datenbankspezifischen Suchstrategien*. Halle (Saale). Diplomarbeit am Institut für Gesundheits- und Pflegewissenschaft der Martin-Luther-Universität Halle-Wittenberg.

Bochnik, H.-J. (1987). Der einzelne Patient und die Regel – ein Grundproblem in der Medizin. *Der medizinische Sachverständige, 83*, 5–11.

Bortz, J. (1999). *Statistik für Sozialwissenschaftler (5. Aufl.)*. Berlin, Heidelberg, New York: Springer-Verlag.

Brown, S. J. (1999). *Knowledge for Health Care Practice*. Philadelphia: W. B. Saunders.

Brühe, R., Isfort, M., Sowinski, J., & Weber, J. (1999). *Das Internet für Pflegende*. Bern: Verlag Hans Huber.

Bundesärztekammer (1998). Zur Frage der Verbindlichkeit von Richtlinien, Leitlinien, Empfehlungen und Stellungnahmen. http://www.bundesaerztekammer.de/30/Richtlinien/90Verbindlich.html.

Cinahl Information Systems (2000). The Cinahl® Database. http://www.cinahl.com/prodsvcs/cinahldb.htm.

Clarke, M. & Oxman, A. D. (1999). *Cochrane Reviewers' Handbook 4.0 [updated July 1999]. In: Review Manager [RevMan][Computer program]. Version 4.0*. Oxford, England: The Cochrane Collaboration.

Corbin, J. & Hildenbrand, B. (2000). Qualitative Forschung. In B. Rennen-Althoff & D. Schaeffer (Eds.), *Handbuch Pflegewissenschaft* (pp. 159–184). Weinheim, München: Juventa.

Cullum, N. (2000). Ebn users' guide. evaluation of studies of treatment or prevention intervention. *Evidence-based Nursing, 3*(4), 100–102.

dana-Moderation (2001). Charta der Newsgroup de.sci.medizin.pflege. http://www.dana.de/mod/chartas/de.sci.html.

Davis, R. & Magilvy, J. K. (2000). Quiet pride: the experience of chronic illness by rural older adults. *Journal of Nursing Scholarship, 32*(4), 385–390.

Dewey, J. (1988). *Kunst als Erfahrung*. Frankfurt/M.: Suhrkamp.

DiCenso, A., Cullum, N., & Ciliska, D. (1998). Purpose and procedure. *Evidence-Based Nursing, 1*(1), 2–3.

Diggle, L. & Deeks, J. (2000). Effect of needle length on incidence of local reactions to routine immunisation in infants aged 4 months: randomised controlled trial. *BMJ, 321*, 931–933.

Dorn, M. (2000). Wirksamkeit und Verträglichkeit von Baldrian versus Oxazepam bei nichtorganischen und nichtpsychiatrischen Insomnien: Eine randomisierte, doppelblinde, klinische Vergleichsstudie. *Forschende Komplementärmedizin und Klassische Naturheilkunde, 7*, 44–49.

Döschel, M. (1995). Franzbranntwein – ein Gussritual? *Pflege aktuell, 49*(10), 677–679.

Drummond, M. F., Richardson, W. S., O'Brien, B. J., Levine, M., & Heyland, D. (1997). Users' Guides to the Medical Literature. XIII. How to Use an Article on Economic Analysis of Clinical Practice. A. Are the Results of the Study Valid? Evidence-Based Medicine Working Group. *JAMA, 277*(19), 1552–1557.

Duden-Oxford (1999). *Großwörterbuch Englisch [CD-ROM] (2. Aufl.)*. Mannheim: Duden.

Duden (2001). *Das Fremdwörterbuch [CD-ROM] (7. Aufl.)*. Mannheim: Duden.

Europarat (2002). Entwicklung einer Methodik für die Ausarbeitung von Leitlinien für optimale medizinische Praxis. *Zeitschrift für ärztliche Fortbildung und Qualitätssicherung, 96*(Suppl. III), 1–60. Empfehlung Rec(2001)13 des Europarates und Erläuterndes Memorandum.

European Coronary Surgery Group (1979). Coronary-artery bypass surgery in stable angina pectoris: Survival at two years. *Lancet, 1*(8122), 889–893.

Evans, D. (2003). Hierarchy of evidence: a framework for ranking evidence evaluating healthcare interventions. *Journal of Clinical Nursing, 12*, 77–84.

Feinstein, A. R. & Horowitz, R. I. (1997). Problems in the »evidence« of »evidence-based medicine«. *American Journal of Medicine, 103*, 529–535.

Fengler, C. & Fengler, T. (1980). *Alltag in der Anstalt: Wenn Sozialpsychiatrie praktisch wir*. Rehburg-Loccum: Psychiatrie-Verlag.

Ferber, L. & Behrens, J. (1997). *Public Health Forschung mit Gesundheits- und Sozialdaten – Stand und Perspektiven*. Sankt Augustin: Asgard Verlag.

Fischer-Rosenthal, W. (1991). Biographische Methoden in der Soziologie. In U. Flick, E. von Kardorff, H. Keupp, L. von Rosenstiel, & S. Wolff (Eds.), *Handbuch qualitative Sozialforschung* (pp. 253–256). München: Psychologie Verlags Union.

Fischer, W. (1982). Alltagszeit und Lebenszeit in Lebensgeschichten von chronisch Kranken. *Zeitschrift für Sozialisationsforschung und Erziehungssoziologie*, (2), 5–19.

Fletcher, A., Cullum, N., & Sheldon, T. A. (1997). A systematic review of compression treatment for venous leg ulcers. *BMJ, 315*, 576–580.

Fletcher, R. H., Fletcher, S. W., & Wagner, E. H. (1999). *Klinische Epidemiologie*. Wiesbaden: Ullstein Medical. Deutschsprachige Ausg. adaptiert und hrsg. von J. Haerting u. C. Rink.

Frake, C. O. (1980). *Language and cultural description*. Stanford: Stanford University Press.

Frentzel-Beyme, R. & Helmert, U. (2000). Association between malignant tumors of the thyroid gland and exposure to environmental protective and risk factors. *Reviews on Environmental Health, 15*(3), 337–358.

Gadamer, H.-G. (1986). *Wahrheit und Methode. Grundzüge einer philosophischen Hermeneutik*. Tübingen: Mohr.

Garfinkel, H. & Sacks, H. (1976). Über formale Strukturen praktischer Handlungen. In E. Weingarten, F. Sack, & J. Schenkein (Eds.), *Ethnomethodologie. Beiträge zu einer Soziologie des Alltagshandelns* (pp. 130–176). Frankfurt a.M.: Suhrkamp.

Garfinkel, H. (1967). *Studies in Ethnomethodology*. Englewood Cliffs: Prentice Hall.

Geertz, C. (1983). *Dichte Beschreibung. Beiträge zum Verstehen kultureller Systeme.* Frankfurt am Main: Suhrkamp.

Godlee, F. (2000). *Clinical Evidence.* Bern: Verlag Hans Huber.

Grathoff, R. (1989). *Milieu und Lebenswelt.* Frankfurt a. M.: Suhrkamp.

Greenhalgh, T. (2000). *Einführung in die Evidence-based Medicine.* Bern: Verlag Hans Huber.

Gurwitsch, A. (1976). *Die mitmenschlichen Begegnungen in der Milieuwelt.* Berlin: De Gruyter.

Guyatt, G. H., Meade, M. O., Jaeschke, R. Z., Cook, D. J., & Haynes, R. B. (2000). Practitioners of evidence based care. Not all clinicians need to appraise evidence from scratch but all need some skills. *BMJ, 320*(7240), 954–955.

Guyatt, G. H., Sackett, D. L., & Cook, D. J. (1993). Users' Guides to the Medical Literature. II. How to use an article about therapy or prevention. A. Are the results of the study valid? Evidence-Based Medicine Working Group. *JAMA, 270*(21), 2598–2601.

Guyatt, G. H., Sackett, D. L., & Cook, D. J. (1994). Users' Guides to the Medical Literature. II. How to use an article about therapy or prevention. B. What Were the Results and Will They Help Me in Caring for My Patients? Evidence-Based Medicine Working Group. *JAMA, 271*(1), 59–63.

Haines, A. R. & Jones, R. (1994). Implementing findings of research. *BMJ, 308,* 1488–1492.

Haynes, R. B., Wilczynski, N., McKibbon, K. A., Walker, C. J., & Sinclair, J. C. (1994). Developing optimal search strategies for detecting clinically sound studies in Medline. *Journal of the American Medical Informatics Association, 1*(6), 447–458.

Hayward, R. S. A., Wilson, M. C., Tunis, S. R., Bass, E. B., & Guyatt, G. H. (1995). Users' Guides to the Medical Literature. VIII. How to Use Clinical Practice Guidelines. A. Are the Recommendations Valid? Evidence-Based Medicine Working Group. *JAMA, 274*(7), 570–574.

Heidegger, M. (1995). *Ontologie (Hermeneutik der Faktizität). Gesamtausgabe, II. Abteilung: Vorlesungen, Band 63.* Frankfurt a.M.: Vittorio Klostermann.

Heinz, W. & Behrens, J. (1991). Statuspassagen und soziale Risiken im Lebensverlauf. *BIOS – Zeitschrift für Biographieforschung und Oral History, 4*(1), 121–140.

Hildenbrand, B. (1991). *Alltag als Therapie. Ablöseprozesse in der psychiatrischen Übergangseinrichtung.* Bern: Huber.

Hildenbrand, B. (1999). *Fallrekonstruktive Familienforschung – Anleitungen für die Praxis.* Opladen: Leske und Budrich.

Husserl, E. (1962). *Die Krisis der europäischen Wissenschaften und die transzendentale Phänomenologie.* Den Haag: Martinus Nijhoff.

Hwang, L. Y., Ross, M. W., Zack, C., Bull, L., Rickman, K., & Holleman, M. (2000). Prevalence of sexually transmitted infections and associated risk factor among populations of drug abusers. *Clinical Infectious Diseases, 31*(4), 920–926.

Isaacs, D. & Fitzgerald, D. (1999). Seven alternatives to evidence based medicine. *BMJ, 319,* 1618.

Jadad, A. R., Haynes, R. B., Hunt, D., & Browman, G. P. (2000). The internet and evidence-based decision-making: a needed synergy for efficient knowledge management in health care. *Canadian Medical Association Journal, 162*(3), 362–365.

Jadad, A. (1998). *Randomised Controlled Trials*. London: BMJ.

Jaeschke, R., Guyatt, G. H., & Sackett, D. L. (1994a). Users' Guides to the Medical Literature. II. How to use an article about a Diagnostic Test. A. Are the results of the study valid? Evidence-Based Medicine Working Group. *JAMA, 271*(5), 389–391.

Jaeschke, R., Guyatt, G. H., & Sackett, D. L. (1994b). Users' Guides to the Medical Literature. II. How to use an article about a Diagnostic Test. B. What Were the Results and Will They Help Me in Caring for My Patients? Evidence-Based Medicine Working Group. *JAMA, 271*(9), 703–707.

Kelle, U. & Kluge, S. (2001). Methodeninnovation in der Lebenslaufforschung. In U. Kelle & S. Kluge (Eds.), *Validitätskonzepte und Validierungsstrategien bei der Integration qualitativer und quantitativer Forschungsmethoden*. Weinheim und München: Juventa.

Kelly, K., Zisselman, M., Cutillo-Schmitter, T., Reichard, R., & Payne, D. (2001). Severity and course of delirium in medically hospitalized nursing facility residents. *American Journal of Geriatric Psychiatry, 1*(9), 72–77.

Kitson, A., Harvey, G., & McCormack, B. (1998). Enabling the implementation of evidence based practice: a conceptual framework. *Quality in Health Care, 7*, 149–158.

Konrad, M. (1985). *Bändigen, Pflegen, Therapieren: die psychiatrische Krankenpflege seit 1945 anhand berufsbiographischer Interviews*. Frankfurt a.M.: Campus.

Kunz, R., Ollenschläger, G., Raspe, H., Jonitz, G., & Kolkmann, F.-W. (2001). *Lehrbuch Evidenzbasierte Medizin in Klinik und Praxis*. Köln: Deutscher Ärzte-Verlag.

Lakatos, I. (1982). *Die Methodologie der wissenschaftlichen Forschungsprogramme*. Philosophische Schriften, Band 1. Wiesbaden: Vieweg.

Laupacis, A., Wells, G., Richardson, W. S., & Tugwell, P. (1994). Users' Guides to the Medical Literature. V. How to Use an Article About Prognosis. Evidence-Based Medicine Working Group. *JAMA, 272*(3), 234–237.

Levine, M., Walter, S., Lee, H., Haines, T., Holbrook, A., & Moyer, V. (1994). Users' Guides to the Medical Literature. IV. How to Use An Article About Harm. Evidence-Based Medicine Working Group. *JAMA, 271*(20), 1615–1619.

Lincoln, Y. S. & Guba, E. G. (1985). *Naturalistic Inquiry*. Beverly Hills: Sage.

LoBiondo-Wood, G. & Haber, J. (1996). *Pflegeforschung*. Berlin, Wiesbaden: Ullstein Mosby.

Lomas, J. (1994). Teaching old (and not so old) docs new tricks: effective ways to implement research findings. In E. V. Dunn, P. G. Norton, & M. Stewart (Eds.), *Disseminating research/changing practice*. London: Sage.

Maclean, N., Pound, P., Wolfe, C., & Rudd, A. (2000). Qualitative analysis of stroke patients' motivation for rehabilitation. *BMJ, 321*, 1051–1054.

Maturana, H. & Varela, F. (1987). *Der Baum der Erkenntnis. Die biologischen Wurzeln der menschlichen Erkenntnis*. Bern, München, Wien: Scherz. Original: El árbor del conocimiento, 1984.

McDonald, L. (2001). Florence Nightingale and the early origins of evidence-based nursing. *Evidence-Based Nursing, 4*(3), 68–69.

McKibbon, A., Eady, A., & Marks, S. (1999). *Evidence-Based Principles and Practice*. Hamilton: B.C. Decker.

Literaturverzeichnis

Merleau-Ponty, M. (1966). *Phänomenologie der Wahrnehmung*. Berlin: De Gruyter.

Merton, R. K. (1967). On sociological theories of the middle range. In R. K. Merton (Ed.), *On theoretical sociology* (pp. 39–72). New York: The Free Press.

Muthesius, D. & Schaeffer, D. (1997). *Versorgungsverläufe aidserkrankter Frauen. Biographische und soziale Aspekte der Versorgungsnutzung*. Berlin: WZB. Paper der Arbeitsgruppe Public Health.

Møller, A. M., Villebro, N., Pedersen, T., & Tønnesen, H. (2002). Effect of preoperative smoking intervention on postoperative complications: a randomised clinical trial. *Lancet*, *359*, 114–117.

National Library of Medicine (2000a). Fact Sheet: Medline. http://www.nlm.nih.gov/pubs/factsheets/medline.html.

National Library of Medicine (2000c). Fact Sheet: PubMed - Medline Retrieval on the World Wide Web. http://www.nlm.nih.gov/pubs/factsheets/pubmed.html.

National Library of Medicine (2000b). Fact Sheet: The NLM Gateway. http://www.nlm.nih.gov/pubs/factsheets/gateway.html.

National Library of Medicine (2001). Table for Clinical Queries using Research Methodology Filters. http://www.ncbi.nlm.nih.gov/entrez/query/static/clinicaltable.html.

O'Brien, B. J., Heyland, D., Richardson, W. S., Levine, M., & Drummond, M. F. (1997). Users' Guides to the Medical Literature. XIII. How to Use an Article on Economic Analysis of Clinical Practice. B. What are the Results and Will They Help Me in Caring for My Patients? Evidence-Based Medicine Working Group. *JAMA*, *277*(22), 1802–1806.

Oevermann, U. (1981). *Fallrekostruktion und Strukturgeneralisierung*. Frankfurt a.M. Unveröffentlichtes Manuskript.

Oevermann, U. (1991). Genetischer Strukturalismus und das sozialwissenschaftliche Problem der Erklärung der Entstehung des Neuen. In S. Müller-Doohm (Ed.), *Jenseits der Utopie* (pp. 267–336). Frankfurt a.M.: Suhrkamp.

Oxman, A. D., Cook, D. J., & Guyatt, G. H. (1994). Users' Guides to the Medical Literature. VI. How to Use an Overview. Evidence-Based Medicine Working Group. *JAMA*, *272*(17), 1367–1371.

Peirce, C. S. (1976). *Schriften zum Pragmatismus und Pragmatizismus*. Frankfurt/M.: Suhrkamp.

Perucchini, D., Fischer, U., Spinas, G. A., Huch, R., Huch, A., & Lehmann, R. (1999). Using fasting plasma glucose concentrations to screen for gestational diabetes mellitus: prospective population based study. *BMJ*, *319*, 812–815.

Phillips, B., Ball, C., Sackett, D., Badenoch, D., Straus, S., & Haynes, B. (2001). Oxford Centre for Evidence-based Medicine Levels of Evidence. http://cebm.jr2.ox.ac.uk/docs/levels4.html.

Ploeg, J. (1999). Identifying the best research design to fit the question. Part 2: qualitative designs. *Evidence-Based Nursing*, *2*(2), 36–37.

Popper, K. R. (1973). *Objektive Erkenntnis*. Hamburg: Hoffmann & Campe.

Raspe, H. (2001). Grundlagen und Theorie der evidenzbasierten Medizin (EbM). In R. Kunz, G. Ollenschläger, H. Raspe, G. Jonitz, & F.-W. Kolkmann (Eds.), *Lehrbuch Evidenzbasierte Medizin in Klinik und Praxis* (pp. 38–49). Köln: Deutscher Ärzte-Verlag.

Rawls, J. (1971). *A Theory of Justice*. Cambridge, Mass.: Belknap.

Riemann, G. (1987). *Das Fremdwerden der eigenen Biographie. Narrative Interviews mit psychiatrischen Patienten*. München: Wilhelm Fink.

Roberts, J., Barnes, W., Pennock, M., & Browne, G. (1988). Diagnostic accuracy of fever as a measure of postoperative pulmonary complications. *Heart & Lung, 17*(2), 166–169.

Rohwer, G. & Pötter, U. (2001). *Grundzüge der sozialwissenschaftlichen Statistik*. Weinheim, München: Juventa.

Sackett, D. L., Richardson, W. S., Rosenberg, W., & Haynes, R. B. (1999). *Evidenzbasierte Medizin*. München: Zuckschwerdt. Dt. Ausg. R. Kunz u. L. Fritsche.

Sackett, D. L., Straus, S. E., Richardson, W. S., Rosenberg, W., & Haynes, R. B. (2000). *Evidence-Based Medicine* (2nd ed.). London: Churchill Livingstone.

Schlömer, G. (1999). RCTs und systematic reviews in der Pflegeliteratur: ein Vergleich zwischen deutscher und internationaler Pflegeforschung. *Pflege, 12*(4), 250–258.

Schlopsna, J. (2003). *Die Beurteilung des ersten nationalen »Expertenstandard Dekubitusprophylaxe in der Pflege«*. Halle (Saale). Diplomarbeit am Institut für Gesundheits- und Pflegewissenschaft der Martin-Luther-Universität Halle-Wittenberg.

Schmidt-Ohlemann, M. & Behrens, J. (1987). Verläufe von Erkrankungen des Bewegungsapparates und berufliche Mobilitätsprozesse. In E. O. Krasemann, U. Laaser, & E. Schach (Eds.), *Sozialmedizin. Schwerpunkte: Rheuma und Krebs* (pp. 163–176). Berlin, Heidelberg, New York, London, Paris, Tokyo.

Schütze, F. (1984). Kognitive Figuren des autobiographischen Stegreiferzählens. In M. Kohli & G. Robert (Eds.), *Biographie und soziale Wirklichkeit* (pp. 78–117). Stuttgart: Metzler.

Schütze, F. (1991). Biographieanalyse eines Müllerlebens. In H.-D. Scholz (Ed.), *Wasser- und Windmühlen in Kurhessen und Waldeck-Pyrmont* (pp. 206–227). Kaufungen: Eiling.

Schütz, A. & Luckmann, T. (1979/1984). *Strukturen der Lebenswelt*. 2 Bände. Frankfurt a. M.: Suhrkamp.

Schütz, A. (1971). *Gesammelte Aufsätze 1: Das Problem der sozialen Wirklichkeit*. Den Haag: Martinus Nijhoff.

Schütz, A. (1974). *Der sinnhafte Aufbau der sozialen Welt*. Frankfurt/M.: Suhrkamp.

Seyfarth, C. (1973). Protestantismus und gesellschaftliche Entwicklung: Zur Reformulierung eines Problems. In C. Seyfarth & W. M. Sprondel (Eds.), *Religion und gesellschaftliche Entwicklung. Studien zur Protestantismus-Kapitalismus-These Max Webers*. Frankfurt/M.: Suhrkamp.

Simon, H. A. (1960). *The new science of management decision*. New York: Harper.

Singer, W. (2002). *Der Beobachter im Gehirn. Essays zur Hirnforschung*. Frankfurt a. M.: Suhrkamp.

Soeffner, H.-G. (1989). *Auslegung des Alltags – Der Alltag der Auslegung*. Frankfurt a.M.: Suhrkamp.

Steinhaus, I. (1998). *Recherche im Internet*. München: Humboldt.

Stewart, A. (1999). Creating your own medical internet library. *Canadian Medical Association Journal, 161*(9), 1155–1160.

Thomas, W. I. & Znaniecki, F. (1918). *The Polish Peasant*. Vol.,1 &,2. Chicago: University of Chicago Press.

Thomas, W. I. & Znaniecki, F. (1927). *The polish peasant in Europe and America.* New York: Knopf.

Tseng, W. S., Tao, K. T., Hsu, J., Qiu, J. H., Li, B., & Goebert, D. (2000). Longitudinal analysis of development among single and nonsingle childre in nanjing, china: ten-year follow-up study. *Journal of Nervous and Mental Disease, 188*(10), 701–707.

Walshe, K. & Rundall, T. G. (2001). Evidence based management: From theory to practice in health care. *The Milbank Quaterly, 79*(3), 429–457.

Wasem, J., Hessel, F., & Kerim-Sade, C. (2001). Methoden zur vergleichenden ökonomischen Evaluation von Therapien und zur rationalen Ressourcenallokation über Bereiche des Gesundheitswesens hinweg. *Psychiatrische Praxis, 28*, 12–20.

Weber, M. (1976). *Wirtschaft und Gesellschaft. Grundriß der verstehenden Soziologie.* Studienausgabe. 6., rev. Aufl. Tübingen: Mohr.

Weirauch, U. (2001). *Distanz und Nähe in der pflegerischen Beziehung – eine Fotoanalyse.* Halle (Saale). Diplomarbeit am Institut für Gesundheits- und Pflegewissenschaft der Martin-Luther-Universität Halle-Wittenberg.

Wilson, M. C., Hayward, R. S. A., Tunis, S. R., Bass, E. B., & Guyatt, G. H. (1995). Users' Guides to the Medical Literature. VIII. How to Use Clinical Practice Guidelines. B. What Are the Recommendations and Will They Help You in Caring for Your Patients? Evidence-Based Medicine Working Group. *JAMA, 274*(20), 1630–1632.

Zimmermann, D. H. & Pollner, M. (1976). Die Alltagswelt als Phänomen. In E. Weingarten, F. Sack, & J. Schenkein (Eds.), *Ethnomethodologie. Beiträge zu einer Soziologie des Alltagshandelns* (pp. 64–104). Frankfurt a.M.: Suhrkamp.

Glossar

Absolute Risiko-Reduktion (ARR) *engl. Absolute Risk Reduction) (Syn.: Absolute Risikodifferenz)* Die Risikodifferenz zwischen den Ereignisraten in der Kontrollgruppe (☞ CER) und der Therapiegruppe (☞ EER). Berechnung: $ARR = CER - EER$

Abstract Kurze Zusammenfassung einer Studie, die der Studie als Übersicht meist vorangestellt wird. Enthält zum Beispiel Angaben über Fragestellung, Design, Setting, Pflegebedürftige, Intervention, Ergebnisse und Schlussfolgerung.

Allocation Concealment ☞ Zuteilung, verdeckte

alpha (α) *(Syn.* ☞ *p-Wert)* Die Wahrscheinlichkeit, einen ☞ Typ-I-Fehler zu begehen

Alternativhypothese (H_A) *Syn. Arbeitshypothese* Die Behauptung, dass eine Beziehung zwischen zwei oder mehr Merkmalen besteht bzw. zwei oder mehr Interventionen unterschiedlich wirksam sind. Die Alternativhypothese ist komplementär zur ☞ Nullhypothese.

Attrition Bias Ungleicher oder sehr hoher Verlust in einer Untersuchungsgruppe, zum Beispiel auffallend mehr Drop-outs oder andere Protokollverletzungen

beta (β) Die Wahrscheinlichkeit, einen ☞ Typ-II-Fehler zu begehen

Bias Systematischer Fehler im Studiendesign, der die Ergebnisse der Studie in eine falsche Richtung beeinflussen kann, so dass die Ergebnisse der Untersuchung stark vom wahren Wert abweichen können. Z.B. *Selektionsbias:* Kontroll- und Fallgruppe haben mehr Unterschiede als nur die Intervention; *Interviewer-Bias:* Ergebnisse eines Interviews werden durch bewusste oder unbewusste Annahmen des Interviewers verfälscht. Einen Bias kann man nicht völlig vermeiden, man sollte ihn aber so weit wie möglich reduzieren.

blind ☞ Verblindung

CBA *(engl. Cost Benefit Analysis)* ☞ Kosten-Nutzen-Analyse

CEA *(engl. Cost Effectiveness Analysis)* ☞ Kosten-Effektivitäts-Analyse

Case-Control Study *(engl.)* ☞ Fall-Kontroll-Studie

CER *(engl. Control Event Rate)* ☞ Control Event Rate

Chi-Quadrat-Test *(engl. Chi-Square Test) (Syn. χ^2-Test)* Statistischer Test, mit dem sich die Signifikanz der Ergebnisse einer Untersuchung bestimmen lässt, also der Vergleich zwischen beobachteten und erwarteten Werten. Die einzelnen Werte für χ^2, ab denen Unterschiede als zufällig betrachtet werden müssen, schwanken stark je nach ☞ Freiheitsgrad und ☞ α, so dass man immer in einem geeigneten Tafelwerk nachschlagen muss, ab welchem χ^2-Wert die Unterschiede in den Merkmalen auf Zufall beruhen. Grob kann man die Faustregel anwenden, dass ein χ^2-Test für zufällige Unterschiede spricht, wenn χ^2 einen ähnlichen oder kleineren Wert als die vorliegenden ☞ Freiheitsgrade hat.

Cohort Study *(engl.)* ☞ Kohortenstudie

Confidence Interval *(engl.)* ☞ Konfidenzintervall

Confounder Ein Confounder ist ein das Ergebnis einer Studie beeinflussender Risikofaktor, der mit der interessierenden Größe assoziiert ist. Confounder sind meist ungleichmäßig auf die Studienpopulation verteilt, so dass ihr Einfluss durch eine ☞ Randomisierung gering gehalten werden kann. Im Gegensatz zu einem Confounder, der meist beim Pflegebedürftigen zu finden ist, bezieht sich der ☞ Bias mehr auf das Konzept des Studiendesigns.

Control Event Rate (CER) *(engl.)* Ereignisrate in der Kontrollgruppe. Vorkommen des zu beobachtenden Merkmales in der Kontrollgruppe, bezogen auf die Gesamtpopulation in der Kontrollgruppe. Berechnung: $CER = \frac{\text{Anzahl der Individuen aus der Kontrollgruppe mit Merkmal}}{\text{Gesamtzahl der Individuen aus der Kontrollgruppe}}$

Cost Benefit Analysis (CBA) *(engl.)* ☞ Kosten-Nutzen-Analyse

Cost Effectiveness Analysis (CEA) *(engl.)* ☞ Kosten-Effektivitäts-Analyse

Cost Utility Analysis (CUA) *(engl.)* ☞ Kosten-Nutzwert-Analyse

CUA *(engl. Cost Utility Analysis)* ☞ Kosten-Nutzwert-Analyse

Design ☞ Studiendesign

Detection Bias Systematische Unterschiede bei der Auswertung der Untersuchungsergebnisse

EER *(engl. Experimental Event Rate)* ☞ Experimental Event Rate

Effektivität *(engl. Effectiveness)* Unter Praxisbedingungen gemessene Wirksamkeit einer Intervention. Die Effektivität gibt Antwort auf die Frage »Hat die Intervention mehr Vor- als Nachteile für die Pflegebedürftigen, an denen sie durchgeführt werden soll?«

Effektstärke (ϵ) *(engl. Effect Size)* Maß für die Stärke von Ergebnissen, zum Beispiel die Beziehung zwischen zwei Merkmalen oder die Unterschiede zwischen zwei Gruppen. Die Effektstärke kann klein, mittel oder groß sein; grob kann man sagen, dass bei $\epsilon \sim 0{,}2$ ein schwacher Effekt, $\epsilon \sim 0{,}5$ ein mittlerer Effekt und bei $\epsilon \sim 0{,}8$ meist ein starker Effekt vorliegt.

Efficacy *(engl.)* ☞ Wirksamkeit unter Alltagsbedingungen

Effizienz *(engl. Efficiency)* Maß für die Zunahme an Nutzen für den Pflegebedürftigen bei gleichzeitig konstanter Menge an Ressourcen. Die Effizienz gibt Antwort auf die Frage »Ist es die Intervention wert, durchgeführt zu werden, verglichen mit anderen Maßnahmen, die ich mit den gleichen Ressourcen durchführen kann?« Die Effizienz einer Maßnahme kann man mit wirtschaftlichen Analysen berechnen, z.B. ☞ CEA, ☞ CBA und ☞ CUA.

Evidence, externe Wissen aus Studien, die man nicht selbst durchgeführt hat

Evidenz, interne Wissen aus eigenen Erfahrungen

Experimental Event Rate (EER) *(engl.)* Ereignisrate in der Fallgruppe. Vorkommen des zu beobachtenden Merkmales in der Fallgruppe, bezogen auf die Gesamtpopulation in der Fallgruppe. Berechnung: $EER = \frac{\text{Anzahl der Individuen aus der Fallgruppe mit Merkmal}}{\text{Gesamtzahl der Individuen aus der Fallgruppe}}$ ☞ EER

Fall-Kontroll-Studie *(engl. Case-Control Study)* Bei einer Fall-Kontroll-Studie werden Pflegebedürftige mit einem interessierenden Ergebnis (Fälle) genommen und mit einer ähnlichen Population ohne dieses Ergebnis (Kontrollen) verglichen. Dann wird untersucht, ob die Fallgruppe oder die Kontrollgruppe einer bestimmten Exposition ausgesetzt waren, die von Interesse ist.

Fehler 1. Art ☞ Typ-I-Fehler

Fehler 2. Art ☞ Typ-II-Fehler

Forest Plot graphische Art der Darstellung von Ergebnissen einer Meta-Analyse

Freiheitsgrad (df) *(engl. Degrees of Freedom)* Anzahl der (veränderlichen) Werte abzüglich 1. Werden zum Beispiel in einer ☞ Meta-Analyse Werte von 8 Studien gepoolt, so ist $df = 7$.

Funnel Plot graphisches Verfahren zur Kontrolle eines ☞ Publikationsbias bei Meta-Analysen

Goldstandard *(Syn. Referenzstandard)* Eine anerkannte Methode oder ein Messinstrument, das die »Methode der Wahl« darstellt und mit dem neue Methoden verglichen werden. Hierbei kann es sich um einen Standard-Test handeln, mit dem ein neuer Test verglichen wird, oder z.B. um die ☞ RCT als bestes Design bei Interventionsstudien.

Glossar

Heterogenität *(engl. Heterogeneity)* In ☞ Systematischen Übersichtsarbeiten und ☞ Meta-Analysen ist es wichtig, die Unterschiede zwischen den verwerteten Studien einzuschätzen, z.B. in Bezug auf das Studiendesign, die Pflegebedürftigen oder die Interventionen. Zur Einschätzung der Heterogenität verwendet man einen Test, der misst, ob die Unterschiede in den Studien einen größeren Einfluss als den bloßen Zufall auf die Ergebnisse gehabt haben könnten – meist der ☞ Chi-Quadrat-Test.

Intention-to-Treat-Analyse Art der Auswertung von Studienergebnissen, bei der die Teilnehmer in der Gruppe ausgewertet werden, in die sie per Randomisierung zugeteilt wurden, unabhängig davon, ob die Gruppe gewechselt wurde

Inzidenz *(engl. Incidence)* Anzahl neuer Erkrankungen innerhalb einer festgelegten Zeitspanne, z.B. innerhalb eines Jahres

Kappa (κ) Eine statistische Kenngröße, die den Grad der Übereinstimmung mehrerer auswertender Personen gegenüber einer zufälligen Übereinstimmung misst. Dies ist z.B. bei einer ☞ Systematischen Übersichtsarbeit von Bedeutung, wo mehrere Personen die ausgewählten Studien beurteilen müssen. κ kann zwischen 0 und 1 liegen, wobei 1 eine 100-prozentige Übereinstimmung beschreibt; bei der Beurteilung von Studien betrachtet man $\kappa > 0{,}7$ im allgemeinen als ausreichend hohe Übereinstimmung.

Kohortenstudie *(engl. Cohort Study)* Studiendesign, bei dem zwei Gruppen von Pflegebedürftigen (Kohorten), von denen eine der interessierenden Intervention oder Exposition ausgesetzt war und die andere nicht, über einen bestimmten Zeitraum beobachtet werden, um herauszufinden, ob und in welcher Gruppe interessierende Ereignisse eintreten.

Konfidenzintervall ($CI_{95\%}$) *(engl. Confidence Interval)* (Syn. Vertrauensbereich) Ein Intervall, in dem mit einer bestimmten Wahrscheinlichkeit (meist 95%) der gesuchte wahre Wert liegt. Ein $CI_{95\%}$ von 32–45 bedeutet, dass der gesuchte Wert für die Gesamtpopulation, aus der die Studienpopulation ausgewählt wurde, mit einer 95-prozentigen Wahrscheinlichkeit zwischen 32 und 45 liegen wird. Da die Breite des Konfidenzintervalles stark von der Anzahl der Studienpopulation abhängt, kann man mit zunehmender Stichprobengröße ein kleineres Konfidenzintervall und damit eine bessere Eingrenzung des gesuchten wahren Wertes erreichen.

Korrelationskoeffizient *(engl. Correlation Coefficient)* Eine statistische Kenngröße, die die Stärke und die Richtung des Zusammenhangs zweier Variablen ausdrückt. Ein Korrelationskoeffizient von +1 drückt eine vollständige direkte Beziehung aus, bei -1 ist die Richtung entgegengesetzt und bei 0 besteht keinerlei Beziehung.

Kosten-Effektivitäts-Analyse (CEA) *(engl. Cost Effectiveness Analysis)* Eine wirtschaftliche Bewertung, in der zwei sich gegenseitig ausschließende Interventionen in »Kosten pro Einheit« verglichen werden. Hierbei kann es sich z.B. um Kosten pro gerettetes Leben oder Kosten pro 1 mm HG gesenktem Blutdruck handeln. Die CEA ist sinnvoll, wenn ein festes Budget besteht und zwischen alternierenden Maßnahmen, die eine ähnliche Wirkung haben, entschieden werden muss. Berechnung: $CEA = \frac{Kosten[EUR]}{Ertrag}$

Kosten-Nutzen-Analyse (CBA) *(engl. Cost Benefit Analysis)* Eine wirtschaftliche Bewertung, bei der die Kosten für eine Intervention mit den wirtschaftlichen Vorteilen der Intervention verglichen werden, und zwar jeweils in Geldwerten. Dabei wird jeder Verlängerung des Lebens und jeder Änderung des Gesundheitszustandes ein Geldwert zugeordnet, wodurch der monetäre Wert einer Intervention ausgedrückt werden kann. Berechnung: $CBA = \frac{Nutzen[EUR]}{Kosten[EUR]}$

Kosten-Nutzwert-Analyse (CUA) *(engl. Cost Utility Analysis)* Eine wirtschaftliche Bewertung, in der die Ergebnisse nach sozialen Faktoren berechnet werden, und zwar in ☞ Quality Adjusted Life Years. Hierfür werden alle Wirkungen einer Maßnahme wie Lebensverlängerung oder Änderung des Gesundheitszustandes gewichtet und in einem Index zusammengefasst. Berechnung: $CUA = \frac{Kosten[EUR]}{Ertrag[QALY]}$

Letalität Verhältnis der an einer Krankheit Verstorbenen zu den an dieser Krankheit leidenden Lebenden

Likelihood Ratio *(engl.)* ☞ Wahrscheinlichkeitsverhältnis

Median *(engl. Median)* Der mittlere Wert in der geordneten Reihe der Messwerte; berechnet wird die Rangzahl in der geordneten Reihe. Berechnung: $(z) = \frac{n+1}{2}$

MeSH-Term (MeSH = *Medical Subject Heading*) Schlagwortsystem von Medline, das auch hierarchisch geordnet und über den *MeSH-Browser* zu erreichen ist

Meta-Analyse *(engl. Meta-Analysis)* Eine ☞ Systematische Übersichtsarbeit, in der mit statistischen Methoden die Ergebnisse zusammengefasst (= gepoolt) wurden

Metaview Graphische Darstellung der Ergebnisse einer ☞ Meta-Analyse, wie sie vor allem bei Systematischen Übersichtsarbeiten der Cochrane Collaboration verwendet wird (☞ Abbildung 4.20 auf Seite 200)

Mittelwert, arithmetischer *(engl. Mean)* Die Summe der einzelnen Messwerte geteilt durch ihre Anzahl. Berechnung: $x = \frac{x_1 + x_2 + \ldots + x_n}{n}$

Mortalität Verhältnis zwischen den Verstorbenen pro Jahr zur Gesamtbevölkerung

Nullhypothese (H_0) *(engl. Null Hypothesis)* Die Annahme, dass statistisch kein Unterschied zwischen der Wirkung zweier Maßnahmen liegt. Man stellt zum Beweis einer statistisch signifikanten Wirkung (☞ Signifikanz) die Nullhypothese auf und versucht, diese zu widerlegen. Gelingt dies, indem z.B. der ☞ p-Wert < 0,05 ist, ist die Nullhypothese widerlegt und die signifikante Wirkung einer Maßnahme bewiesen.

Number-Needed-to-Harm (NNH) *(engl.)* Anzahl an Pflegebedürftigen, die über einen bestimmten Zeitraum hinweg behandelt werden müssen, um eine zusätzliche schädliche Nebenwirkung zu beobachten. Die NNH ist der Kehrwert des Absoluten Risiko-Anstiegs (ARI, Absolute Risk Increase). Berechnung: $NNH = \frac{1}{ARI}$

Number-Needed-to-Treat (NNT) *(engl.)* Anzahl an Pflegebedürftigen, die über einen Zeitraum hinweg behandelt werden müssen, um ein zusätzliches schädliches Ereignis zu vermeiden. Hierbei sind die Behandlung, die Dauer und das schädliche Ereignis von Bedeutung. Die NNT ist der Kehrwert der ☞ Absoluten Risikoreduktion, auf die nächsthöhere ganze Zahl aufgerundet. Berechnung: $NNT = \frac{1}{ARR}$

Odds *(engl.) (Syn. Chance, Wettquotient)* Als Odds bezeichnet man die Wahrscheinlichkeit, dass ein Ereignis eintritt, geteilt durch die Wahrscheinlichkeit, dass das Ereignis nicht eintritt. Berechnung: $Odds = \frac{Wahrscheinlichkeit}{1 - Wahrscheinlichkeit}$

Odds Ratio (OR) *(engl.) (Syn. Chancenverhältnis)* Die Odds Ratio beschreibt die Chance, dass ein Pflegebedürftiger in der Therapiegruppe ein Ereignis erleidet, verglichen mit der Chance, dass ein Pflegebedürftiger aus der Kontrollgruppe dieses Ereignis erleidet. Die OR ist bei selten auftretenden Ereignissen eine gute Schätzung des ☞ Relativen Risikos. Die OR wird häufig in ☞ Systematischen Übersichtsarbeiten oder ☞ Meta-Analysen berechnet. $OR = 1$ bedeutet dann, dass zwischen der Therapie- und der Kontrollgruppe kein Unterschied besteht. Berechnung: $OR = \frac{Kranke\ mit\ Exposition\ *\ Gesunde\ ohne\ Exposition}{Gesunde\ mit\ Exposition\ *\ Kranke\ ohne\ Exposition}$

Outcome *(engl.)* Alle möglichen Veränderungen des Gesundheitszustandes, die auf eine therapeutische Intervention oder einen untersuchten Risikofaktor zurückzuführen sind

OR *(engl. Odds Ratio)* ☞ Odds Ratio

p-Wert *(engl. p Value) (Syn. α)* Die Wahrscheinlichkeit, dass die gewonnenen Messwerte auf einen Zufall zurückzuführen sind, wird mit dem p-Wert ausgedrückt. Ist der p-Wert < 0,05, so kann man mit mehr als 95-prozentiger Wahrscheinlichkeit sagen, dass die Ergebnisse nicht auf einen Zufall zurückzuführen sind; die Ergebnisse werden auch als »statistisch signifikant« bezeichnet.

… Glossar

Performance-Bias Die Teilnehmer in den Untersuchungsgruppen werden – unabhängig von der zu untersuchenden Intervention – zusätzlich systematisch unterschiedlich behandelt.

Power *(engl.)* ☞ Trennschärfe, statistische

Prädiktiver Wert ☞ Wert, Prädiktiver

Prävalenz *(engl. Prevalence)* Anzahl an erkrankten Personen zu einem bestimmten Zeitpunkt. Berechnung (☞ Vierfeldertafel): $\frac{a+c}{a+b+c+d}$

Publikationsbias *(engl. Publication Bias)* Systematische Verzerrung der Ergebnisse einer Meta-Analyse durch unterschiedliches Veröffentlichungsverhalten; zum Beispiel werden Studien eher in englischer Sprache veröffentlicht oder Studien mit nicht-signifikanten Ergebnissen werden weniger häufig publiziert.

QALY *(engl. Quality Adjusted Life Year)* ☞ Quality Adjusted Life Year

Quality Adjusted Life Year (QALY) *(engl.) (Syn. Qualitätsbereinigtes Lebensjahr)* Eine Maßeinheit, die die Lebensjahre unter Berücksichtigung der Auswirkungen einer Krankheit auf die Lebensqualität ausdrückt. Wenn ein Pflegebedürftiger statistisch noch acht Jahre zu Leben hat und seine Lebensqualität durch eine Arterielle Verschlusskrankheit um 50% reduziert ist, käme dies 4 QALYs gleich.

Randomisierte kontrollierte Studie (RCT) *(engl. Randomized Controlled Trial)* Experimentelles Studiendesign, das dadurch gekennzeichnet ist, dass die Pflegebedürftigen per Zufallsauswahl (= randomisiert) der Therapiegruppe und der Kontrollgruppe zugeordnet werden. RCTs sind der ☞ Goldstandard, um neue therapeutische Verfahren zu beurteilen, denn durch die Randomisierung werden bekannte und unbekannte Faktoren (☞ Bias, ☞ Confounder) gleichmäßig auf beide Gruppen verteilt und ihr störender Einfluss dadurch minimiert.

Randomisierung *(engl. Randomization) (Syn. Zufallszuordnung)* Zuteilung von Individuen zu einer Gruppe durch einen Prozess, bei dem jedes Individuum die statistisch gleiche, von der Zuteilung anderer Individuen unabhängige Chance hat, in eine Gruppe zu gelangen

Range *(engl.)* ☞ Spannweite

RCT *(engl. Randomized Controlled Trial)* ☞ Randomisierte kontrollierte Studie

Referenzstandard ☞ Goldstandard

Relative Risiko-Reduktion (RRR) *(engl. Relative Risk Reduction)* Die prozentuale Verminderung der Ereignisse in der Therapiegruppe (☞ EER) im Vergleich zu der Kontrollgruppe (☞ CER). Berechnung: $RRR = \frac{CER-EER}{CER}$

Relatives Risiko (RR) *(engl. Relative Risk)* Das relative Risiko beschreibt das Verhältnis der ☞ Inzidenz in der Therapiegruppe (☞ EER) zu der Inzidenz in der Kontrollgruppe (☞ CER). Berechnung: $RR = \frac{EER}{CER}$

Reliabilität *(engl. Reliability)* Drückt die Zuverlässigkeit einer Studie aus und gibt somit Antwort auf die Frage, ob eine Wiederholung der Studie die gleichen Ergebnisse liefern würde.

Review, Systematic ☞ Übersichtsarbeit, Systematische

Risiko-Reduktion, Absolute ☞ Absolute Risiko-Reduktion

Risiko-Reduktion, Relative ☞ Relative Risiko-Reduktion

ROC-Kurve *(engl. Receiver Operating Characteristic Curve)* graphische Darstellung der Brauchbarkeit eines mehrstufigen diagnostischen Tests; aufgetragen werden ☞ Sensitivität und 1– ☞ Spezifität eines diagnostischen Tests, und abgelesen werden kann der Schwellenwert mit den gewünschten Werten.

Sättigung Zustand bei der Auswertung von Daten aus qualitativen Forschungen, indem durch die Analyse neuer Daten keine weiteren oder nur minimale Ergänzungen und Erkenntnisse produziert werden würden.

Sample *(engl.)* ☞ Stichprobe

sapere aude *(lat.)* Trau' dich zu wissen

Selection-Bias Die Ergebnisse werden durch systematische Unterschiede in der Art der Auswahl der Teilnehmer oder in der Art der Zuweisung der Teilnehmer zu den Untersuchungsgruppen verzerrt.

Sensitivität *(engl. Sensitivity)* Anzahl an Personen mit einer Erkrankung, die einen positiven Test haben. Dadurch ist die Sensitivität ein Maß für einen diagnostischen Test, um Gesunde richtig zu identifizieren. Ist es sehr wichtig, keine Krankheit zu übersehen (z.B. Krebs), wird eine möglichst hohe Sensitivität angestrebt. Berechnung (☞ Vierfeldertafel): $\frac{a}{a+c}$

Signifikanz *(engl. Significance)* Sind die Daten einer Studie von reinen Zufallswerten abweichend, so sind die Ergebnisse signifikant, das heißt von Bedeutung und wahrscheinlich auf die Intervention zurückzuführen. Die Signifikanz wird häufig mit dem ☞ p-Wert ausgedrückt. Man unterscheidet die statistische Signifikanz ($p < 0{,}05$) von der klinischen Signifikanz (= für die Praxis wichtig).

Spannweite *(engl. Range)* Die Variationsbreite der Messwerte, also vom kleinsten bis zum größten Messwert. Berechnung: $R = x_{max} - x_{min}$

Spezifität *(engl. Specificity)* Anzahl an Personen ohne eine Erkrankung (= Gesunde), die einen negativen Test haben. Ein diagnostischer Test mit hoher Spezifität identifiziert also vor allem die Kranken als krank und eignet sich daher, z.B. Diagnosen zu bestätigen. Berechnung (☞ Vierfeldertafel): $\frac{d}{b+d}$

Standardabweichung *(engl. Standard Deviation)* Wert für die Streuung der Messwerte, berechnet durch die mittlere Abweichung der einzelnen Messwerte vom ☞ arithmetischen Mittelwert. Berechnung: $s = \sqrt{s^2}$

Stichprobe *(engl. Sample)* Aus der gesamten Population werden Individuen ausgewählt, die in einer Studie die Population repräsentieren sollen. Diese Einzelpersonen sollten mindestens ein gemeinsames Merkmal besitzen, das für die Intervention von Bedeutung ist. Den benötigten Stichprobenumfang berechnet man mit einer *Power Calculation* ☞ Trennschärfe, statistische.

Stratifizierung Bildung von Untergruppen bei der Datenanalyse, wobei Teilnehmer mit ähnlichen Werten zusammengefasst und gemeinsam analysiert werden, zum Beispiel bei Diabetikern Teilnehmer mit einem BZ-Ergebnis < 200 mg/dl, einem BZ von 201–300 mg/dl, einem BZ von 301–400 mg/dl und einem BZ > 401 mg/dl nach einer Insulininjektion.

Studiendesign Das Konzept einer wissenschaftlichen Studie, wobei Aussagen über die Population, die Umgebung, die Methode der Datensammlung, das Vorgehen sowie die Analyse der Daten gemacht werden. Beispiel: ☞ Randomisierte kontrollierte Studie, ☞ Fall-Kontroll-Studie, ☞ Kohortenstudie, ☞ Übersichtsarbeit, Systematische.

Systematic Review *(engl.)* ☞ Übersichtsarbeit, Systematische

Systematische Übersichtsarbeit ☞ Übersichtsarbeit, Systematische

Tacit Knowledge *(engl.)* »schweigendes Wissen«; persönliche, nicht in Worte zu fassende Erfahrungen

Trennschärfe, statistische *(engl. Power; Syn. Teststärke)* Die Fähigkeit eines Studiendesigns, Beziehungen zwischen den Merkmalen in der Studie zu entdecken; die Wahrscheinlichkeit, eine falsche Nullhypothese korrekt abzulehnen. Eine statistische Trennschärfe von 0,8 bedeutet, dass mit einer 80-prozentigen Wahrscheinlichkeit ein tatsächlich vorhandener Unterschied nachgewiesen werden kann. Berechnung: $Power = 1 - \beta$, wobei β die Wahrscheinlichkeit angibt, mit der die Alternativhypothese fälschlich abgelehnt wird. Mit wachsendem Stichprobenumfang vergrößert sich die statistische Trennschärfe, so dass man in einer guten Studie im Voraus mit einer *Power Calculation* berechnet, wie viele Teilnehmer benötigt werden, um einen Effekt gewünschter Stärke überhaupt nachweisen zu können. Um auch kleine Effekte zu entdecken, werden mehr Teilnehmer benötigt, als wenn man nur große Effekte finden möchte.

Triangulation Methode der Validierung von Forschungsergebnissen, bei der die Daten mit verschiedenen Verfahren gewonnen werden, zum Beispiel durch eine Kombination aus qualitativen und quantitativen Ansätzen oder durch eine Kombination von Interviews mit Beobachtungen. *(»Tri« hat in diesem Zusammenhang, auch wenn man das annehmen könnte, nichts mit »drei« zu tun.)*

Typ-I-Fehler *(engl. Type I Error) (Syn. Fehler 1. Art)* Die Widerlegung der ☞ Nullhypothese, obwohl diese in Wirklichkeit richtig ist, bzw. die Entscheidung, dass eine Beziehung zwischen zwei Variablen besteht, obwohl dies nicht der Fall ist. Die Wahrscheinlichkeit, einen Typ-I-Fehler zu begehen, wird als ☞ α oder ☞ p-Wert bezeichnet. Z. B. wird in einer Studie die Überlegenheit einer Intervention gegenüber einer anderen Intervention gefunden, obwohl in Wirklichkeit beide Interventionen gleich gut wirken.

Typ-II-Fehler *(engl. Type II Error) (Syn. Fehler 2. Art)* Die Annahme der ☞ Nullhypothese, obwohl diese in Wirklichkeit falsch ist, bzw. die Entscheidung, dass keine Beziehung zwischen zwei Variablen besteht, obwohl dies der Fall ist. Die Wahrscheinlichkeit, einen Typ-II-Fehler zu begehen, wird als ☞ β bezeichnet. Z. B. wird in einer Studie festgestellt, dass zwei Interventionen gleich gut wirken, obwohl eine Intervention in Wirklichkeit besser wirkt.

Übersichtsarbeit, Systematische *(engl. Systematic Review)* Eine Fragestellung wird gezielt aufgrund relevanter Literatur bearbeitet, wobei durch die Verwendung mehrerer Studien, die beurteilt und gewichtet werden, eine Übersicht des aktuellen Forschungsstandes entsteht. Bei ähnlicher Population können die Ergebnisse statistisch verknüpft werden, um eine größere Aussagekraft zu erhalten (☞ Meta-Analyse).

Validität *(engl. Validity)* Gültigkeit bzw. Generalisierbarkeit einer Studie; die Validität liefert eine Antwort auf die Frage, ob die Studie wirklich das misst, was sie messen soll, und ob die Ergebnisse auch auf die Population außerhalb der ☞ Stichprobe übertragbar sind.

Value, Predictive *(engl.)* ☞ Wert, Prädiktiver

Varianz *(engl. Variance)* Maß für die Streuung von Messwerten. Die Varianz errechnet sich aus der mittleren quadratischen Abweichung der Einzelwerte vom ☞ Mittelwert, geteilt durch die Anzahl der Messwerte. Berechnung (vgl. Bortz, 1999, S. 42 ff.):

$$s^2 = \frac{1}{n} * \sum_{i=1}^{n}(x_i - \bar{x})^2 = \frac{1}{n} * \sum_{i=1}^{n} x_i^2 - \bar{x}^2$$

(s^2 = Varianz; n = Anzahl Messwerte; x_i = einzelner Messwert; $\bar{x}$ = arithmetischer Mittelwert)

Verblindung *(engl. Blind, Masking)* Wissen bei einer Studie weder der Untersucher noch die Teilnehmer, welche Individuen in der Therapie- oder in der Interventionsgruppe sind, ist die Studie doppelt verblindet (Doppel-Blind-Studie). Wissen nur die Teilnehmer nicht, ob sie die Intervention erhalten oder ein Placebo bzw. welche Intervention sie erhalten, spricht man von einer einfachen Verblindung. Bei einer dreifachen Verblindung weiß – zusätzlich zu den Anforderungen einer doppelten Verblindung – auch die auswertende Person nicht über die Zuteilung der Individuen zu den Gruppen Bescheid.

Vertrauensbereich ☞ Konfidenzintervall

Vierfeldertafel *(engl. Fourfold Table)* In einer Vierfeldertafel können die Daten eines diagnostischen Tests zur besseren Übersicht eingetragen werden. Hierbei werden die Ergebnisse des untersuchten Tests mit einer Referenz, z.B. dem ☞ Goldstandard, verglichen. Man kann auf der einen Seite auch »Goldstandard« durch »Erkrankung« ersetzen und auf der anderen Seite »Testergebnis« durch »Exposition«, z.B. bei der Darstellung der Ergebnisse einer ☞ Kohortenstudie. Für eine Vierfeldertafel wie in der Abbildung ergibt sich:

$Sensitivität: \frac{a}{a+c}$ $Spezifität: \frac{d}{b+d}$ $Prävalenz: \frac{a+c}{a+b+c+d}$
$Negativer\ prädiktiver\ Wert: \frac{d}{c+d}$ $Positiver\ prädiktiver\ Wert: \frac{a}{a+b}$
$Positives\ Wahrscheinlichkeitsverhältnis: \frac{Sensitivität}{1-Spezifität}$
$Negatives\ Wahrscheinlichkeitsverhältnis: \frac{1-Sensitivität}{Spezifität}$

	Goldstandard	
	Patient hat die Erkrankung	Patient hat die Erkrankung nicht
Testergebnis positiv	richtig positiv a	falsch positiv b
Testergebnis negativ	falsch negativ c	richtig negativ d

Vorhersagewert ☞ Wert, Prädiktiver

Wahrscheinlichkeitsverhältnis (LR) *(engl. Likelihood Ratio)* Verhältnis der Wahrscheinlichkeit, dass ein positives Testergebnis bei einer Person mit der Erkrankung auftritt, zu der Wahrscheinlichkeit, dass das positive Ergebnis bei einer Person ohne diese Erkrankung auftritt (LR^+) bzw. Verhältnis der Wahrscheinlichkeit, dass ein negatives Testergebnis bei einer Person mit der Erkrankung auftritt, zu der Wahrscheinlichkeit, dass das negative Ergebnis bei einer Person ohne diese Erkrankung auftritt (LR^-). Eine $LR^+ = 4$ bedeutet, dass es viermal wahrscheinlicher ist, dass ein positives Testergebnis bei Vorliegen der Erkrankung auftritt als bei Personen ohne diese Erkrankung.
$LR^+ = \frac{Sensitivität}{1-Spezifität}$ $LR^- = \frac{1-Sensitivität}{Spezifität}$

Wert, Prädiktiver *(engl. Predictive Value) (Syn. Vorhersagewert)* Der positive prädiktive Wert gibt den Anteil der Personen mit positivem Test an, die wirklich erkrankt sind. Berechnung (☞ Vierfeldertafel): $\frac{a}{a+b}$. Im Gegensatz dazu gibt der negative prädiktive Wert den Anteil der Personen mit einem negativen Test an, die nicht erkrankt sind. Berechnung (☞ Vierfeldertafel): $\frac{d}{c+d}$

Wirksamkeit *(engl. efficacy)* Unter idealen Bedingungen gemessene Wirksamkeit einer Intervention. Am besten wird die Wirksamkeit mit einer ☞ Randomisierten kontrollierten Studie gemessen, die dann zwar eine genaue Aussage über die Wirksamkeit einer Population mit bestimmten Merkmalen zulässt, aber nicht so generalisierbar ist wie z.B. bei der Messung der ☞ Effektivität. Die Wirksamkeit gibt Antwort auf die Frage »Hat die Intervention mehr Vor- als Nachteile für die Pflegebedürftigen, die vollkommen mit der Studienpopulation übereinstimmen?«

Zufallszuordnung ☞ Randomisierung

Zuteilung, verdeckte *(engl. Allocation Concealment)* Die Teilnehmer einer Studie werden den Untersuchungsgruppen verdeckt zugeteilt, das heißt der Zuteilende weiß nicht, in welche Gruppe der Teilnehmer kommt, und hat somit keine Möglichkeit, die Zuteilung zu beeinflussen. Anerkannte Verfahren zur verdeckten Zuteilung sind versiegelte, nummerierte, blickdichte Briefumschläge mit dem Behandlungscode oder die Zuteilung über eine zentrale Randomisierungsstelle.

Zuverlässigkeit ☞ Reliabilität

Dieser Glossar ist aktualisiert im Internet unter http://www.ebn-zentrum.de/ zu finden.

Tabellenverzeichnis

G.1 Klinische Entscheidungen und Entscheidungen im Gesundheitswesen 43
G.2 Vergleich zwischen qualitativen und quantitativen Studiendesigns 59
2.1 Beispiele für Fragestellungen nach dem PIKE-Schema 73
4.1 Stufen der *Evidence* 108
4.2 Reaktion der Kenngrößen auf Veränderungen der Ereignisraten 163

Abbildungsverzeichnis

G.1	Komponenten einer pflegerischen Entscheidung	22
G.2	*Evidence*-basierte pflegerische professionelle Praxis: interne Evidenz und externe *Evidence*, moralische und ökonomische Anreize bei pflegerischen Entscheidungen	24
G.3	Das Pflegemodell – Pflegerische Entscheidungen als Phase pflegerischer Problemlösungen	26
G.4	Der Zusammenhang der vier Ebenen der Qualität	31
G.5	Problem(an)erkennung und Evaluationsspirale	33
G.6	Die sechs Schritte der EBN-Methode	37
G.7	*Evidence-based Nursing* in den Ebenen des Gesundheitssystems	46
G.8	Externe Einflüsse auf wissenschaftliche Studien	62
2.1	Elemente einer Frage	73
3.1	Publikationspyramide: Häufigkeit von Veröffentlichungen	77
3.2	Darstellung eines Abstracts in PubMed	87
3.3	Benutzeroberfläche des NLM Gateway	88
3.4	Eingabezeile von PubMed	88
3.5	Oberfläche von DIMDI	89
3.6	Suchmaske der Cochrane Library	91
3.7	Ausgabe der Suche nach »bedsore« im *MeSH-Browser* von PubMed	94
3.8	Einschränkungen der Suche im *MeSH-Browser* von PubMed	94
3.9	Die logischen Operatoren OR, AND und NOT	95
3.10	Mögliche Filter in PubMed	97
3.11	Methodologische Filter in PubMed	98
3.12	Ablauf einer Suche in einer elektronischen Datenbank	99
3.13	Benutzeroberfläche von Subito	103
4.1	Forschungsdesigns zur Selbstkontrolle verschiedener Gefahren der Selbsttäuschung und für verschiedene Forschungsfragen	107
4.2	Kommunikatives und instrumentelles Handeln	113
4.3	Randomisierte kontrollierte Studie	135
4.4	Kontrollierte klinische Studie	136
4.5	Fall-Kontroll-Studie	137
4.6	Kohortenstudie	138
4.7	Querschnittsstudie	139
4.8	Vorher-Nachher-Studie	140
4.9	Hierarchie der *Evidence*	146
4.10	Externe und interne Validität und Wirksamkeit	148
4.11	Zufallsfehler und systematischer Fehler	149
4.12	Fehler 1. und 2. Art	150
4.13	Minimierung von *Bias* in Randomisierten kontrollierten Studien	152
4.14	Möglichkeiten der Auswertung bei Protokollverletzungen	157
4.15	Beispiel für berechnete Kenngrößen von Diagnosestudien	170
4.16	Beispiel für eine ROC-Kurve	172
4.17	Vergleich der neuen Intervention mit der Kontrollintervention	194
4.18	Berechnung des Jadad-Scores	197

4.19	Vierfeldertafel	199
4.20	Darstellung der Ergebnisse einer Meta-Analyse	200
4.21	Erstellung von Leitlinien	207
4.22	Beziehungen zwischen der Stärke der *Evidence* und den Empfehlungsklassen	208
5.1	Implementationsmodell	216
5.2	Dimension »Evidence«	218
5.3	Dimension »(Organisations-)Kontext«	218
5.4	Dimension »Facilitation«	219
6.1	Problem(an)erkennung und Evaluationsspirale	227
6.2	Ebenen der Qualität	229

Autoren

Johann Behrens, Prof. Dr. phil. habil., Dipl.-Soz., Supervisor. Pflegewissenschaftliche Forschung in Ann Arbor, Detroit, Neapel und Frankfurt am Main. Gründungsmitglied und Projektleiter des thematisch an dem Pflegewissenschaftler Anselm Strauss orientierten DFG-Sonderforschungsbereichs »Statuspassagen und Risikolagen im Lebensverlauf« und der gesundheitswissenschaftlichen Abteilung des Bremer Zentrums für Sozialpolitik. Professor und Prodekan des Fachbereichs Pflege und Gesundheit in Fulda. Gastprofessor an der McMaster-University in Hamilon/Canada. Gründungsmitglied des German Centers for Evidence-based Nursing im internationalen Netzwerk dieser Zentren. (Gründungs-) Direktor des Instituts für Gesundheits- und Pflegewissenschaften und des gleichnamigen MSc-äquivalenten Studiengangs der Medizinischen Fakultät der Martin-Luther-Universität Halle-Wittenberg. Zahlreiche Veröffentlichungen.

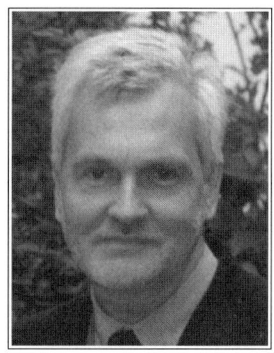

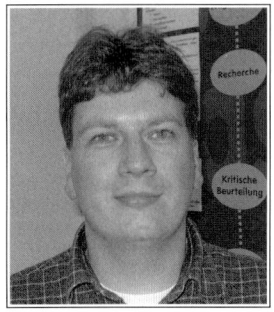

Gero Langer, Cand. rer. medic., Diplom Pflege- und Gesundheitswissenschaftler, Krankenpfleger. Gründungsmitglied und Koordinator des German Centers for Evidence-based Nursing. Wissenschaftlicher Mitarbeiter des Instituts für Gesundheits- und Pflegewissenschaften an der Medizinischen Fakultät der Martin-Luther-Universität Halle-Wittenberg. Langjährige Tätigkeit als EBN-Trainer sowie in der Fort- und Weiterbildung. Autor diverser Fachbücher für die Pflegeausbildung.

Index

Absolute Risikodifferenz, 160
Adaptation der Organsiation, 213
AG Pflegeforschung, 225
Allocation Concealment, *siehe* Verdeckte Zuteilung
Analysen, multivariable, *siehe* Multivariable Analysen
Anreize, 24, 40
ARR, *siehe* Absolute Risikodifferenz
As-Treated-Auswertung, 156
Attrition-Bias, 153, 197
Aufgabenstellung, 65
Ausbildung, 224
Ausschlusskriterien, 39

Beobachter-Bias, 153, 197
Beobachtung, 127
Beschreibung, dichte, 122
Beurteilung, Kritische, *siehe* Kritische Beurteilung
Bias, 149
    Attrition-Bias, 153, 197
    Beobachter-Bias, 153, 197
    in Interventionsstudien, 152
    Performance-Bias, 152, 197
    Reporting-Bias, 143
    Selektions-Bias, 152, 197
Biographieforschung, 125
Boole'sche Operatoren, *siehe* logische Operatoren

CCT, *siehe* Kontrollierte klinische Studie
Chi-Quadrat-Test, *siehe* Heterogenitätstest
Cinahl, 91
Clinical Queries, *siehe* Filter, methodologische
Cochrane Library, 90
Confounder, 141
Critical Pathways, 34

Datenbanken, 84
    Eignung, 85

Filter, 96, 97
    Klammern, 96
    logische Operatoren, 95
    Medline, 86
    Suchstrategien, 96
    Trunkierung, 94
Diagnose, 27
Diagnosestudien, 168
    Kenngrößen, 169
    Kritische Beurteilung, 174
    Literaturrecherche, 176
    Statistik in, 171
Diagnostik, 168
Dichte Beschreibung, 122
Dienerinnen, 29
Dienstleistung, 29
DIMDI, 89
DIN ISO 9000–9002, 29
Dokumenten-Lieferdienst, 103
Dokumentenanalyse, 128
Doppelblindstudie, 155

e-Patienten, 48
EBN-Schritte, 36
    Aufgabenstellung, 65
    Evaluation, 227
    Fragestellung, 69
    Implementierung, 213
    kritische Beurteilung, 105
    Literaturrecherche, 77
Effectiveness, 148
Efficacy, 148
Einzelfall, 42, 43
Eleganz, 30
Embase, 92
Eminenz-basierte Pflege, 49
Empathie, 61
Entscheidung
    Komponenten, 22
    Modelle der Ökonomie, 26
    unter Ungewissheit, 25, 39
Entscheidungshandlung, 25

Ereignisrate, 159
Erfahrung, 41
Ergebnismaß, **74**, 109
Ethnographie, 121
Evaluation, 227
    ökonomische, 188
    Ebenen, 227
Evaluationsspirale, 34
Evidence, 50
    Abweichung von externer, 39
    externe, 24, **27**
    Hierarchie der, 145
    Stärke der, 208
    Stufen der, 108, 207
    Übersetzung des Begriffs, 50
Evidence-based Nursing
    Anwendung, 45
    Definition, 21
    Geschichte, 46
    Gesetzliche Grundlagen, 22
    im Gesundheitssystem, 45
    in Institutionen, 45
    Schritte, *siehe* EBN-Schritte
    Theorien, 28
Evidenz, 50
    interne, 24, **27**

Facilitatoren, 217
Faktoren, prognostische, *siehe* Prognostische Faktoren
Fall-Kontroll-Studie, 137
    bei Ursachenstudien, 178
Falsifikationismus, 55, 109, 112, 120
Fehler
    1. und 2. Art, 150
    systematischer, *siehe* Bias
Filter
    allgemeine, 96
    methodologische, 97
Follow-up, 184
Forest plot, 200
Forschung
    Designs, *siehe* Forschungsdesigns
    qualitative vs. quantitative, 52, 57, 110, 112
Forschungsdesigns
    qualitative, 113
        Beurteilung, 129, **131**
        Glaubwürdigkeit, 129
        Literaturrecherche, 134
    quantitativ, 134
        Hierarchie, 145
        Statistik, 157

Fragestellung, 69
    Auswahl der, 62
    Elemente, 72
    Gütekriterien, 71
    PIKE-Schema, 73
    Relevanz der, 71

Genauigkeit, 172
GeroLit, 91
Gesetz, 24
Gesundheitssystem
    Ebenen, 45
    Entscheidungen, 41
    Implementierung von EBN, 45
Grounded Theory, 127

Habitualisierung, 60
Handeln
    instrumentelles, 113
    kommunikatives, 113
HealthStar, 91
Heclinet, 92
Hermeneutik, objektive, 119
Hermeneutik, strukturale, 119
Heterogenitätstest, 202
Humanmedizin als Handlungswissenschaft, 40

Implementierung, 213
    durch Einzelne, 222
    durch Gruppen, 224
Implementierungsmodelle, 215
Individualisierung, 116
Intention-to-Treat-Analyse, 156
Internet, 81
Interpretation, sequentielle, 128
Interventionsstudien, 148
Interview, 128

Jadad-Score, 197
Journal Club, 225

Klammern, 96
Kohortenstudie, 138
Konfidenzintervall, 162
Konsequenzialismus, 41
Kontrollierte klinische Studie, 136
    bei Ursachenstudien, 178
Kosten-Effektivitäts-Analyse, 188, 189
Kosten-Nutzen-Analyse, 188, 189
Kosten-Nutzen-Vergleich, 43
Kosten-Nutzwert-Analyse, 188, 190
Kosten-Outcome-Relation, 188

Index

Kostenanalyse, 187, 188
Kostenarten, 191
Krankheitskostenstudie, 188
Kritische Beurteilung, 105
    Bewertungsebenen, 105
    Diagnosestudien, 174
    Interventionsstudien, 163
    Leitlinien, 210
    Prognosestudien, 184
    Qualitative Designs, 129, **131**
    Systematische Übersichtsarbeit, 201
    Ursachenstudien, 179
    Wirtschaftlichkeitsstudien, 191

Lebenswelt, 114, 121
Lehrer, 224
Leitlinien, 24, 205
    Empfehlungsklassen, 208
    Entwicklung von, 206
    Gefahren von, 216
    Kritische Beurteilung, 210
    Literaturrecherche, 212
Likelihood Ratio, 173
Literaturrecherche, 77
    Ablauf, 98
    Bücher, 79
    Bestellung von Artikeln, 103
    Diagnosestudien, 176
    Filter, 96, 97
    Internet, Beurteilung, 82
    Interventionsstudien, 168
    Klammern, 96
    Leitlinien, 212
    logische Operatoren, 95
    Prognosestudien, 187
    Qualitative Designs, 134
    Schlüsselbegriffe, 93
    Suchstrategien, 96
    Systematische Übersichtsarbeit, 205
    Trunkierung, 94
    Ursachenstudien, 182
    Wirtschaftlichkeitsstudien, 195
    Zeitschriften, 80
Logische Operatoren, 95

Mailinglisten, 83
Median, 157
Medline, 86
    NLM-Gateway, 88
    Pubmed, 88
MeSH-Term, 93
Meta-Analyse, *siehe* Syst. Übersichtsarbeit
Mittelwert, 157

Multivariable Analysen, 140
    Vergleich mit RCTs, 142

Nachprüfung, 51
Nebenwirkungsstudien, 176
Newsgroups, 84
Nightingale, Florence, 46
Number-Needed-To-Harm, 162
Number-Needed-To-Treat, 161

Objektive Hermeneutik, 119
Odds ratio, 199
Online-Datenbanken, *siehe* Datenbanken
Operatoren, logische, *siehe* log. Operatoren

p-Wert, 151
Per-Protocol-Auswertung, 156
Performance-Bias, 152, 197
Pflegeexperte, 223
Pflegeleitbild, 66
Pflegeplanung, 26
Pflegeprofessionelle, 29
Pflegeprozess, 34
Pflegestandards, *siehe* Leitlinien
Phänomenologie, 114
PIKE-Schema, 73
Population, 43
Portfolio-Analyse, 193
Power, 151
Prävalenz, 172
Pragmatismus, 114
Probabilismus, 39
Problem(an)erkennung, 34
Problem-Solving, 25
Problemlösung, 25
Produktivität, 32, 230
Profession, 30
Prognosestudien, 183
    Kritische Beurteilung, 184
    Literaturrecherche, 187
Prognostische Faktoren, 184
Promotor, 222
Protokollverletzungen, 156
Prozessbegleiter, 223
Prozessergebnisqualität, 31, 229
Prozessmerkmale, 230
Prozessqualität, 31, 229
PsycInfo, 92
Public files, 143
Publikationspyramide, 77
Pubmed, 88

QALY, 193

Qualitätsaudits, 216
Qualitätssicherung, 29, 30, 232
Qualitätszirkel, 224
Querschnittsstudie, 139
    bei Ursachenstudien, 178

Randomisierte kontrollierte Studie, 135
    bei Ursachenstudien, 177
Randomisierung, 39, 135, **153**
RCT, *siehe* Randomisierte kontr. Studie
Recherche, *siehe* Literaturrecherche
Relative Risikodifferenz, 161
Relatives Risiko, 159
Reporting Bias, 143
Review, 195
Risiko, Relatives, *siehe* Relatives Risiko
Risikodifferenz, Absolute, *siehe* Absolute Risikodifferenz
Risikodifferenz, Relative, *siehe* Relative Risikodifferenz
ROC-Kurve, 172
Routinedaten, 128
RRR, *siehe* Relative Risikodifferenz

Sättigung, 129
Screening, 168
Selbsttäuschung, 112
Selektions-Bias, 152, 197
Sensitivität, 171
Sequenzanalyse, 128
Spezifität, 171
Standardabweichung, 157
Standards, 205, *siehe* Leitlinien
statistische Trennschärfe, *siehe* Power
Stichprobenauswahl, 109
Stichprobengröße, 151
Strukturale Hermeneutik, 119
Strukturierung, 116
Strukturmerkmale, 230
Strukturqualität, 31, 229
Studienbeurteilung, *siehe* Kritische Beurteilung
Studiendesigns
    Eignung, 106
    qualitative, *siehe* Forschung, qualitative
    quantitative, *siehe* Forschungsdesigns, quantitative
    Rangfolge, 107
    Stufen der Evidence, 108
Stufen der Evidence, 108
Subito, 103
Suchmaschinen, 92
Suchstrategien, 96

Systematische Übersichtsarbeit, 147, **195**
    Kritische Beurteilung, 201
    Literaturrecherche, 205
    Schritte bei der Erstellung, 196
    Statistik, 199
systematischer Fehler, *siehe* Bias

Tacit Knowledge, **60**
Test, diagnostischer, *siehe* Diagnosestudien
Therapiestudien, *siehe* Interventionsstudien
Trennschärfe, statistische, *siehe* Power
Triangulation, **126**
Trunkierung, 94

Übersichtsarbeit, Systematische, *siehe* Systematische Übersichtsarbeit
Übersichtsarbeit, 195
Ursachenstudien, 176
    Kritische Beurteilung, 179
    Literaturrecherche, 182

Validität, 148
Varianz, 157
Veröffentlichungen, Arten von, 77
Verblindung, 154
Verdeckte Zuteilung, 154
Vertrauen, 23
Vertrauensbereich, *siehe* Konfidenzintervall
Vierfeldertafel, 170
Vorher-Nachher-Studie, 140
Vorhersagewert, 173
Vorschrift, 24

Wahrscheinlichkeitsaussagen, 39
Wirksamkeit, 148
Wirtschaftlichkeitsanalysen, 188
Wirtschaftlichkeitsstudien, 187
    Kritische Beurteilung, 191
    Literaturrecherche, 195
Wissen, 50
    Quellen, 35, 79
Wissenschaft, 41, 51
    Objektivität der, 61
    Regeln der, 54
World Wide Web, 82

χ^2-Test, *siehe* Heterogenitätstest

Zauberinnen, 29
Zielerreichungsqualität, 31, 229
Zufallsauswahl, *siehe* Randomisierung
Zufallsfehler, 149
Zuteilung, verdeckte, *siehe* Verdeckte Zuteilung